By the breast-health experts at Mayo Clinic Cancer Center

梅奥
拯救乳房全书
乳腺癌抗癌权威指南
The Mayo Clinic Breast Cancer Book

主编
〔美〕林恩·哈特曼　〔美〕查尔斯·洛普利

U0239860

主译

北京协和医院乳腺外科　沈松杰

中国医学科学院肿瘤医院乳腺外科　王 h.

主审

北京协和医院乳腺外科　孙 强

中国医学科学院肿瘤医院乳腺外科　王 翔

译者（以姓氏拼音为序）

北京协和医院乳腺外科

曹希　陈畅　李炎　王常珺　王雪霏　姚儒　赵佳琳

中国医学科学院肿瘤医院乳腺外科

刘嘉琦　王杰　王文彦　王雪玮　邢泽宇　翟洁　赵博慧

北京科学技术出版社

THE MAYO CLINIC BREAST CANCER BOOK

by The Breast-Health Experts At Mayo Clinic Cancer Center

© 2012 Mayo Foundation for Medical Education and Research (MFMER)

Simplified Chinese translation copyright © (2016)

by Beijing Science and Technology Publishing Co., Ltd.

This edition published by arrangement with Da Capo Press, an imprint of Perseus Books, LLC, a subsidiary of Hachette Book Group, Inc., New York, New York, USA.

through Bardon-Chinese Media Agency

ALL RIGHTS RESERVED

著作权合同登记号 图字：01-2016-2458

图书在版编目（CIP）数据

梅奥拯救乳房全书：乳腺癌抗癌权威指南 /（美）林恩·哈特曼，（美）查尔斯·洛普利主编；沈松杰，王昕译. -- 北京：北京科学技术出版社，2017.1
ISBN 978-7-5304-8622-1

Ⅰ．①梅… Ⅱ．①林… ②查… ③沈… ④王… Ⅲ．①乳腺癌－防治－指南 Ⅳ．① R737.9-62

中国版本图书馆 CIP 数据核字（2016）第 225561 号

梅奥拯救乳房全书：乳腺癌抗癌权威指南

主　　编：〔美〕林恩·哈特曼　〔美〕查尔斯·洛普利	主　　译：沈松杰　王昕
策划编辑：赵美蓉	责任编辑：周　珊　黄维佳
责任校对：贾　荣	封面设计：MX DESIGN STUDIO
责任印制：李　茗	图文设计：艾　同
出 版 人：曾庆宇	出版发行：北京科学技术出版社
社　　址：北京西直门南大街 16 号	邮政编码：100035
电话传真：0086-10-66135495（总编室）　　　　　0086-10-66161952（发行部传真）	0086-10-66113227（发行部）
电子信箱：bjkj@bjkjpress.com	网　　址：www.bkydw.cn
经　　销：新华书店	印　　刷：廊坊市海涛印刷有限公司
开　　本：720mm×1000 mm　1/16	字　　数：438 千字
印　　张：26	版　　次：2017 年 1 月第 1 版
印　　次：2017 年 1 月第 1 次印刷	
ISBN 978-7-5304-8622-1 /R·2168	

定　　价：69.00 元

推荐序一

乳腺癌是女性常见的恶性肿瘤，发病率逐年升高，最新的全国肿瘤登记年报表明，乳腺癌高居我国女性恶性肿瘤发病率的第一位，发病率呈现明显上升趋势，每年递增约 4%，严重影响广大妇女的身心健康，甚至危及生命。

高发病率自然也将乳腺癌推上了研究热点的行列，近年来相关的基础和临床研究进展显著，治疗理念也从单一的手术治疗发展到外科、化疗、放疗、内分泌及靶向治疗相结合的综合治疗模式。影像学、病理学、分子病理学的进展能够使患者早筛查、早诊断、早治疗，明显改善生存率。随着循证医学的不断积累和精准医学概念的提出，乳腺癌的治疗逐渐从一刀切走向个体化，而技术进步的同时，对于患者的人文关怀也慢慢走进了医务工作者的视野。

美国梅奥医学中心（Mayo Clinic）创立于 1863 年，是全美规模最大、设备最先进的综合医疗机构。这家以医学教育和科研为基础建设起来的世界顶级医疗中心拥有最全面、最杰出的专业团队，在医学研究领域一直处于领跑者的地位，并且梅奥医学中心一直秉承"患者的需要为第一"的理念，重视与患者进行沟通，聆听患者的需求，在有效治疗的前提下，尽可能保证患者术后功能及外形，关心患者心理康复。《梅奥拯救乳房全书：乳腺癌抗癌权威指南》（*The Mayo Clinic Breast Cancer Book*）由梅奥医学中心专业团队编写，通过浅显的语言，简明而系统地介绍了乳腺癌的流行病学、疾病发展、诊断、病理、预防、治疗及生存。书中列举了诸多真实而感人的病例故事，为乳腺癌患者提供了最可靠的医疗信息，同时也为医护人员提供了翔实的建议。

本书由北京协和医院、中国医学科学院肿瘤医院的 14 名中青年乳腺科医师精心翻译，并经过国内乳腺癌治疗领域的领军人物孙强主任、王翔主任的仔细审阅，除了面对广大乳腺医务工作者之外，还可帮助患者及家属全面了解乳腺癌的相关诊治问题并通过实际案例的人文分析，使他们重新鼓起生活的勇气，值得一读。

本书的编译得到了国家癌症中心、中国抗癌协会乳腺癌专业委员会相关领导的关心和指导，以及北京乳腺病防治学会的大力支持，在此深表感谢！

中国抗癌协会乳腺癌专业委员会主任委员

北京乳腺病防治学会理事长

中国医学科学院肿瘤医院内科主任

徐兵河

推荐序二

医者看待生命，诚如《日内瓦宣言》所述："对于人的生命，自其孕育之始，我将保持最高度的尊重。"而将对生命的尊重体现到细节之处的，Mayo Clinic（梅奥医学中心）可谓做到极致。去过梅奥的朋友都有一个深切体会，在这里，看不到白大褂，闻不到刺鼻的消毒水味，更体会不到冰冷的感受。从医生到工作人员，每个人都耐心而又温暖地倾听和回应。而医生在治疗时的团队协作能力更令人感到激动和振奋。梅奥"患者需求至上"的精神所表现的是关怀救助病患和解除疾苦的义务，是以科学研究和学以致用的态度推进医学教育进步的愿望，更是将梅奥精神点燃的科学之烛传递并给予他人的希望。这样一种精神成为了梅奥持续努力、追求卓越的源泉。也支持着它用 150 年的时间从一个乡间诊所发展成为美国排名第一的最佳医院。

2014～2015 年，是中国移动医疗井喷的年份，从公立三甲医院到私人医疗机构都在寻求如何给予患者更好的医疗体验。而梅奥就在 2015 年成立了中国转诊办公室，惠每·极致医疗成为了其落地中国的火种，将梅奥精神点燃的科学之烛传递给中国的患者、医务人员和医疗机构。

《梅奥拯救乳房全书：乳腺癌抗癌权威指南》其实也是梅奥精神传递的烛火，它以科学的态度、温和的口吻和真实的病例鼓励因乳腺癌而改变了生活的女性，更重要的是教给大众如何去看待疾病和如何战斗。更体现了医生再教育和患者教育对于疾病防治的重要性，而这也正是我们致力于在中国推进的一项重要工作。

　　今年，我们已经帮助了很多中国患者到梅奥去接受更先进的治疗。我们把患者带到梅奥去，更要把梅奥的精神带到中国来，并且实现本土化。在 Mayo Clinic 的专业支持下，从医院管理、知识体系、患者教育和服务、科室共建、国际会诊等方面，帮助国内的医疗机构提升医疗质量和服务水平、帮助国内的医务人员提升专业能力、帮助国内患者获取疾病与治疗常识，让"梅奥精神"能够与中国医疗体制相生相融，真正服务于中国的广大患者，实现我们的初心：

　　"严肃对待医疗，温暖对待生命。"

惠每·极致医疗 创始人 /CEO
梅奥中国转诊办公室负责人

屈 伟

推荐序三

作为一名现已康复 8 年多，曾经是乳腺癌三期（T3N2M0）、HER2 阳性的患者，关注和阅读过多种关于乳腺癌防治的医学专著和科普读物。当读到《梅奥拯救乳房全书：乳腺癌抗癌权威指南》一书，很快被这部著作中作者亲切且娓娓道来的语气所触动。

纵览全书框架，它的内容囊括了认识及治疗乳腺癌知识的方方面面。它既给医护人员以全面、科学的理论与实践指导，又能很快帮助患者建立起对乳腺癌的认识，尤其是对自身病情个体特质的清醒认识。

阅读美国的防治乳腺癌的专著，这是第一本。在我治疗期间，我的主治大夫曾去美国交流学习 3 个月，我深切体会到他对我的医治明显带有该书所倡导的理念，让患者知晓病情，理解认可治疗方案，明白治疗的突破口及关键点，克服恐惧心理，医患双方积极配合支持，尽管因病情严重，治愈的可能性很小，在一次次化疗无效时，却也能重新燃起希望。事实证明，我们终于赢了。

这本书开宗明义，前言写道：这本书的目标是，你在更加知情的情况下与你的医生讨论治疗方式的选择，因此你可以综合你的健康情况做出最好的决定。这本书便是用来提供可靠且容易理解的信息来帮助你更好地理解你的疾病、根据身体情况作出适当决定以及处理好因肿瘤治疗带来的身心问题。读完此书，心悦诚服，的确如此，好的途径直指目标，使得抵达目的地的胜数成倍增长。

希望有更多人读到该书，拯救乳房，拯救心灵，拯救生命。

乳腺癌康复患者
周飞琴

原著前言

如果选择了这本书，那你可能像许多阅读过此书的女性一样，因乳腺癌而有所触动。如果你属于乳腺癌高风险人群，那么本书可以为您提供相关的诊断、治疗及预防乳腺癌的知识。

在如今信息丰富的时代，本书讲了些什么呢？它的内容包括在认识及治疗乳腺癌方面最准确、最可靠的知识，同时提供这些知识的来源。

本书通过实事求是地讲述许多女性成功战胜乳腺癌的故事而为广大女性带来了希望。当治愈可能性很小时，本书可提供重燃希望的相关指南及其他选择的优先次序。

本书每章都由梅奥医学中心的专家审核。我们试着为你提供一个平衡处置的方案——与梅奥医学中心的医生给他们患者的指导相似。但是，书中的信息不适用患者与医生一对一的关系。本书的宗旨是使你在更加知情的情况下与你的医生讨论治疗方式的选择，因此你可以结合自身的健康状况做出最好的决定。

谨以本书向那些非凡的女性，特别是向那些让我们更加了解乳腺癌的女性们致敬。

林恩·哈特曼（Lynn C. Hartmann）医学博士
查尔斯·洛普利（Charles L. Loprinzi）医学博士

目 录

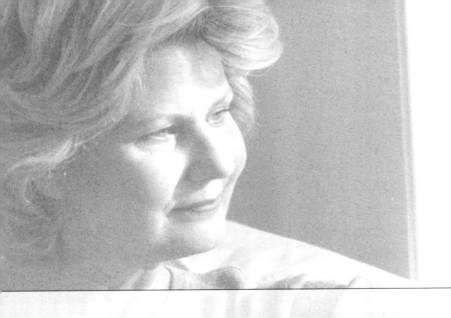

第一部分

癌症基础

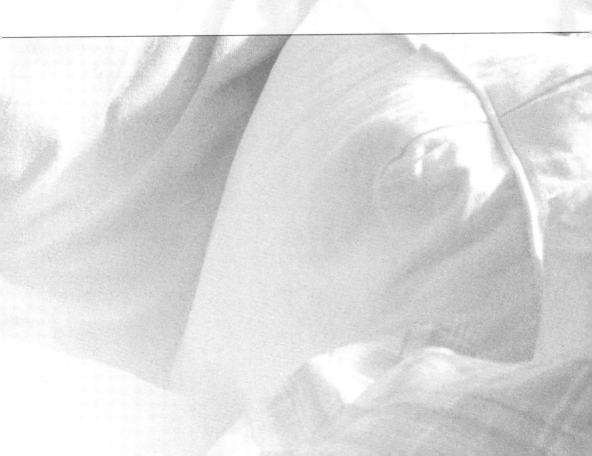

第一章

当癌症来袭

当我不仅被叫回医院做乳房X线摄影，而且还做了超声检查时，我瞬间开始担心了。

玛丽·阿蒙森
乳腺癌患者

癌症尤如晴天霹雳。一提到癌症，似乎便意味着生命的终结。日常生活被打乱，感情变得苍白，注意力消失殆尽，曾经无比重要的事情也变得毫无意义。

海量的信息、数据、问题与考验如暴风骤雨般随之而来。也许需要的仅是一些温暖和庇护，但依然走不出这场暴风雨，需要不断的制订计划，做出决定，采取行动。

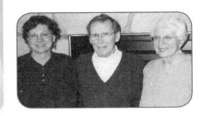

玛丽·阿蒙森(右侧第一位)
与她的女儿及丈夫

有时，很难知道从何开始，或者有求于谁。撰写本书为你提供真实可靠、言简意赅的咨询，帮助你更好地认识恶性肿瘤疾病，做出关于治疗的明智决策，更好地处理肿瘤治疗造成的身心后果。

这本书主要针对最常见最严重的女性恶性肿瘤——乳腺癌。在美国，每年有超过200 000名女性被确诊乳腺癌。好消息是，随着在诊断及治疗方面科学研究的发展与进步，乳腺癌的死亡率逐渐降低。你还可以了解到关于女性的另外两种肿瘤：卵巢癌和子宫恶性肿瘤。此书谈及这两种肿瘤的原因是乳腺癌患者更易发生这两种肿瘤。

这本书分为三部分。第一部分讲述了恶性肿瘤的概况：什么是恶性肿瘤、它如何发生及扩散；第二

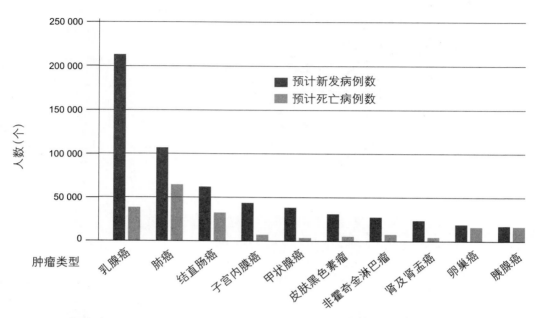

美国女性新发肿瘤排序

来源 American Cancer Society.Cancer Facts &Figures2012.Atlanta, Ga.: American Cancer Society,Inc.

部分着重于乳腺癌，这部分内容从乳腺癌的危险因素、预防、最新诊断治疗方式等各个方面进行了综合讨论；第三部分讨论了如何应对伴随恶性肿瘤治疗及生存而来的情绪、社会、精神及身体上的挑战。

这本书也包括了确诊乳腺癌女性的人物故事。她们讲述了当疾病降临时她们的决定、做出的选择及现在的生活。

我们从玛丽的故事开始。玛丽·阿蒙森是一名注册护士及执业心理学家。玛丽不仅自己战胜了恶性肿瘤，她也目睹了很多其他女性在面临这个挑战时的恐惧、担心及勇气。玛丽通过分享自己的故事及提出的建议来告诉你，你并不是一个人在战斗。

玛丽的故事

我每年都会进行一次乳腺 X 线检查。尽管之前被叫回医院进行额外的检查，我觉得是因为放射科医师对工作十分负责，并不觉得特别紧张，因为我已经超过了 50 岁，即使没有家族史，患乳腺癌的风险也在增加。我的亲属没有人患过乳腺癌，但是我的女儿曾进行过卵巢癌治疗。因此，当我被告知不仅需要做乳腺 X 线检查，还安排了超声检查时，我的紧张不安开始猛增。

我的丈夫和我一起与放射科医师见了面，他支持我并与我一起倾听结果。医生解释了在我的乳腺 X 线片上发现了聚集性微小钙化点，建议我 6 个月后再进行一次乳腺 X 线检查。没有人甚至我自己都感觉不到乳房上有肿块，X 线片也没有显示明显的肿块。但是我要一直等到肿块发生吗？问题是，矛盾的情绪与恐惧已经开始产生了。我们询问了第二种选择，第二位放射科医师告诉我们，现在微小钙化点在目前的 X 线片上明显存在，由于呈聚集性，暗示了癌症的可能。尽管我仍然可以选择 6 个月后进行第二次乳腺 X 线检查，但他建议我进行活检。那是第一次需要做选择。

恐惧和不确定

当面临这个选择时，我想到了作为一名护士及曾任乳腺癌支持小组的领导人这么多年的经历，曾经听说很多人等待很长时间才决定活检并且因此无法得到足够信息做出明智的决定，这让我觉得需要迫切做个决定。突然感觉到我的生命再一次的失控。仅仅 6 年前，我的女儿在 30 岁时即被确诊为卵巢癌，那时我多么希望患病的是我而不是她。4 年后，我的丈夫也因癌症进行了手术及放射治疗。我感觉我的家庭已经向"可怕的癌症"付出了太多，而令我愤怒的是我们可能会再次面对这种严峻的考验。放射科医师试着安慰我们，说大多数活检都是良性的，但是女儿跟丈夫的经历让我们惴惴不安。活检并不是紧急到需要当天就做决定，所以我有时间去获取相关信息、与专业人员进行交流，但是到现在我知道了我不想等 6 个月再进行一次乳腺 X 线检查。

恶性肿瘤的诊断可能带来不良情绪，并让人想起种种不良后果。尽管我清楚地知道有大量乳腺癌女性仍然活着，但还是忍不住去想那些因乳腺癌去世的人。

我甚至感到强烈的悲伤和内疚，我感觉因为自己让家庭再次陷入这种困境而悲伤内疚。我的女儿在两次手术及化疗后身体状态很好，我们每次都焦虑地等待丈夫的检查结果。这种感觉很熟悉，即使我知道自己这次肯定也能渡过难关，但心情还是非常沉重。

当我决定尽快进行活检时，又遇到了另一个选择。

选择和更多的决定

如果活检显示是癌症,如果可以自己选择,我要选择何种手术方式?我要进行乳房全切手术吗?如果是,要不要进行重建?这期间我跟2位放射科医师、1位外科医生及我的私人医生进行了谈话。现在把我了解到的告诉大家,你必须要有自己的主张并且收集足够的信息来做决定。

虽然做决定的过程充满压力,但是幸运的是我们有选择的空间。大部分情况下会有多种治疗选择需要你做出决定。尽管你可能希望像过去一样由医生做出所有的决定,但时代已经变了。

如果你感觉从医生那里得知的关于治疗的信息太多压得你喘不过气,那么花一些时间整理你学到的,不要惧怕问问题。

我的外科医生对我的所有问题都非常耐心,并且非常理解。我希望参与决策的制订。尽管我更希望留住乳房,但也不想让未来处于危险之中。我们讨论了乳房肿物切除术联合放疗对比乳房全切的研究结果。这些信息打消了我原本以为要切除乳房的顾虑。

我非常幸运。我的肿瘤属于早期发现,使我有机会得到一个好结果。手术结果是一个微小浸润早期的乳腺癌,外科医生切除了一小部分乳房,腋下淋巴结检查显示阴性,因此仅需要行放射治疗,不需要化疗。

放疗结束后,我不知道接下来要做什么治疗。我对什么治疗都不做感到不安,因此联系了一位肿瘤科医生,与他讨论了应用他莫昔芬或其类似物的可能性。我认识使用这类药物的患者,觉得自己不应该错过任何有益的治疗。肿瘤科医生看完我的病历记录后,不建议进行其他治疗,因为现在我的预后非常好。在这种情况下,我需要相信医生的选择并持续关注新的研究结果。

一旦初始治疗结束,要不要进行其他治疗,是另一个重要的决策点。学习更多治疗方法在你的康复过程中必不可少。如果你的医生建议更多的治疗,明白他或她为什么建议此项治疗,这可以减轻你的焦虑。在这段时间内,你与医护人员应该是一个包括所有人在内的支持、理解及耐心的关系。你的身体状况在慢慢恢复,但面对恶性肿瘤的心理改变才刚刚开始流露。恶性肿瘤带给家庭及生活的改变也才刚刚逐渐显现。

应对损失

当恶性肿瘤涉及生殖器官及性器官,对女性性征是一个十足的打击。你的生理表现及心理可能会突然明显改变。青春期及更年期产生的变化使女性一段时期后心理逐渐适应,然而,恶性肿瘤经常带来突然的改变。这些变化不仅突然,而且伴随失望和不适。女性的特征可能被改变,你可能感觉自己最亲密的亲人没有安全感。未来的梦想与计划可能再也无法实现。

那是一段充满悲伤与痛苦的历程，也是一段通常是用新的方式处理问题的时期。恶性肿瘤能带来你意识不到的创造力。我的一个朋友开始写关于她乳房的诗，来表达它们对她来说意味着什么。随着她的感情流露，一首诗逐渐变成了很多首诗。其他女性曾用艺术和雕塑来唤起她们最深处的感情，她们也用音乐来缓解那段夜晚不能入睡及化疗时的痛苦时期。我的女儿在她化疗时听冥想音乐。刺绣能表达我们在最黑暗时期对重生的希望。欣赏这些艺术创作可以了解到那些走过癌症之路的人的内心情感。

记日记是一种表达恐惧和无法倾诉的感情的方式。幽默可以缓解我们每天面对的严肃氛围。那段时期我专门建立了一个存放卡通片的文件夹。给自己一个微笑就可以改变自我的感觉，至少是在短时间内。你可以选择自己的方式来度过自己生命中的这段危机。

被改变的生活

恶性肿瘤会改变一生吗？你能看到有些人被诊断为恶性肿瘤后彻底改变了自己的生活，你可能怀疑人生。恶性肿瘤可以改变你生活的很多方面，比如你学会了一种新的学术语言(医学词汇)、见到了新的群体(医护人员)、排满了日程(预约)，以及或许从镜子里看到一个不一样的躯体。在我的支持小组里许多女性表达了做事的紧迫感，而不是拖延。作为一个癌症幸存者，你变得关注癌症的最新研究、新的治疗方法及生存率数据。每一处不适都带来新的担忧，每一次检查也会带来不安。因此，恶性肿瘤确实是一件改变生活的事情。但是，任何威胁生命的诊断都会改变一个人的生活。你需要直面自己的脆弱、希望的幻灭和现实的残酷。

当然，最大的恐惧之一是复发——因为治疗并不能摆脱一切。复发是伴随所有癌症患者一生的，也是所有患者不想思考的。然而，当那天来临时，很多方法可以帮助你应对。考虑一下你想知道哪些信息，谁对你帮助最大，你如何应对你的初次诊断。在那段不安的时期，希望给了我战胜癌症的勇气和毅力。如果其他人可以优雅地战胜它，我也可以。

除了我的女儿、丈夫和我自己，我的哥哥(黑色素瘤)跟儿媳(膀胱肿瘤)也被诊断了恶性肿瘤。虽然现在处于无瘤或缓解阶段，但是我们知道任何时间我们的状态都有可能改变。

主动出击

哪些因素对我们最后的结果起作用？毫无疑问有些运气在里面，及其他我们不可控制的因素。但是，我们一样可以做些事来改变结果：我定期进行乳腺X线检查，这可以早期发现癌症；我女儿有些腹部不适，进行了检查；我丈夫注意到了他的鼻窦区域疼痛逐渐加重；我留意了哥哥身上的痣并督促他去看皮肤科医生；我儿媳发现自己间断性血尿发作。从另一方面来说，我们意识到身体的变化，并且坚持去进行相关检查。当你感觉身体的某些变化有问题时，果断为自己的身体作主。因为其他人都不能确切知道你的感觉。

支持和坚持

总体来说，我们癌症患者及家属，经过这么多年生活质量也受到了影响。恶性肿瘤是一个家庭事件，每个成员都需要支持与理解。它不是一个人的旅程，被分担的负担更容易战胜。

毫无疑问在你生命中经历其他困难时，你成功地走过了那段日子。现在回想那时候所做的事，重拾当时的勇气，仍将获益匪浅。自我教育，选择优秀的医疗团队，怀抱希望寻求支持并继续前进。

误区与真相

误区：如果我们能在外太空旅行，能把人类送上月球，那我们现在也应该能治愈癌症。

真相：恶性肿瘤是一大分类疾病，每种类型肿瘤都受到多种因素影响。学者仍然在研究是什么使一个正常细胞癌变及为什么有些癌症患者预后比其他人好。另外，恶性肿瘤是一个移动的靶点，在疾病发展过程中，癌细胞不断变异及改变。这导致癌细胞对最初效果良好的化疗跟放疗不再敏感。

实际上，找出一个"治愈癌症方法"与掌握宇宙飞行的工程学及物理学相比更加复杂。

第二章

读懂恶性肿瘤

从美国政府宣布与恶性肿瘤对抗至今已有 40 多年，但这一疾病至今仍是一个强大的敌人。在美国，每年有超过 1 500 000 人被确诊为恶性肿瘤。它是死亡原因的第二位，排在心脏疾病之后。每年，超过 500 000 名美国人死于恶性肿瘤。

是的，这是令人震惊的数据，但也存在令人乐观的因素。自从尼克森总统签订了国家癌症防治法，很多事情得到了改善，例如为肿瘤研究提供联邦基金。人们对恶性肿瘤的理解贫乏，通常认为它是致命的。现在，由于恶性肿瘤的研究发现与其多种治疗方式的进步——甚至其中部分肿瘤预防的发现——所有恶性肿瘤的总体死亡率在下降。1974 年，确诊乳腺癌女性的 5 年生存率是 75%，现在接近 90%。

美国科学院现在对癌症的发生与发展有了更进一步的认识。随着尖端技术的进步，生物医学技术得到了史无前例的发展，例如基因序列测定和计算催生了分子肿瘤学的新领域——肿瘤研究的核心，涉及亚显微结构及分子水平。

由于所有的肿瘤看起来都不可能消除，有些肿瘤越来越被看作是一种长期、可控制的疾病，类似于心脏病和糖尿病。定期体检可以早期发现多种肿瘤。如果能早期发现，大多数恶性肿瘤是可以治愈的。通过及时治疗、定期监测及社会心理支持，许多恶性肿瘤患者能获得长时间有生产能力、满意的生活。今天，美国约有 12 000 000 名癌症幸存者。

数十年的科学发现使研究人员可以更好地理解恶性肿瘤的复杂性。他们了解到什么使恶性肿瘤的发现与治疗如此富有挑战性，并发现了更多途径。

本章讲述了恶性肿瘤生物学特点及如何发现其特点，其中引用了大量研究数据，因此可能提供了比你现在预期的更多的信息。你可以随意跳到接下来的章节，之后再回头看本章节。

什么是恶性肿瘤

虽然恶性肿瘤经常被认为是一个单病种，实际上这一名词是指始于细胞的一组相关疾病，而细胞正是身体的基本组成单位。

人类身体由数万亿细胞组成，它们组合为 200 多种不同类型的人体组织，如皮肤、肌肉、骨骼、乳腺和血液。了解恶性肿瘤的发生有助于理解健康细胞的表现。

正常细胞表现

通常，只有在人体需要时，细胞才会生长并分裂成更多细胞。这一过程的发生取决于基因程序。随着细胞生

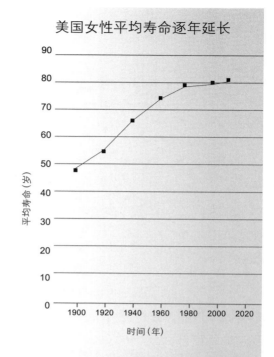

美国女性平均寿命逐年延长

纵轴：平均寿命（岁）
横轴：时间（年）

由于包括癌症检测及治疗在内的公共卫生提高及医学进步，美国女性比其祖母及曾祖母的寿命明显延长

数据来源于 National Vital Statistics Reports, vol 60 no 4; National Center for Health Statistics, 2012.

长，它会在其他细胞中处于自己特定的位置。当细胞成熟后，它履行基因程序设定的任务。进行一定数量的分裂后，细胞会程序性死亡——这一程序被定义为细胞凋亡——这个细胞会被另一个新的、更年轻的细胞所取代。这一有序过程使身体保持健康及功能。

然而，没有细胞是孤立的。人体细胞通常在表面有序地接收营养素、激素及化学信号，包括邻近细胞的信号。细

胞必须对许多类似"分子对话"进行解码、筛选来保持生存及健康。例如，正常细胞受到数以十计被称为生长信号的分子信号刺激。当停止繁殖时，它们也接收抗生长信号。如果你割伤了自己，损伤区域的皮肤细胞通过增殖来代替损伤的细胞。当缺口被填满时，细胞增殖便停止。

有些科学家将细胞信号传导通路错综复杂的工作网与电脑芯片进行对比，在这个网络里，相互连接的部件通过具体规则负责接收、处理及发送信号。细胞路径包括数以千计的多种细胞内或细胞外的分子之间的相互作用，这些相互作用共同调节细胞生长。

癌细胞

当正常细胞生长的复杂系统出现控制缺失时，恶性肿瘤便会产生。恶性肿瘤以异常细胞的过度增生为特征。这些异常细胞的发生是一个复杂、长期、多个步骤的过程，被称为癌变。它起源于一个正常细胞向异常细胞的转变。一段时间后，异常细胞不受控制地翻倍增长，聚集起来形成一个组织团块——被称为增生或肿瘤——它能侵犯并损坏邻近的正常组织。癌细胞也能通过身体播散。

虽然癌细胞来源于正常人体细胞，但它们发生了变化，因此它们看起来不像正常细胞。人体正常细胞，像遵纪守法的市民，遵循基因程序为它们制定的规则。当被告知需要增殖时，它们增殖；当收到信号需要停止时，它们停止增殖。然而，癌细胞是生物学的"无政府主义者"。它们不遵循规则，不仅因为规则对它们来说太烦琐，还由于它们产生了新的不同特征。它们的生长是无序的，也是不成熟的。不像正常细胞分裂时趋向于产生确切的复制品，癌细胞分裂时更倾向于改变。通常肿瘤细胞看起来彼此不同，它们非常杂乱无章。这些异常细胞滚落在彼此之间，堆积在邻近细胞上。

癌细胞特征

癌细胞与正常细胞相比，有很多基因上的不同。在癌细胞中，重要的调节基因发生了突变或丢失。正常细胞中减速生长的基因在癌细胞中被切割。相反，正常细胞中刺激生长的基因可能在癌细胞中被复制了多次。癌细胞基因通常不稳定，意味着它们能快速改变，当它们增殖时，它们会获得致命的特征。

通过学习细胞的分子组成，研究人员鉴别了癌细胞在它们发展过程中获得的特定特征，这些特征使它们不受控制的增长。

例如，癌细胞具有如下特征。

• **提供它们自己的生长信号。**正常细胞主要从邻近细胞或激素接收生长信号，但是癌细胞可以产生多种它们自己的生长信号。它们也迫使自己的邻居们产生

癌症的发生与发展

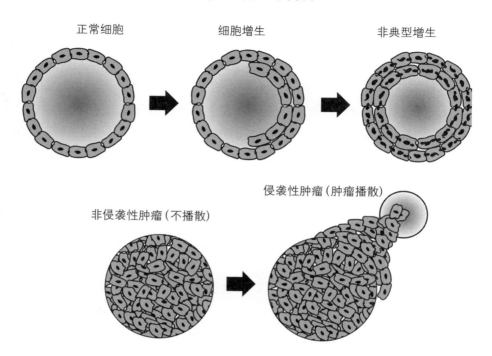

正常细胞　　　　　　　细胞增生　　　　　　　非典型增生

侵袭性肿瘤（肿瘤播散）

非侵袭性肿瘤（不播散）

　　癌症的发生始于细胞的过度增殖，也被称为增生。一段时间后，多余的细胞可能开始在形态上发生变化，变得异常，被称为不典型增生。当细胞继续变化并成倍增殖时，恶性肿瘤就发生了。如果异常细胞在一定范围内被控制，它们不侵犯邻近组织，则为非侵袭性肿瘤。当细胞继续侵犯到邻近组织，则为侵袭性肿瘤

生长因子刺激它们增殖。

• **停止对来自邻近细胞的抗生长信号做出反应**。癌细胞不服从阻止细胞生长以保持细胞增殖循环平衡的正常分子信息。

• **产生它们自己的血供**。肿瘤通过一个被称为血管再生术的程序产生新血供以获得它们所需要的营养素跟氧气。通常，血管再生术被严格管制，但癌变的肿瘤不遵循这一规则。

• **不进行自毁**。正常细胞有一个自然的生命周期——随着它们年龄增长，最后在细胞凋亡程序中死亡。癌细胞看起来似乎是长生的，会抵抗这一程序。这种抵抗并不是全部，却是恶性肿瘤最大的特点。

　　虽然恶性肿瘤细胞获得的这些威胁终身的特点看起来令人害怕，但请记住这些特点也可以作为治疗的靶点。后面的插图将展示科学家如何利用癌细胞的这些特点来设计新药物。

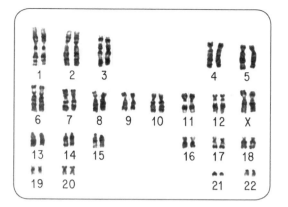

正常细胞染色体

　　在一位女性正常血细胞（左）及卵巢癌细胞（下）的染色体中可以看出基因的变化

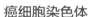癌细胞染色体

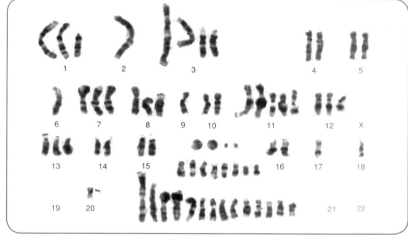

恶性肿瘤如何发生

　　科学家研究恶性肿瘤的一个关键问题：是什么导致了正常细胞向异常细胞的转变。癌症从何起源？

　　理解这一过程的关键步骤在20世纪50年代随着脱氧核糖核酸（DNA）的发现和分子生物学的发生发展而来。从那以后，研究DNA和基因的新技术带来了理解肿瘤生物学特点的重大突破。所有恶性肿瘤都涉及控制细胞生长分裂

基因的失灵。每个细胞的分子命令序列控制蛋白质的生产，来执行细胞功能。当基因的化学序列发生变化，导致遗传学错误而引发问题出现。这些错误（突变）可以导致一个细胞要么丢失重要的管理功能，要么得到异常功能。

　　一段时间后，随着更多的细胞分裂，错误出现的概率增加。虽然存在有序控制细胞分裂（复制）的基因，也有检查错误的基因，但这也可能是有害的，它们允许细胞跳过基因缺陷。实际上，正常

遗传学 101

身体的每个细胞,除成熟红细胞,都有一个被称为细胞核的控制中心。细胞核装载着 DNA,一个由糖和磷酸盐分子构成的长双链结构,两条链由被称为碱基的化学物质结合在一起。DNA 紧密地排列在被称为染色体的结构里。细胞核中有两组 23 条染色体,共 46 条染色体,每组各来源于父亲或母亲。只有生殖细胞不包含两组染色体,它们只包含一组染色体。因此,当卵细胞跟精子结合在一起时,便组成了受精卵,受精卵包含新的一整套 46 条染色体。

基因是染色体的 DNA 上有明确定义的片段。基因是人体细胞的蓝图。它们提供制造蛋白质的指令,然后发挥特定细胞的作用。多种多样的蛋白质在人体中扮演着不同角色,它们控制细胞的分裂、生长与功能。

基因决定身高、眼睛颜色等特征。它们告知身体修复损伤的组织,控制肿瘤生长。基因也影响你对类似肿瘤等疾病的易感性。

遗传学是研究基因及由遗传因素所致疾病的学科。

当细胞分裂时,每个基因都必须被复制,这样才能使两个细胞各拥有一套完整的基因。这个过程中可能会出错。这些错误通常无害且容易修复,但是有时候它们会导致恶性肿瘤或其他疾病的发生。

不是所有的基因都一直是活跃的。有些基因负责细胞基本功能,即源源不断地产生蛋白质,但其他基因只有在它们的蛋白代码信息被需要时才会处于兴奋状态。每个细胞的功能主要由它的 25 000 个基因中那些处于活跃状态的基因决定。

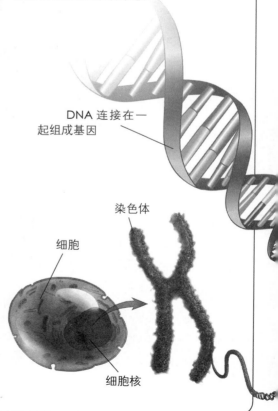

DNA 连接在一起组成基因

染色体

细胞

细胞核

细胞向癌细胞的转变需要多种不同的基因突变。

以下细胞中非常重要的基因转变在细胞癌变中起决定性作用。

• **抑癌基因**。这些基因负责抑制细胞生长。它们可以减缓细胞分裂，提高程序性细胞死亡及修复 DNA。这些基因的缺陷（突变）使它们不活跃，允许细胞和它的后代快速分裂，不受控制地增长。这些基因突变可以传递给下一代，或在一生中发展。

• **致癌基因**。致癌基因是刺激细胞分裂但在可控范围内的基因。当这些基因变得反常活跃时，会导致细胞过度增殖。

• **错配修复基因**。当 DNA 复制时，即便细胞遵守分裂程序也会有错误出现。有一个复杂的被称为 DNA 错配修复程序，用于发现及修复这些错误。在这个错配修复系统中，继承这些缺陷的细胞更有可能发展为癌细胞，如结肠癌、子宫癌及卵巢癌。

一个很长的过程

恶性肿瘤的发展是个过程。由开始变化及很多步骤的发生才能变成致命的威胁。第一阶段被称为起始点，包括对细胞 DNA 重要区域的破坏，之后细胞产生异常翻译。

当细胞复制，它们的适应性更强。

新一代细胞获得了一些使它们有生长优势、有助于获得营养的特性，因此肿瘤变得更大、更具有侵略性。这是癌症发展的第二阶段，被称为累进。癌细胞能逃避免疫系统识别，产生它们自己的血液供应，并向远处转移。

一个独立的异常细胞分裂到发现癌症往往需要很多年。当肿瘤大到能被察觉或能在影像学检查上看到时，它拥有至少 10 亿细胞。

病因

许多恶性肿瘤的确切原因仍然未知。对于大多数癌症，可能包括一个复杂的多因素之间相互影响，而不是单一因素。这些因素可以分为两类。

• **外部因素**。这些影响身体的外部因素包括生活方式和环境因素。与恶性肿瘤相关的外部因素包括吸烟、过度饮酒、不健康饮食、久坐的生活方式、阳光或其他放射源的射线、特定化学物质的暴露，如苯或石棉。例如，人乳头状瘤病毒可导致宫颈癌、阴道癌和外阴癌。

• **内部因素**。这些包括激素水平、遗传因素、免疫情况和生活方式因素。学者估计在美国 50%~70% 的恶性肿瘤是由生活方式因素引发。与恶性肿瘤最为相关的因素包括吸烟、饮酒及可能引起性传播疾病的性行为。

危险因素

能提高人类患恶性肿瘤概率的因素称为危险因素。识别危险因素可能帮助我们明确恶性肿瘤的病因。例如，通过观察研究发现肺癌通常更易在吸烟者中出现，因此研究发现烟草中存在导致恶性肿瘤的物质（致癌物）。

恶性肿瘤的很多危险因素已经发现，但是它们到底如何导致细胞癌变这点不是很清楚。

有一种危险因素或很多危险因素意味着，相较于患恶性肿瘤的平均概率，你更易患恶性肿瘤，但并不代表最终一定会发生。许多恶性肿瘤患者不具备该肿瘤已知的任何危险因素，而同时具备危险因素的却并未患病。

以下是一些恶性肿瘤常见的危险因素。

年龄

对大多数恶性肿瘤来说，年龄是最为密切相关的危险因素。简单来说，年龄越大，就更易患恶性肿瘤。55 岁以上的人群占据恶性肿瘤患者的 80%。年龄因素可能由于以下几个原因导致恶性肿瘤。

• 自然衰老过程导致身体细胞变化。随着时间推移，当细胞分裂，基因材料的复制可能出现问题。有些基因可能错误地被关闭，其他的可能是通过某种方式改变功能，允许癌细胞形成并生根。

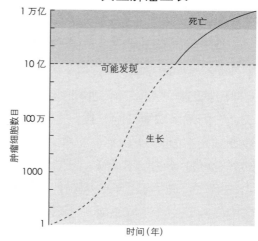

典型肿瘤生长

最初，癌细胞快速生长，但它在成为一个能被发现的大肿块之前需要数年时间。当它包含约 10 亿细胞时，可能会因为肿瘤过大、营养及氧气供不应求或由于细胞异常不能再分裂而变得生长缓慢

数据来源于 Alberts B, et al. Molecular Biology of the Cell. 5th ed. New York, N.Y.: Garland Science; 2008:1205.

• 另一种理论表示随着年龄增长，免疫系统衰退，因此人们可能失去了一些对抗癌症的本能。

• 然而另一个原因可能是人们活得越久，他们对致癌物暴露的时间越长。

家族史

有患恶性肿瘤近亲的人群危险性可能越高。例如一个女性，她的妈妈或姐妹患乳腺癌，那么她患乳腺癌的概率增加 2 倍。

在有些家庭中，恶性肿瘤与某个特定基因的遗传有关，如 *BRCA1* 或 *BRCA2*

（详见第五章）。但是有这种基因突变的家族不常见。恶性肿瘤的危险性更倾向于家族性而非继承性。家族性的意思是有些疾病在具有某个特点的家庭中更常发生，但与某段单一的致癌基因无关。家族性恶性肿瘤可能与家族成员共同的生活环境或生活方式的相似有关，更多微小的基因因素或它们的组合相关。

其他因素

其他与恶性肿瘤相关的危险因素包括吸烟、肥胖、久坐不动的生活方式、暴露于射线、过度饮酒、更年期后激素使用、特定化学物质的暴露、种族、社会经济状况、特定的身体情况和生殖情况、性行为。这本书中讨论的恶性肿瘤危险因素在接下来的章节中会进行更详细的说明。

提高对恶性肿瘤的认知

保罗·罗格斯是 1971 年推动对抗癌症立法的负责人，他说"没有研究就没有希望"。同年美国国家癌症法案发布后，他将大量时间用于这一疾病的研究。科学研究的进步使我们对恶性肿瘤

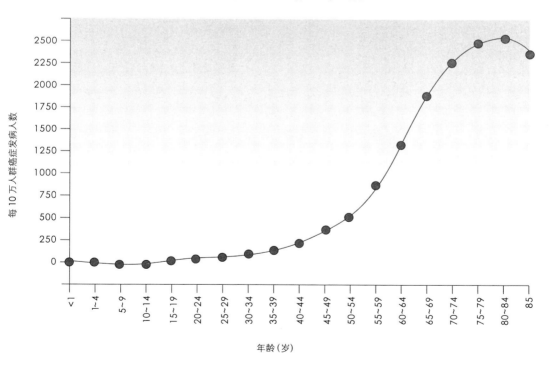

随年龄增长癌症风险增加

癌症在年轻人中不常见，年龄到 70 岁时开始多见

来源 Surveillance, Epidemiology, and End Results (SEER) data, National Cancer Institute, 2011.

的认识、发现及治疗有了更多了解，为将来的更多发现提供了希望。

许多不同类型的科学家致力于癌症的研究，包括研究组成生命物质的分子科学家（分子生物学家）及研究组成生命物质的化学物质科学家（有机化学家）。生理学家研究机体的功能和重要过程，生物化学家研究生命的化学过程，流行病学家调查人群恶性肿瘤的发病率、发病地区及特点、人群发病的特定因素，临床研究学家将基础研究发现投入到临床应用中。

基础研究

基础研究是科学发现的中心。由科学家独立设计及发展的研究通常是医学进步的强大助力。基础研究对恶性肿瘤的产生提供了深刻见解，并提供了癌症进展包括关键步骤的线索。

通过基础研究，科学家可以：

- 探索基因中的错误及蛋白质如何阻断正常细胞的交流和管理及导致异常细胞不受控制的增长。
- 学习哪些基因和蛋白质在恶性肿瘤的侵略性及转移方面发挥关键作用。
- 辨别邻近细胞及组织促进肿瘤生长的方式。
- 发展及测试预防、发现及控制肿瘤的新途径。
- 发现治疗恶性肿瘤的新药物及技术。
- 管理新药的实验研究及动物实验。

流行病学研究

流行病学家研究恶性肿瘤发病频率（发病率）及致死率（死亡率）的趋势，他

问与答

问：基因与遗传是否相同？

答：通常基因与遗传这两个词可以交互使用，但两者含义不同。

基因指细胞的基因，或者说 DNA。遗传指某些东西可以从一个人传递到他（她）的后代。基因会产生缺陷（变异），变异可以被遗传。有 5%~10% 的肿瘤具有明确的遗传性，通过遗传性可以由父母传递给孩子。拥有从父母遗传而来的缺陷基因的个体出生后比普通人群具有更高的患癌症风险。

虽然基因的改变与癌症的发生相关，但大多数情况下是不会遗传的，而是在体细胞中度过漫长的一生。

们研究恶性肿瘤在人群中发生的模式来辨别危险因素及保护性因素。他们整理数据，例如估计恶性肿瘤新发例数、恶性肿瘤每年所致的死亡人数、男性及女性中最常见的恶性肿瘤、不同年龄组恶性肿瘤的发生率及不同种族人群中恶性肿瘤的发生率。这些研究中的发现为探索促进恶性肿瘤发生的原因提供了重要线索。

　　流行病学家设计回顾性或是前瞻性研究方案。回顾性研究是追溯一段时间以前曾用某个过程或某种类型暴露的人群，追踪到他们产生一个特定的结果，进而进行评估。两种类型的研究都有不同的优势及限制。

临床试验

　　临床试验是在人群中检测新的诊断、治疗及预防途径的研究性课题。这些研究适用于药物的所有领域。

　　现在的恶性肿瘤治疗便是基于过去的临床试验。全世界的医生进行了很多种类的临床试验来研究预防、发现、诊断和治疗恶性肿瘤的途径，同时探索和治疗这种疾病的生理影响来提高生活舒适度及生活质量。

　　临床试验的重要性可以在治疗乳腺癌的手术应用中体现。1970 年，几乎所有局部乳腺癌女性的治疗方式都相同：乳腺癌根治术。之后临床试验比较了更

问与答

问：哪些种类的射线暴露可促进恶性肿瘤的发生？

答：某些形式的射线暴露是恶性肿瘤发生的高危因素。一个大家都很熟悉的案例是来自太阳或黄光灯具的紫外线（UV）。紫外线暴露是皮肤恶性肿瘤的危险因素，尤其是对肤色较浅的人种。

　　对 X 线（电离）辐射的大量暴露也会增加恶性肿瘤的风险。例如，因治疗霍奇金病或肺结核而接受胸部放疗的女性有更高的乳腺癌风险。尤其是对在青春期年轻时乳腺正在发育过程中接受过胸部放射线照射的女性。

　　相比之下，小剂量的 X 线暴露如常规牙科检查及像胸片一样的普通诊断性检查对身体健康没有明显影响。

小范围的手术治疗加放射治疗，结果相似，因此人们有了另一种治疗选择。临床试验也显示了短时间持续化疗与乳腺癌患者曾经接受的长时间化疗效果相当。

　　所有的临床试验都源于基础伦理问题：某个特殊治疗的潜在获益是否比其产生的潜在危害更有价值？当研究者

认为某种治疗或预防手段对患者有价值时，一个临床试验便诞生了。

临床试验的步骤

临床试验是一个细致的长期过程。在一个新的治疗或预防方式应用于患者前，研究者必须在可控的实验室环境下应用试管及动物进行实验。科学家在实验室分析治疗的物理及化学特性，在动物身上研究它们的药理及毒理影响来判断治疗的有效性及危害。这种类型的评估可以花数十年，被称为临床前研究。

如果临床前研究显示了预期结果，那么研究者可能通过填写一份申请向美国食品药品监督管理局（FDA）提交请求允许开始临床试验。如果申请通过，研究者便可以开始将治疗应用于患者。一个新的治疗在临床试验中通常分为 3 个阶段。

一期：这是新治疗方式在人类的第 1 个测试。目的是收集药物安全性及最有效治疗剂量及给药安排的信息。医生要细致监控参与者的任何有害不良反应。这些试验通常持续几个月到 1 年，通常不超过 20~40 个患者参与。

二期：一旦最合适剂量及使用方法确定下来，新治疗的二期试验便确定下来。二期临床试验设计明确这种治疗在治疗特定恶性肿瘤方面是否有生物学效应。除了检测有效性，研究者也收集更多关于安全性的详细信息。二期临床试验花费约 2 年时间，包括 20~40 位参与者。有时，一个有希望的新药进行多种二期临床试验都能完成。

三期：三期临床试验的目标是将这个有希望的新治疗方式与被大多数人接受的通用治疗方式相比较。研究者希望得到新治疗方式是否更有效、毒性更小、价钱更低或能在短时间给药。三期试验包括大量参与者，有时包括来自全国或世界不同研究中心的上千人。

三期临床试验的参与者被随机分配到一个、两个或更多群组。一个组是对照组，接受标准治疗。另一组是实验组，接受新治疗。

在双盲试验中，参与者及医生都不知道某个参与者接受的是哪种治疗，以此来避免偏倚。在其他临床试验中，参与者与医生都知道患者正在接受什么治疗。

科学家尝试在实验组和对照组的明确个体中找出能影响治疗结果的相似特性。目前，大多数研究中，两组患者都应该有相同类型及分期的恶性肿瘤。

一旦在三期临床试验中新治疗方法成功，那么新的治疗方法会成为标准化治疗的一部分。

患者安全

患者安全是临床试验中最优先考虑的。研究者必须遵循严格的指南。临床试验是一个具有严格回顾性的项目，并

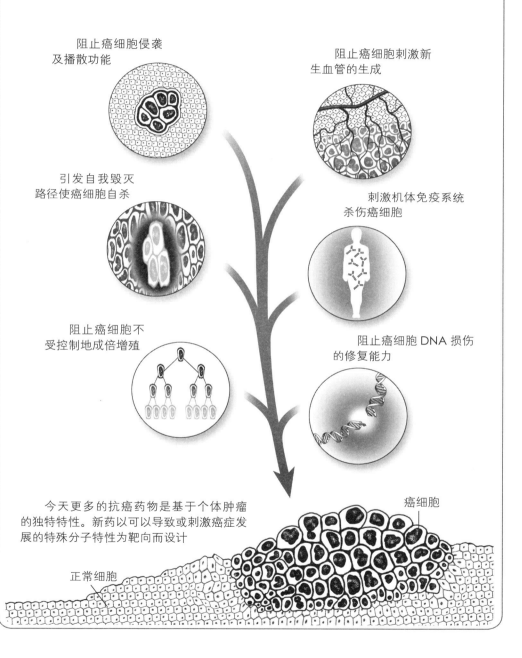

新型抗癌药物如何产生作用

阻止癌细胞侵袭
及播散功能

阻止癌细胞刺激新
生血管的生成

引发自我毁灭
路径使癌细胞自杀

刺激机体免疫系统
杀伤癌细胞

阻止癌细胞不
受控制地成倍增殖

阻止癌细胞 DNA 损伤
的修复能力

今天更多的抗癌药物是基于个体肿瘤
的独特特性。新药以可以导致或刺激癌症发
展的特殊分子特性为靶向而设计

癌细胞

正常细胞

且有特定监督流程以保护参与人员的权益与安全。

有些群组需要批准临床试验中所用的治疗流程。这些由专家及法律人员组成的群组也要严格回顾这些持续进行的研究。

此外，临床试验中所有的参与者都必须签署知情同意书。当你对临床试验感兴趣，你会被告知这项研究的主要事宜，包括治疗可能出现的风险及获益。在你参与试验前，你需要以书面形式表明，知道可能出现的风险及其中的获益。参与者在任何时候都可以退出临床试验。

参加临床试验

通过参加临床试验，你可能从预防或治疗恶性肿瘤的新途径中获益。在积极参与个人身体健康维护的同时也为医学科学做出了贡献。

通过该试验，你可能获得一个通用的公认治疗，也可能获得一个正在评估的新治疗，还可能同时接受以上两者。

在临床试验的研究中没有人提前知道这个新治疗是否有效或有哪些确切的副作用或不良反应。此外，这项实验可能由于研究地点的距离、治疗、医院地址或复杂的剂量需求而需要更多额外的时间。参与者可能被要求详细记录他们可能经历的任何症状和遵循确定的日程及指南。

开始寻找一项临床试验的最好方式就是与你的医生交谈。医生一般会考虑哪些试验药物可能会对他的患者有益及哪些临床试验包括这些药物。你也可以通过查询美国国家癌症中心癌症信息服务网得到一个目前临床试验药物的清单。

癌症研究的两个重要领域是基因组学与蛋白组学

基因组学是研究人类的基因组成——一个人的完整基因组约有 25 000 个基因。人类基因组计划的完成是基因组学上的巨大进步。它像地图一样详细展示了人类细胞中紧密缠绕组成 DNA 的化学成分。该地图展示了组成每条染色体的基因标记，包括在不同肿瘤中致病基因的位置。特殊基因的信息可以帮助识别主要的分子靶点，用于癌症的诊断和治疗。

由于完善人类基因组的工作不断进行，下一步的任务是蛋白组学，研究人类的蛋白质。这个单词来源于术语 proteome，指人类蛋白质的完整序列。

虽然基因承载制造蛋白质的指令，但蛋白质发挥执行细胞功能的作用。蛋白组学的目标是评估蛋白质的结构、功能和表达，这是一个巨大的任务。约 25 000 个基因在细胞中通过不同路径表达出数百万种蛋白质，其中只有一小部分能被识别出来。

蛋白组学的一个主要目的是用图解的形式展现控制细胞生长和功能的"蛋白路径"。

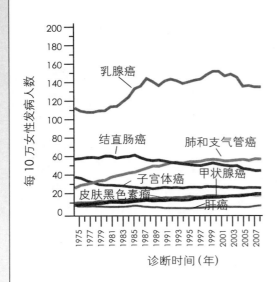

这张图显示了美国女性 1975~2008 年几种癌症的发病率。由于吸烟数量的增加，肺癌的发病率从 1975 年到 1995 年翻倍。然而，从 1995 年左右开始，肺癌的发生率并未以相同的程度增长，导致该结果的原因可能是吸烟量的减少。结直肠癌的发生率由于影像学检查的发展而有所下降。乳腺癌的数据最为复杂。20 世纪 80 年代和 90 年代乳腺癌的增加很大程度上是由于检查乳腺癌的设备增多，从而使更多的乳腺癌能够在早期就被发现。之后随着影像学的发展，乳腺癌的发生率应该呈减少趋势

来 源 American Cancer Society.Cancer Statistics,2012.Atlanta,Ga.:American Cancer Society,inc.

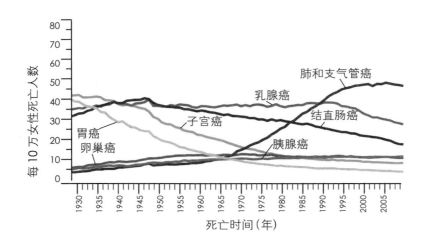

这张图显示了 1930~2008 年美国女性所患几种癌症的死亡率。变化最显著的曲线是肺癌曲线，显示了烟草使用的增加是如何将原本在女性中发病率不高的肺癌变为对于美国女性最致命的一种癌症。幸运的是，通过戒烟和杜绝烟草的使用后，使原本女性死于肺癌急剧加快的速度转而变慢。20 世纪 80 年代末期，乳腺癌的死亡率已经下降，这个下降的趋势得益于两大重要的原因：一是不断完善的影像学技术使人们可以更早地发现乳腺癌，从而避免其进展到不可治疗的地步；二是乳腺癌的诊治水平的提高

图谱

癌症生物学

一个细胞的正常功能分许多级调控，包括它的表面（胞膜）、内部（胞质）及成长控制中心（胞核）。可能引起癌症发生和发展的变化会出现在各个等级。

胞膜

在细胞表面，指导细胞分裂的化学信息（生长因子）及养分依附在胞膜表面的受体上，而癌症细胞过度表达受体使其捕捉生长因子及养分。

胞质

生长因子中的信号可以通过第二信使以一系列级联的方式传送给胞核，而癌症细胞会在这些信号传输的过程中发生一系列促生长的变化。

胞核

在每个细胞紧密螺旋的 DNA 中，是基因的指令使细胞所需的所有蛋白质完成它们的工作。而基因指令的方向转变则取决于它所收到的来自细胞质的由转录因子传递的信号。其中转录因子可与目标基因的 DNA 结合。

细胞分裂也由胞核内物质控制。在细胞开始分裂前，它一定会经历一个带有一些检测点的严格控制的过程。这是为了确保受伤的细胞在还没得到 DNA 修复前不会开始分裂。癌细胞缺乏这些检查机制，所以它允许已变异的细胞继续生长增殖。

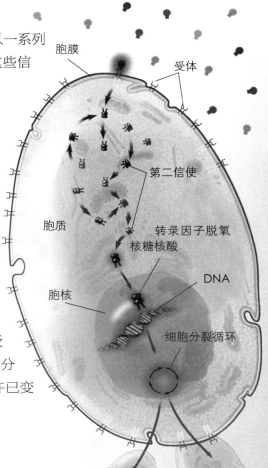

生长因子

胞膜

受体

第二信使

胞质

转录因子脱氧核糖核酸

DNA

胞核

细胞分裂循环

癌症的发展

　　癌症是以变异细胞的过度生长为特点，这一多步骤过程也可以称为致癌作用。久而久之，变异细胞累积成块，此时就被称为增生或肿瘤。肿瘤会侵入周边正常的组织并扩散。

非典型增生

　　随着过量的细胞相互堆积，一些细胞开始产生不正常的表现

增生

　　繁杂的细胞发育生长系统被瓦解，致使正常表现的细胞开始过度生长

正常细胞

　　正常细胞以一种有序的方式进行生长分裂

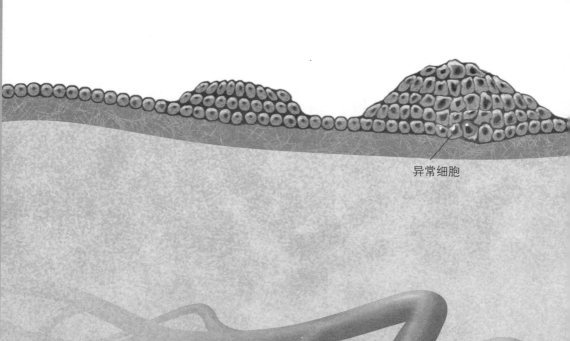
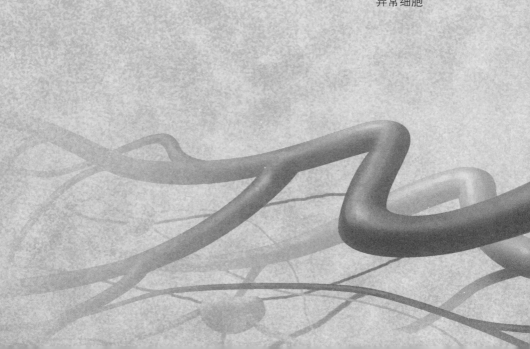

异常细胞

非侵袭性肿瘤　→　**侵袭性肿瘤**

变异细胞继续在外形及增殖等多方面发生变化，进而成为恶性肿瘤。不过此时恶性肿瘤依然被限制在正常边界内

随着肿瘤细胞更深地入侵周围组织，最终它们会扩散到附近的淋巴管及微小血管（毛细血管），这些管路都会将肿瘤细胞带到身体的其他部分。

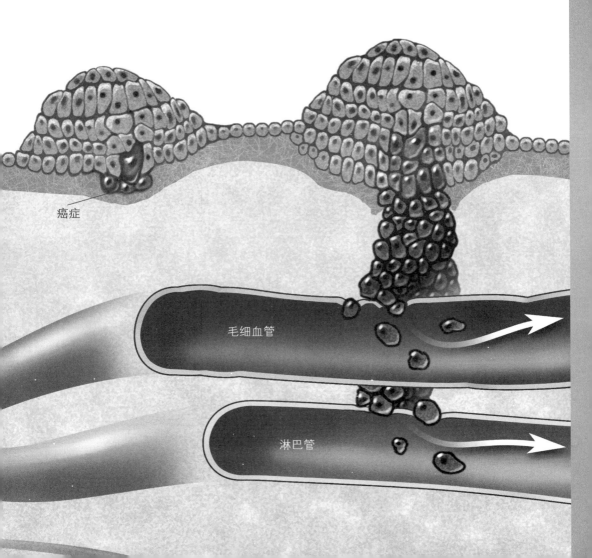

癌症

毛细血管

淋巴管

乳腺癌的分期

I 期

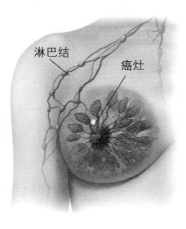

淋巴结

癌灶

肿瘤最大径小于 2 厘米，
且未向淋巴结扩散

II 期

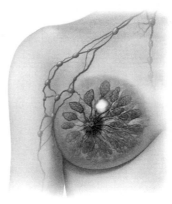

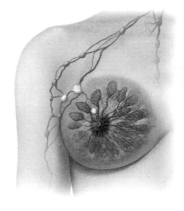

肿瘤最大径在 2.1~5 厘米，或肿瘤已开始向腋下或胸骨
下或两者都有的至少 3 个淋巴结转移。肿物直径大于 5 厘米
但未向淋巴结扩散的肿瘤也属于此阶段

III 期

A

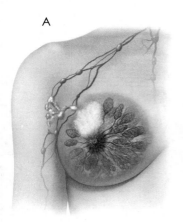

B

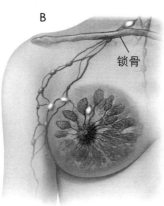

锁骨

C

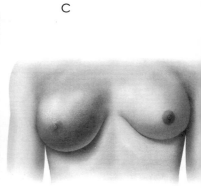

III 期是一个广泛的分类，它包括一系列的标准条件，这里有三个例子：肿瘤直径大于 5 厘米
且腋下至少 1 个淋巴结转移（A）；锁骨上的淋巴结转移（B）；扩散到胸部皮肤引起发红肿胀，如
炎性乳腺癌（C）

淋巴结内含来自乳腺但小于 0.2 毫米的肿瘤细胞，它通常被认为是阴性淋巴结，因为并没有充分的证据可以证明它们会诱发
肿瘤

IV 期

肿瘤扩散到远处，比如肺、肝脏或骨骼

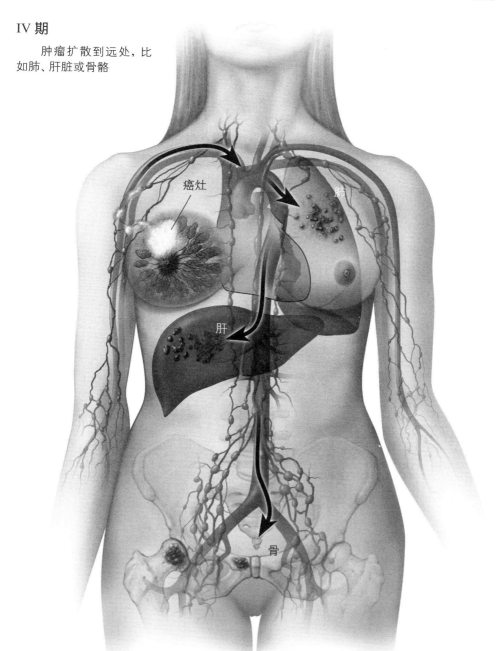

癌灶

肺

肝

骨

乳腺癌的癌细胞可以通过微小血管（毛细血管）注入静脉，通过淋巴管注入淋巴结。淋巴液和癌细胞通过淋巴系统汇入大静脉，最终汇入心脏。从心脏开始，癌细胞就可以通过动脉播散至全身

前哨淋巴结活检

在这个步骤中，首先向肿瘤附近的区域注射染剂。注射的染剂会被吸收进入附近的淋巴管，其中最先吸收染剂的淋巴结称为前哨淋巴结，也就如同首先接受乳腺肿瘤回流的淋巴结一样。前哨淋巴结被用于检测癌细胞。可以用小剂量的放射性物质代替染料，或将两者结合。

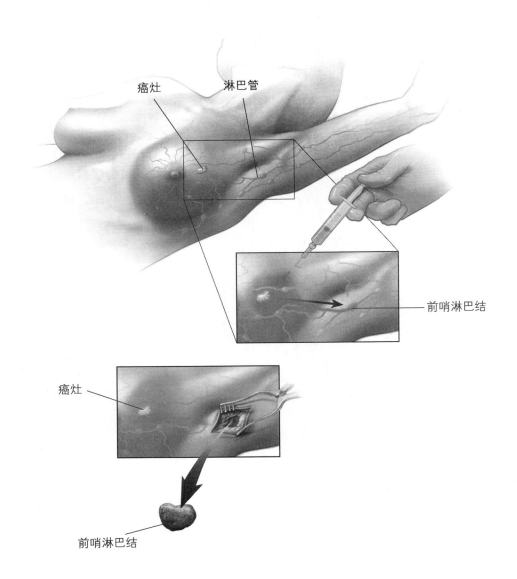

癌灶　　　　淋巴管

前哨淋巴结

癌灶

前哨淋巴结

外科手术

　　治疗乳腺癌一般有两种主要的外科手术方法，分别是乳房肿瘤切除术（下方左图），这种方法仅仅是切除了肿瘤；以及全乳切除术（下方右图），这种方法是将整个乳房全部切去。

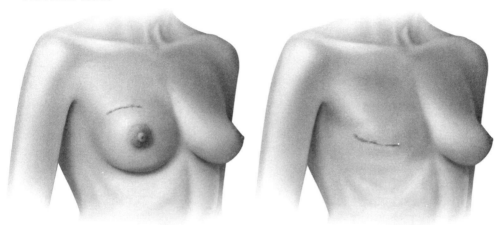

放射治疗

　　放射治疗是使用高能放射源来杀死或干扰有生长分裂能力的癌症细胞。

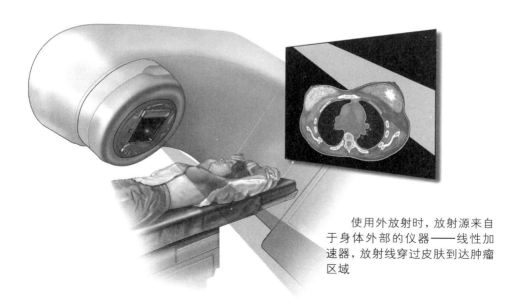

使用外放射时，放射源来自于身体外部的仪器——线性加速器，放射线穿过皮肤到达肿瘤区域

化疗

　　可以杀死或减缓癌症细胞的药物（化疗药物）作用于细胞内的许多部位，它们可以干扰细胞膜上的进程，可以阻止发生在细胞质内刺激细胞生长分裂的信号传递，它们也可以影响细胞 DNA 的正常功能从而使新的蛋白质无法被合成，新的细胞也就无法生成了。

胞膜

　　药物作用于细胞的外层（胞膜），可以阻断生长因子与它们对应受体间的结合，或者即便生长因子和受体已经结合，药物也可以抑制它们的活性，这样就阻止了生长信号向癌细胞内的传递。药物曲妥珠单抗（赫赛汀）就是一个很好的例子。赫赛汀是一种和 HER2（也叫作 erbB2）结合的单克隆抗体，它是细胞膜上生长因子的受体，可以终止细胞膜上的受体。其他测试的药物治疗也可以抑制 erbB1 受体或同时抑制 erbB1 和 erbB2 受体

胞质

　　一些新的癌症疗法以细胞内由细胞膜向细胞核传递生长信号的第二信使为目标开展了研究

胞核

　　许多药物治疗都是直接针对胞核的，比如大部分的化疗药物就是干扰 DNA 的功能。有些药物直接与 DNA 结合，阻止它展开双螺旋结构去生产蛋白质或者复制从而产生新的癌细胞。其他化疗药物可以使 DNA 结构断裂并抑制酶类修复损伤。还有一些药物可以对监视细胞分裂的蛋白质支架进行封锁。比如他莫昔芬就有影响雌激素受体充当转录因子的角色，继而进一步成为相关下游基因的能力。也有一些其他药物在胞核内诱使癌细胞死亡

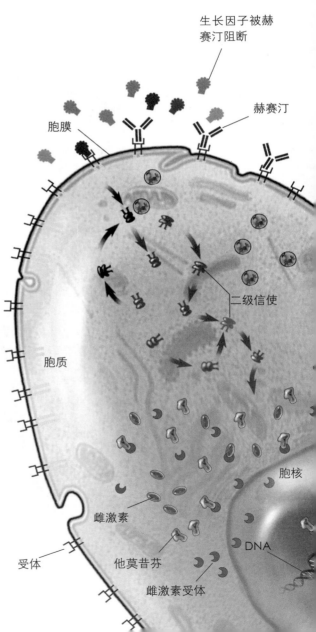

生长因子被赫赛汀阻断

赫赛汀

胞膜

二级信使

胞质

胞核

DNA

受体

雌激素

他莫昔芬

雌激素受体

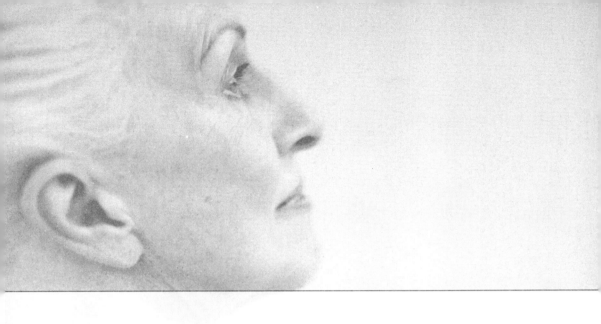

第二部分

乳腺癌

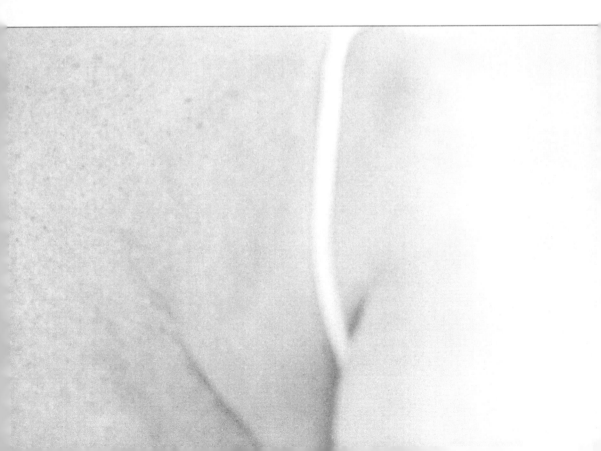

第三章

乳腺癌概要

如果你被诊断为乳腺癌，一定要振作起来，因为这在现在已不再是一个很恐怖的诊断了。确实，乳腺癌是一种严重疾病而且会致死，但现在越来越多患这种疾病的女性可以活下来并过上有质量的生活。

也许没有其他的疾病能像乳腺癌这样让女性们恐慌了，但其实乳腺癌对女性而言并不是最致命的癌症，肺癌才是。乳腺癌也不是最常见的影响女性生命安全的疾病，最为常见的是心脏病。但是如果你去问一些女性什么才是她们最担心的疾病，她们大部分人还是很有可能会说是乳腺癌。

这种害怕不是没有理由的。乳腺癌在美国是一种最常见的威胁女性生命安全的癌症。它是女性当中第二常见的致死性疾病，其中大部分因患病而致死亡的女性都在 40~55 岁。大部分女性的周围都有人曾经患过乳腺癌，可能是她们的朋友、母亲、姐妹或其他亲戚和熟人。

乳腺癌也会在一定程度影响患者的家庭，会影响一个女人对她女性特质和性征的看法及感受。许多女性患上乳腺癌后不仅仅是担心因疾病而使自身的外形发生改变，更为担忧的是周围人们对她的看法。

不过，现在相较于以前，对于乳腺癌我们有更多理由可以保持乐观。在过去的 40 年里，科学家们对乳腺癌的发生原因和过程有了更为全面的了解，并且在诊断和治疗方面有了极大进步。研究给我们带来了更好的治疗、更低的癌症死亡率及对数以百万计的癌症康复患者包括患有复发性乳腺癌女性们来说更高质量的生活。

1970 年，乳腺癌常常在晚期才能被诊断，治疗手段通常都是根治性乳房切除手术——将整个乳房及腋下的淋巴结和胸肌一起切除。在外科手术后通常还要进行整整 1 年的化疗。

然而在今天，通过乳腺 X 线摄片，乳腺癌一般可以在早期被发现，而且现在也很少做根治性乳房切除手术了。现在的女性患者一般都选择保留乳房手术，比如乳腺肿瘤切除手术、放射治疗，或者如果有需要，可以进行一小段时间的化学疗法。此外，现在网络上也有越来越多的组织及资源可以对女性患者及她们正与疾病斗争的身体起到帮助作用。

本章讲述了乳腺癌及乳腺癌患者的概况。随后的章节将介绍危险因素、预防、诊断、治疗及生存。

乳腺良性病变

肿块和增生是乳腺癌最常见的症状，所以发觉胸部有变化或是有肿块通常都会让人觉得是一个非常可怕的体验。不过，大部分的乳腺肿块都是良性的，也就是说它们并不会致癌。其实许多情况都可能会使乳腺产生肿块，进而使乳房形状或你对它们的感觉发生变化。

下面是一些良性病变。记住，如果你对乳房肿块或乳房感觉的变化感到担心的话，去看一下医生，然后最好做一个肿块评估，即便最后的结果是好的。

• **乳腺纤维囊性变（乳腺增生）**。乳腺纤维囊性变非常常见，在美国，几乎大部分女性都有这种症状。Fibro 是指纤维结缔组织，cystic 是指囊肿，即充液的囊。你或许可以摸到胸部有崎岖不平的纹理或团块结构，伴随着胸部肿胀、敏感或疼痛，非常像月经前那段时间的感觉。如果已经绝经但使用激素的话，你也有可能会患上纤维囊性变。

• **囊肿**。这些充液的囊感觉就像是软的肿块或是压痛点。它通常出现于 35~50 岁的女性，囊肿的尺寸可以从非常小到鸡蛋大小不等，它们可能会随着年龄而变化。

• **纤维腺瘤**。纤维腺瘤是一种实体的没

乳房

乳房主要是由结缔组织和脂肪组成的。悬吊乳腺组织的是形成乳汁的腺叶组成的网状结构。在每一个腺叶里有许多细小的小叶结构，每一个小叶最后都终于几十个能产生乳汁的导管，细小的管道被称为乳腺导管，连接着乳腺腺泡、导管、小叶、腺叶，一直到乳头，乳头被乳晕(环绕乳头的一圈较黑的皮肤)包绕着。乳房本身并没有肌肉，但乳房下方有肌肉覆盖在肋骨之上。

血管和淋巴管环绕乳房。血液滋养着乳腺细胞。淋巴管里流着清亮的被称为淋巴液的液体，包含免疫细胞，并且可以带走排泄废物。淋巴管延伸至豌豆大小的组织——淋巴结。大部分乳腺的淋巴管都通向腋下，称为腋下淋巴结。

乳腺癌

乳腺癌是一种常见的源于导管或小叶细胞的恶性肿瘤。如果癌细胞局限于导管或小叶且没有侵犯周围组织，那么这种癌就被称为非浸润性癌或原位癌。癌细胞侵犯周围结缔脂肪组织就称为浸润性癌。

有致癌性的肿瘤，通常出现于生育时期的女性。这种肿瘤一般不会感觉疼痛，光滑且有弹性，也许可以很容易地在皮肤下触及。

• **乳腺良性疾病**。这是指那些接受手术的患者术后病理报告为良性病变的结果，而大部分结果都不是令人担心的。对于有增生或不典型改变的女性之后患乳腺癌的风险则会有所增加(见第四章和第九章)。

• **感染**。乳腺感染(乳腺炎)主要容易发生于正在哺乳或刚哺乳完的女性，当然，不哺乳也可能发生乳腺炎。你的乳房可能会变红、肿胀、皮肤温度升高，并且腋下淋巴结也会肿大。可能会觉得轻微的不适或低热。

• **外伤**。有时，乳房的撞击或擦伤可能会产生一个肿块，但这并不意味着患上了乳腺癌。

• **钙沉着(微小钙化)**。少量的钙沉积可以出现在乳腺的任何部位。它们通常表现为乳腺钼靶上的白色小点或微粒，而且它们通常非常小，所以你往往感觉不到。大多数女性都有一到两处钙化灶。细胞的分泌物及残骸或炎症都可以导致钙化灶的产生。大多数钙化沉积都是无害的，但一小部分钙化灶可能与乳腺癌有关。钙化灶与饮食或服用补钙制剂无关。

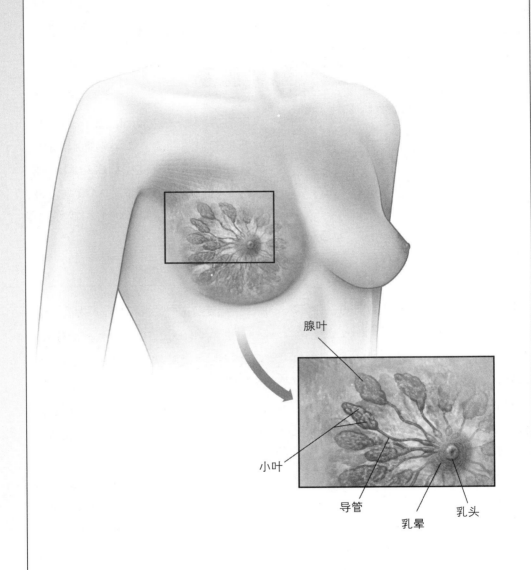

腺叶

小叶

导管   乳晕   乳头

　　女性的乳腺有 15~20 个产生乳汁的单位(腺叶)。每个腺叶由许多更小的结构(小叶)及其末端产生乳汁的腺泡构成。腺叶、小叶及腺泡由很小的管道连接成网,这些管道叫作乳腺导管。导管将乳汁从腺泡运送到乳头

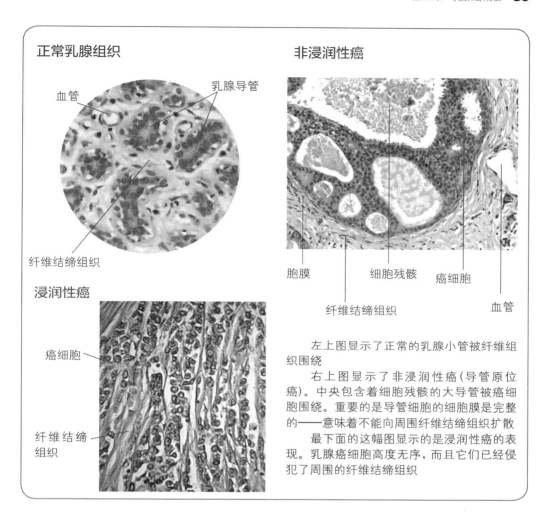

正常乳腺组织

血管　乳腺导管

纤维结缔组织

浸润性癌

癌细胞

纤维结缔
组织

非浸润性癌

胞膜　细胞残骸　癌细胞

纤维结缔组织　血管

左上图显示了正常的乳腺小管被纤维组织围绕

右上图显示了非浸润性癌（导管原位癌）。中央包含着细胞残骸的大导管被癌细胞围绕。重要的是导管细胞的细胞膜是完整的——意味着不能向周围纤维结缔组织扩散

最下面的这幅图显示的是浸润性癌的表现。乳腺癌细胞高度无序，而且它们已经侵犯了周围的纤维结缔组织

乳腺癌的分类

乳腺癌一般是根据癌细胞的微观形态及是否具有侵略性（扩散性）来区分的。下面就是一些最常见的乳腺癌分类。

• **浸润性导管癌**（IDC）。这种类型的乳腺癌起源于乳腺导管，突破导管壁侵入结缔组织或乳腺的脂肪组织。在那里，癌细胞可以进入血管，从而使它们可以定植到身体的其他地方。浸润性导管癌

是最常见的乳腺癌。它们约占到所有浸润性乳腺癌的75%。

• **浸润性小叶癌**（ILC）。这类癌症起源于乳腺小叶，然后同样也是突破至乳腺的结缔脂肪组织。ILC约占到所有浸润性乳腺癌的15%。

• **其他类型浸润性乳腺癌**。除了IDC和ILC，还有一些不常见的乳腺癌类型，包括髓样癌、黏液癌、管状癌、乳头状癌。这些癌症约占到所有浸润性乳腺癌的10%。

乳腺癌的分子学层面

现在的基因研究可以使我们深入到分子层面(驱使细胞的基因和蛋白质)去洞察癌症细胞的组成。这方面至少有4个主要的分子亚型,包括:

• Luminal A。这种亚型在乳腺癌中占比45%~60%。它们呈雌激素受体(ER)阳性及孕激素受体(PR)阳性(可以在第八章查看更多的关于激素受体内容)。它们趋于缓慢生长。

• Luminal B。这种亚型在乳腺癌中占比10%~15%。它们是ER阳性PR阳性或阴性,HER2阳性(见第八章"HER2状态")。它们趋于快速生长。

• HER2型。这种亚型在乳腺癌中占比约10%。它们是ER、PR阴性,HER2阳性。

• Triple negative/basal-like (三阴性/基底样型)。这种亚型在乳腺癌中占比10%~15%。它们ER、PR、HER2都是阴性。

除了上述ER、PR、HER2之间的差别之外,这些癌症亚型在许多其他的基因和蛋白质上的表达也不同。研究工作正在努力明确如何最好地使用分子亚型来对特殊个体制定治疗方案。

• **导管原位癌**(DCIS)。这是最常见的非浸润性乳腺癌。这类异常的细胞并未突破导管壁进入乳房的结缔脂肪组织。但是如果不去除这些细胞,它们就有可能会发展成可以播散的侵袭性细胞。

• **小叶原位癌**(LCIS)。在这种情况下,异常细胞并没有在小叶下播散,而且它们通常也不会发展成浸润性癌。出于这个原因,LCIS不被认为是真正意义上的癌。然而,患LCIS的女性日后患浸润性乳腺癌的风险会增大。因此,LCIS被视为乳腺癌重要的危险提示因素。

• **佩吉特病**。佩吉特病是一种与乳头改变有关的疾病。其潜在的癌灶可以是浸润性或非浸润性的。更多有关乳腺癌分类的信息请参考第八章。

肿瘤的生长和播散

当肿瘤出现在乳腺组织或扩散到乳腺以外时,我们一般可以在腋下淋巴结发现癌细胞。癌细胞扩散到这些淋巴结意味着这些癌细胞也可以扩散到我们身体的其他部位。所以腋下淋巴结一般可用于检验确认癌症扩散的进程及阶段。如果乳腺癌扩散到身体的其他部分,一般被称为转移性乳腺癌。乳腺癌细胞通常的扩散部位包括淋巴结、胸壁皮肤表面、骨骼、肝脏及肺部。比如说,如果乳腺癌扩散到了肺部,肺部肿瘤就会有与原发乳腺癌一样的变异细胞。因此,这种疾病才称转移性乳腺癌而不是肺癌,

癌症的扩散

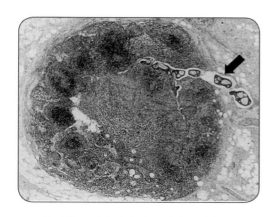

转移性乳腺癌发生在乳腺癌细胞扩散到身体其他部分时，这些癌细胞通过淋巴管和血管作为转移途径转移到身体的其他区域。这张显微镜图显示了癌症细胞（见箭头指向）通过淋巴管进入淋巴结的场景

来源 New England Journal of medicine. Reprinted with permission.

它也通常被归类为转移性疾病。

乳腺癌通常有不同的生长速率，但是一些研究者对此进行了科学估计——约每 100 天，肿瘤平均尺寸就会翻 1 倍。大部分肿瘤都因为体积不够大而数年内都没有被感觉到或观测到。实际上，经过估量一般平均要 5 年肿瘤的尺寸才能增大到被感知的程度。有些肿瘤甚至会有更长时间的潜伏期。

乳腺 X 线照相术在探测没有感觉的小肿瘤时十分有用，但是大部分肿瘤仍要经过数年的生长才会达到在 X 线下可观测到的体积。然而也有一些更具侵袭性的乳腺癌会生长得非常急速，它们

甚至在同一位女性两次年检的乳腺 X 线片中从无到有（也就是说在 1 年内生长到可见的程度）。等到大部分的乳腺肿瘤都可以被探测时（尺寸 1 厘米左右），它们已经有约十亿个细胞了。

关于癌症如何发展的更多的信息可以参见第二章。

乳腺癌的诱因

关于为何有些女人患乳腺癌而有些不患，这是很难解释清楚的问题。乳腺癌的诱因可能是一系列的事件，它们使正常细胞发生变异进而促使了乳腺癌的发生。许许多多的因素，我们已知的及未知的，都可能对这种疾病的发生有所影响。这里并不能简单地说成一个单一的诱因。

研究人员已确认了一系列与增加乳腺癌风险有关的因素。这些因素包括基因、激素、环境因素及年龄等，它们之间互相联系，可以共同导致癌症的发生。

遗传因素

大多数癌症，包括乳腺癌，随着病情的发展都会出现一定的基因方面的异常（基因或染色体发生变化）。在这种意义下，乳腺癌也可以看作是一种基因疾病。

但是乳腺癌中大多数的基因问题都是不会遗传的，所以基因变异可能是通

遗传性乳腺癌的特征

如果说一个家族中有多名女性都患有乳腺癌，那么是否意味着乳腺癌具有遗传性呢？

因为乳腺癌是一种常见疾病，所以一个家族中有几名乳腺癌患者也很有可能只是偶然事件。当然，家族成员除了基因之外还有很多相似的地方，比如，相近的饮食习惯和生活环境、相近的身高和体重、相近的生育模式及职业。这些因素都会对女性患上乳腺癌的风险有所影响，而不仅仅是某一确定遗传基因上的变化的影响。

遗传性乳腺癌有一些确切的特征，有迹象表明乳腺癌可能在家族中具有一定的遗传性，这些迹象通常包括以下几种情况。

- 每一代中都有患乳腺癌的女性。
- 有许多亲属患乳腺癌。
- 乳腺癌大多在早期就被诊断出来，一般诊断出来的年龄在女性更年期之前。
- 有家族成员患有卵巢癌。
- 家族有双侧乳腺癌病史。
- 有女性同时患上乳腺癌和卵巢癌。
- 家族是德系犹太人的后裔。

更多有关遗传性乳腺癌的信息请见第五章。

过其他方式遗传或是后天形成（比如自发的）。遗传突变是指从出生就具有的由父母中的一方遗传下来的一条有缺陷的基因。后天的突变是发生在身体细胞内的，在人的一生中随时都有可能发生但并不会遗传。

后天的遗传误差可能由许多途径产生，这种变化的起因大多还都未知。乳腺细胞后天的不断变化，最终转变成为癌细胞并导致乳腺癌的发生。

有两种基因对细胞的发育十分重要，在这两种基因上的变化可以使正常细胞转变为癌细胞。

- **肿瘤抑制基因**。肿瘤抑制基因是一种非常重要的控制基因，它可以使细胞停止生长分裂复制。这些基因出现错误的话，细胞就会不受控制地生长。特定的肿瘤抑制基因（如乳腺癌基因 *BRCA1* 和 *BRCA2*）上出现遗传缺陷的话，人就会明显容易患乳腺癌。

- **致癌基因**。致癌基因可以促使细胞生长分裂。如果这种基因损坏或有缺陷的话，细胞生长就会失控。乳腺癌和许多致癌基因都有关联，包括 HER2、EGFR、ras 基因等。虽然致癌基因的异常会导致乳腺癌的发生，但这些都是不会遗传的。

遗传性乳腺癌

据估计 5%~10% 的乳腺癌具有遗传性。就是说，其发生是由基因排列的遗传性改变引起的。来自一些家庭的个体，她们继承并传递改变的遗传物质给后代，这些改变的遗传物质显著提高了乳腺癌的患病风险。

• 例如，有两个肿瘤抑制基因出现遗传变异会增加乳腺癌的患病风险。最常见的与遗传性乳腺癌相关的两个基因是 *BRCA1*（breast cancer gene 1）和 *BRCA2*（breast cancer gene 2）。有此类基因缺陷的人一生中患乳腺癌的风险增高。其中一个基因有变化的女性一生中有 45%~80% 的概率患乳腺癌。男性也会出现 *BRCA1* 或 *BRCA2* 的缺陷，当这类情况发生时，他们患乳腺癌的风险也会增高。特别是对于遗传了 *BRCA2* 基因变异的男性。

BRCA1 和 *BRCA2* 基因片段很大，很多不同的基因内变化与乳腺癌风险增加有关。有缺陷的 *BRCA1* 和 *BRCA2* 占乳腺癌遗传类别中的 40%。这些基因的异常也会增加其他癌症发生的风险，尤其是卵巢癌。

一些其他的遗传综合征也会显著提高乳腺癌的发生风险。包括 Li-Fraumeni 综合征、Cowden 综合征和 Peutz-Jeghers 综合征。这些占所有乳腺癌的比例不到 1%。其他肿瘤抑制基因的变化，如 p53、*PTEN*、*ATM*，也与乳腺癌风险增加有关。

查阅第五章了解更多关于遗传性乳腺癌的内容。

激素和生殖因素

研究人员长期观察发现，很多乳腺癌的风险因素与女性一生中对雌激素和其他生殖激素的暴露有关。从女性第一

流产、堕胎、多产治疗

已知激素和生殖因素会影响乳腺癌风险，所以开展了大量有关是否流产、堕胎会在后期影响女性患乳腺癌风险的研究。早期研究的结果不一致，并且大多数研究范围小、有科学性瑕疵。随后，设计更完善的更大型研究发现，流产和堕胎与乳腺癌没有一致的关系。

研究人员也质疑是否提高受精的治疗，比如用于辅助生殖技术过程的治疗，会导致乳腺癌的发展。接受过不孕治疗的女性会暴露于较高浓度的雌激素（estrogen）和孕激素（progesterone）下。研究指出，这类的卵巢刺激没有表现出增高女性患乳腺癌的风险。

次月经期到生育到更年期开始，雌激素和孕激素一直刺激乳腺细胞。这些激素对正常乳腺的发育和功能是必要的，但也会促进乳腺癌的发展。

乳腺癌风险某种程度上受一些生殖因素的影响，这些因素增加了女性体内产生雌激素或暴露于雌激素的时间量。包括：

- 月经初潮年龄早。
- 更年期出现年龄晚。
- 更年期后的激素治疗。

怀孕年龄小和有母乳喂养的女性患乳腺癌的风险稍低。另外，未孕或高龄孕产的女性患乳腺癌的风险增高。

环境因素

环境因素也在乳腺癌的发展过程中起作用。在用于癌症影响因素的参考时，环境更多指周围环境、水和陆地。环境因素包括任何非遗传的或先天因素，包括女性的饮食、生活、学习的方式，对致癌物质的暴露（致癌物质）。全世界不同地区关于乳腺癌发生率的研究说明，环境因素的确会影响癌症风险。例如，亚洲和非洲的乳腺癌发生率低于北美。但移民到美国的亚洲女性，在几代人里，后代的乳腺癌发生率接近美国发生率。另外，在日本，随着生活方式愈加西化，乳腺癌的发生率也逐渐上升。

乳腺癌与压力

压力会引起乳腺癌？简明的回答是"不会，也许不会"。多数研究还没有发现任何证据表明压力与乳腺癌有直接联系。但是普遍相信情感或心理因素会引起癌症发生——这不是一个新想法。

约 2000 年前，希腊医生 Galen 记录到忧郁女性比其他女性更易患癌症。科学家们对免疫系统、激素和神经系统之间的复杂关系有更好的理解，对心身联系和癌症的关注也在近年不断更新。有证据表明压力会妨碍免疫系统的很多组成部分，损伤的免疫系统会增加个人患癌症的风险。压力也会影响个人内分泌（激素）系统，增加或减少很多激素的分泌。

其他研究人员推论，癌症更有可能发生于具有某些性格特点的人群——压抑情感的，尤其是愤怒、将别人的需要放在第一位的或者是悲观、无助的，所谓 C 型人格。

在过去几年中，研究人员通过大量的

不幸的是，确定哪种环境因素导致乳腺癌和影响到什么程度并不是件容易和简单的事。至今，科学家都没有发现较多特殊环境因素与乳腺癌风险的关系。

除此之外，把环境因素和女性对其易感性分类是非常困难且不太可能的事。比如说，乳腺癌在某些职业的发生率高，但这也许是因为她们本身晚孕或不孕导致，而不是与工作本身有关的因素。

然而，研究人员已确认一些生活方式和环境因素明显影响女性发生乳腺癌的可能。包括：

• **久坐的生活方式**。一些数据表明体质懒散的女性患乳腺癌的风险略高。

• **过量饮酒**。研究显示每日摄取超过 1 杯酒精饮料的女性患乳腺癌的风险高于每日饮酒少于 1 杯的女性。

• **超重**。超重或肥胖被证实会增加更年期后乳腺癌的发生风险。

• **射线暴露**。暴露于足够多 X 线下的女性——例如接受霍奇金淋巴瘤胸部淋巴结放射治疗的女性——患乳腺癌风险增加。增加乳腺癌风险所需的照射剂量远高于每年一次的钼靶检查。

研究人员也在实验证实是否杀虫剂、污染或工作中暴露于危险物质会促使乳腺癌的发生。多数证据是不确定的。关于更多乳腺癌风险因素的信息查阅第四章。

研究测试这些理论，调查压力大的生活或心理因素是否对乳腺癌的发生、发展起作用。结果是不确定的且具有争议性。

一些研究表明压力大的生活，如离婚，分居，配偶、密友或亲人离世，与乳腺癌的发展、演变和复发有关。但另一些研究正好相反，表示压力下的生活事件与乳腺癌风险无关。同样，大多数研究也没有发现性格特点与乳腺癌风险的相关性。

一般来说，表明心理社会因素与乳腺癌有关的证据很薄弱。但因为少数相关论题的高质量研究，一些研究人员认为绝对排除压力作为促进乳腺癌的因素是不可能的。

所以，如果患乳腺癌，不要单纯的认为癌症的发生或复发是因为未能很好地解决生活压力。

但与此同时，要了解的是诊断癌症必定会使患者产生压力。为了帮助患者缓解压力，要保证可以寻找到所需的帮助和支持。

年龄

年龄的增加是影响乳腺癌发生的主要因素。比起 100 年前，疾病更加普遍的一个原因是，女性的寿命增长了近两倍（查阅第二章）。对于 30 岁以下的女性，乳腺癌不是常见疾病，但随着年龄的增长，患乳腺癌的风险会增加。75% 的乳腺癌发生于 50 岁以上的女性人群。

美国国家癌症学会（National Cancer Institute）预测，在美国，8 名女性中就有 1 人会在其人生的某个时间里发展成乳腺癌。但这个数据多少有些误导性，因为它所指的是年龄超过 89 岁的女性一生患乳腺癌的风险。对于年龄 80 岁的女性，患乳腺癌的可能性仅为 1/10。

乳腺癌的普遍性

乳腺癌是全球范围内最常见的威胁女性生命健康的癌症。每年约有 150 万乳腺癌新发病例。

乳腺癌在发达、富裕的地区发生率最高，比如美国、英国、北欧、西欧、澳大利亚。但即使在这些地区，乳腺癌的死亡率也已经开始下降了，一切都归功于改进的乳腺癌筛查和治疗。

在大多数亚洲和非洲国家，乳腺癌的发生率和死亡率低，发生率中等的是南欧和南美国家。

在美国，每年有超过 200 000 名女性被诊断为乳腺癌，并有另外 50 000 人被诊断为乳腺导管原位癌，所以估计的乳腺癌死亡率是每年约 39 000 人。

近 30 年来，被确诊为乳腺癌的女性人数在稳步增加。其中主要增长发生在 1975～1985 年。在这段时间，更多女性使用乳房 X 线片进行检查，确认了许多之前难以发现的癌症。不过之后，新患癌的人数还是逐渐趋于平稳进而有所下降。研究者们认为新增患癌人数减少的一个很重要的因素就是在女性更年期后激素取代疗法使用的减少。

乳腺癌发病的频率与种族及人种也有一定关系。在美国，白种人和黑种人女性乳腺癌的风险最高，相对比西班牙人、美洲印第安人、太平洋群岛上的居民及亚洲人患病风险就要低一些，其中韩国人和越南人的风险等级最低。乳腺癌通常也常见于犹太妇女。

种族和民族在乳腺癌生存率上的差异

在美国患乳腺癌的女性群体当中，随着种族和民族的不同，生存率有一定的差异。根据一项涵盖约 125 000 名来自 17 个不同的种族和民族的美国女性研究报告指出，黑种人、印第安人、西班牙人、印度人及巴基斯坦人比白种人女性更容易被诊断为晚期乳腺癌。

这项研究同时也发现了相对于白种

女性乳腺癌的发生率与年龄增长

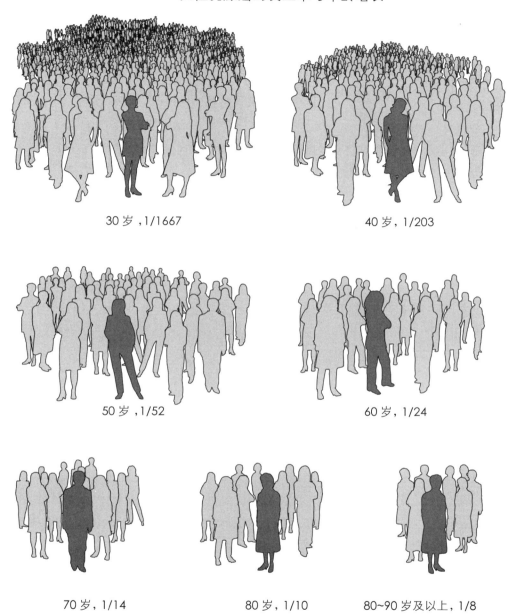

30 岁 ,1/1667

40 岁，1/203

50 岁,1/52

60 岁，1/24

70 岁，1/14

80 岁，1/10

80~90 岁及以上，1/8

修改自 Surveillance, Epidemiology, and End Results(SEER) data, National Cancer Institute,2011.

世界范围的乳腺癌发生率

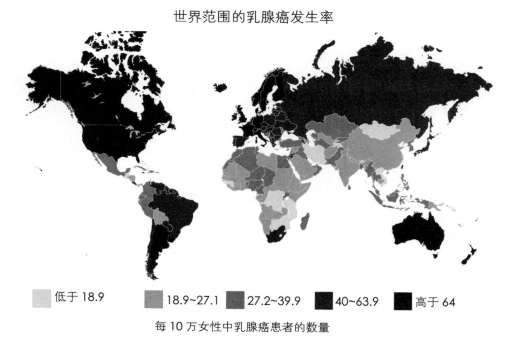

| 低于 18.9 | 18.9~27.1 | 27.2~39.9 | 40~63.9 | 高于 64 |

每 10 万女性中乳腺癌患者的数量

美国、英国、北欧、西欧及澳大利亚之类的发达地区乳腺癌发病率最高。生活方式被认为是乳腺癌发病的重要因素

来源 Ferlay J, Shin HR, Bray F, Forman D, Mathers D, Parkin DM. GLOBOCAN2008 v1.2, Cancer Incidence and Morbility Worldwide: IARC CancerBase No.10. Lyon, France: International Agency for Research on Cancer, 2010; accessed 4/18/2012.

人女性，黑种人、印第安人、夏威夷人、西班牙人及越南人女性有更高的风险因乳腺癌致死，尽管这些人种患乳腺癌的风险比白种女性低。

研究人员推测这些差异可能是因为诊断的延迟及不同种族人群所接受治疗的不同。当然对这个问题也有一些其他可能的解释，比如社会经济因素、文化因素及生活方式——较少的卫生服务，没有医疗保险，较少采用乳房 X 线检测等。

研究前沿

任何癌症都一样，乳腺癌的生物学解释也极其艰难复杂。不过在近 20 年，科学家们在理解癌细胞和正常细胞的差异方面还是取得了瞩目的成果，并且还在不断地将这些宝贵的知识应用于实际治疗中。科技的发展及人类基因组计划（一项识别人体全部基因的计划）的完成极大地加快了科学发现的步伐，研究者们现在可以更好地确定乳腺癌的风险及可以更好地针对确切的可能引起或刺激癌细胞生长的分子特征来量身制定治疗方案。

DNA

新的科技允许科学家们非常细致地探测乳腺癌细胞中的分子机制。

恶性肿瘤要生长，它的细胞必须要获得不可控制的分裂能力。当一个细胞在分裂时，它的 DNA 会不断复制因而新形成的细胞会拥有一份拷贝的一模一样的遗传物质。当细胞繁殖时，DNA 可能会被损坏，损坏的 DNA 可能会造成不可控制的细胞分裂，进而致使癌症的发生。

研究者们现在可以使用一种叫作基因芯片的技术方法同时研究许多基因的活动。通过这项技术我们可以一次对比

研究大量的来自约 25 000 种基因的微观基因产物。科学家们可以将乳腺癌中的基因模式与其他正常组织中的相对比，或者将恶性肿瘤与良性肿瘤中的基因模式进行对比。

蛋白质

科学家们对蛋白质在乳腺癌演变过程中的作用有了越来越多的了解。简而言之，蛋白质是基因的产物。

第二章中曾介绍过的蛋白质组学技术可以使科学家们研究乳腺癌产生时出现的循环蛋白质图谱，这些蛋白质图谱的辨识可能可以作为一种新的观测模型来诊断治疗乳腺癌。

正在研究的一种蛋白为 p53，它是由 *p53* 基因产生的。这个基因是一种重要的肿瘤抑制基因，它在细胞受损时被

美国女性浸润性乳腺癌的发生率（2004~2008）

种族	每 10 万女性发生率
全部种族	124.0
白种人	127.3
黑种人	119.9
亚洲人及太平洋岛民	93.7
拉美裔人	92.1
土著美国人和土著阿拉斯加人	77.9

来源 SEER Cancer Statistics Review,1975~2008. National Cancer Institute,2011.

激活。它的作用是在损伤修复前停止或减缓细胞进一步增殖。如果损伤太大而无法修复,它就会使细胞进入自杀机制。

乳腺癌与其他癌症一样,通常不激活 *p53* 基因,从而使其不能发挥上述作用。更高侵袭性的乳腺癌与 *p53* 基因的改变有关。

另一个对细胞生长很重要的蛋白是 HER2。这种蛋白在 20%~25% 的乳腺癌患者中都会过表达(即产生过多)。科学家设计了一个可以同时检测出 HER2 蛋白及其基因的实验,也就是一种通常可以促使细胞分离的类型。

HER2 阳性的肿瘤通常较其他肿瘤生长快,并且更有可能发生转移。这类肿瘤常对被设计用来阻止 HER2 的治疗反应,比如赫赛汀和拉帕替尼。

血管再生

为了持续生长,癌细胞需要营养支持。通过促进新的血管生成获取营养的过程称为血管再生(angiogenesis)。angio 是指血管或淋巴管,genesis 是指新生或再生。新建的血管网为肿瘤提供营养及氧气并且带走代谢废物。

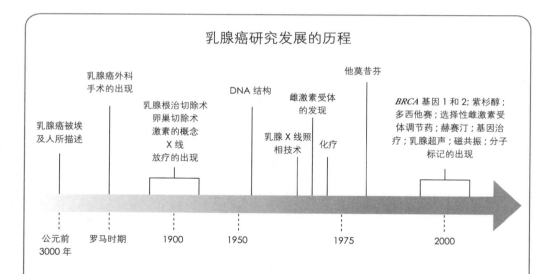

乳腺癌研究发展的历程

曾经有数个世纪,我们都采用外科手术来治疗乳腺癌,直到 1895 年 X 线被发现后,放射治疗才开始使用。第一例激素治疗出现在 1896 年的一位年轻女性为治疗转移性乳腺癌而切除卵巢,而不是等到雌激素受体被发现或是药物他莫昔芬被发明时激素治疗才成为治疗中常见的一部分。到 1970 年左右,化学疗法出现并成为一种标准治疗方法。到最近 10 年,研究发现的进展在不断加快,引人瞩目

引自 The history of Cancer, American Cancer Society, 2011,and other sources.

赫赛汀的故事

赫赛汀是在抗癌药物发展史中极为成功的一种药物，而它正是被用于乳腺癌的治疗。这个故事源于 1987 年 HER2 致癌基因的发现。致癌基因是指可以驱动肿瘤生长的基因，早在 20 世纪 70 年代由分子生物学家首次发现。10 年后，加利福尼亚洛杉矶大学（UCLA）的研究者开始在肿瘤研究中已知的致癌基因里寻找遗传变异。

研究者发现 20% ～ 50% 的乳腺癌患者有 HER2 致癌基因的额外复制，从而导致过多的促进生长的 HER2 蛋白产生。这种蛋白可以对细胞发出强大的生长信号。UCLA 的团队发现，HER2 致癌基因复制的越多，疾病就越具有侵袭性。

研究者开始寻找阻止 HER2 蛋白活性的方法。他们开始对基因驱动的抗体赫赛汀产生兴趣。抗体是机体免疫系统抵御外来侵犯者的一部分。基因驱动的抗体特别指向那些通常会被免疫系统忽略的侵入者。

在实验室，赫赛汀抑制了 HER2 过表达型乳腺癌细胞的增长。

到 1991 年，研究者开始将赫赛汀用于人体临床试验。

一期试验显示它吸收良好，产生的副作用较少。二期试验发现，赫赛汀对于 HER2 过表达型转移性乳腺癌具有较高的安全性及较好的疗效。接着进行了三期试验。在这个试验中，患者要么接受赫赛汀及化疗药物治疗，要么仅接受标准化疗药物治疗。接受赫赛汀及化疗药物治疗的患者比仅接受化疗药物治疗的患者获得了肿瘤生长更缓慢、肿瘤减小幅度更大、平均生存期更长的效果。在 25% 的受试患者中，其肿瘤都得到了缩小甚至消失。

1998 年，赫赛汀被 FDA 批准用于 HER2 过表达型转移性乳腺癌。这一药物被视为一个成功典范，因为它是第一个被批准的直接针对特异分子改变的抗癌药物。在 HER2 阳性乳腺癌早期的后续研究显示，赫赛汀与普通化疗药物联合使用可减少疾病的复发。

赫赛汀开启了抗癌的靶向治疗，类似于子弹具有针对性而非大面积的粗暴打击。值得一提的是，整个过程耗时 10 年之久，从 1987 年发现 HER2 致癌基因至 1998 年获得 FDA 批准。

通常，血管再生是一个受产生的分子化学因子（抑制或促进血管生成）紧密调控的过程。某些情况下这些因子是不平衡的，因此一些异常的血管会形成，包括为癌组织供血的血管。乳腺癌像其他很多癌症一样，血管生成是非常丰富的。

在血管再生领域做过很多研究。特别是，研究人员在寻找阻止细胞内触发血管新生的机制，包括阻止这一过程的药物。贝伐珠单抗已被大量用于乳腺癌的临床试验，而研究者仍在寻找最能从此治疗中获益的女性患者群体。

第四章

乳腺癌风险评估

大部分女性都希望了解她们患乳腺癌的风险及如何降低这种风险。而乳腺癌女性患者最常问的问题之一就是她们女儿的患病风险。正确评估女性患乳腺癌的风险在制定临床决策中至关重要。

而实际上，计算乳腺癌的发生风险是非常困难的。似乎每周我们都能看到头条新闻报道最新的乳腺癌风险研究结果，紧接着数月后甚至数周后又会有新的研究给出矛盾的结论。通过整理这些信息我们能够发现哪些是有效的，以及哪些是容易处理的。

现有的乳腺癌风险统计学数据只会增加我们的困扰。也许您曾读过，吃某种食物会增加 20% 的患癌风险，或某种药物会增加 3 倍的患癌风险。风险评估具有不同的计算方式及呈现形式，例如百分比、比率或纯数字。而这些数字的呈现形式可能会影响您对这些发现的反应以及对自身行为的改善。

本章将帮助您了解乳腺癌风险相关信息的意义和如何评估这种风险。风险因素是指任何能增加患病风险的因素。不同肿瘤有不同的风险因素。而乳腺癌最主要的风险因素只是简单的"女性"。年龄也是重要的风险因素——乳腺癌患病风险随年龄增长逐渐增加。

了解乳腺癌患病风险将帮助您制订医疗决策与改善生活方式,它将帮助您避免高估或低估您的患病风险。这些真实的信息使您可以采取适当措施并缓解您对乳腺癌的焦虑。准确的风险评估对于乳腺癌高危女性显得更为重要,对于这些女性,积极的风险监测和降低风险(预防)的措施也需要被认真考虑。

同时,我们需要知道虽然有些医学专业知识提示某些因素会增加女性患乳腺癌的风险,但其导致正常细胞发展为癌细胞的具体机制可能尚不明确。

虽然我们对疾病的了解已大大超过以往,但乳腺癌的发生仍然难以预测。具有一个或几个风险因素并不意味着一定会发生疾病。例如,有些女性有非常严重的风险因素但却从未患乳腺癌,但某些没有任何已知危险因素的女性却患了乳腺癌。

何为风险,如何评估

肿瘤研究者们用不同方式来描述风险,例如绝对风险、相对风险或终身患病风险。当科学家谈到风险,他们指的是一种可能性或可能性的比例,即某种未必发生事情的发生率。

乳腺癌或其他疾病的风险因素是通过在特定女性人群中研究哪些特征或行为会增加或减少其患病风险的概率来确定的。

绝对风险

绝对风险是指某一段时间内乳腺癌发生的概率或可能性数值,这个时间可能为下一年,近 5 年内,50 岁前,70 岁前或整个一生中。

人们常听到的终身患病率就是一种绝对风险的特殊类型。终身患病率是指一个个体在其一生中发生疾病的可能性。

比如,一名美国女性一生(假设从出生至 90 岁)的乳腺癌平均患病率为 12%。另一种说法描述终身患病率为 1/8,也就是说 8 名寿命达 90 岁女性中就会有 1 名女性在一生的某个时刻罹患乳腺癌(见 47 页"女性乳腺癌的发生率与年龄增长")。如果将一生定义为出生到 80 岁,乳腺癌的终身发病率为 10% 或表示为 1/10。

在检验治疗效果及预防策略的研究中,绝对风险是指某种治疗方式能够降低疾病发生率的实际数字,治疗方式包括药物和降低风险的策略等。比如,绝对风险可以被描述为"服用某种药物 5

年的 1000 名女性相比不服用药物的女性，乳腺癌发生多 10 例"。

相对风险

不同于绝对风险，相对风险表示了一种相对值。它代表了通过比较具有某种特征（如吸烟）人群，和不具有这种特征的相似人群中肿瘤发生数量得出的这种风险因素与特定类型肿瘤的关联强度。相对风险也可以表示某位患者应用某种治疗方式或预防手段后，相比其他治疗策略或不治疗，乳腺癌患病风险是升高还是降低。

将两组间的风险差异进行比较，我们将得到一个比值。这个比值就是相对风险。另一种描述相对风险的方式是通过风险百分比的上升或下降。比如，55 岁以后进入更年期女性是 45 岁前进入更年期的女性乳腺癌发病率的 1.5 倍。相对风险 1.5 倍是指她们的患病风险增加了 50%。相对风险 1.0 代表没有风险升高。而相对风险 0.5 是指风险降低了 50%。

快速参考

相对风险一览表

相对风险	上升百分比（%）	风险因素	肿瘤类型
25	2400%	吸烟	肺癌
20	1900%	*BRCA1* 基因突变	乳腺癌
6	500%	雌激素治疗，无孕激素	子宫癌
5 或以上	400% 或以上	小叶原位癌	乳腺癌
		霍奇金病胸部放疗后	乳腺癌
3~4	200%~300%	乳腺癌病史	乳腺癌
3	200%	母亲、姐妹或女儿曾绝经前患乳腺癌	乳腺癌
1.8	80%	母亲或姐妹曾绝经后患乳腺癌	乳腺癌
1.5	50%	绝经后肥胖	乳腺癌
1.25	25%	适当的饮酒、激素替代疗法	乳腺癌
1.0	无	正常	

很多人觉得 50% 是对风险的很大升高，然而实际上并非如此。实际上，相对风险 1.5 仅对应实际风险很小的升高。遗憾的是，并没有简单方法能够将相对风险转变为较好理解的实际风险值。

相对风险值为 1.5 也算得上是众多肿瘤风险因素中最温和的。比如，吸烟会增加肺癌的患病风险。那吸烟者相对非吸烟者相对风险是多少呢？ 25！这意味着吸烟者发生肺癌的风险可能是非吸烟者的 25 倍。将其转化为百分率，风险增加了 2400%。

需要记住的是，当您听说某研究发现患病风险提高了 50% 或 100% 时，要知道 100% 并非是患病风险上升的上限。前述 55 页快速参考中列举了部分肿瘤的相对风险因素。

如何看待风险

大部分关于肿瘤风险及风险因素的信息都来自对大规模明确定义人群的流行病学研究。近 50 年来流行病学家发

相对风险 vs. 绝对风险

很多研究结果最终以相对风险或绝对风险的形式被报道出来，而人们往往对此两者有不同的反应，也常因不知该如何解读研究结果而感到困惑。

相对风险往往比绝对风险更具有警示作用。比如著名的临床试验"妇女健康行动"（women health initiative，WHI），其目标之一就是研究绝经后激素替代治疗（hormone replacement therapy, HRT），即联合雌激素与孕激素治疗的风险与收益。这项研究在其参与者中对很多疾病的发生与发展进行了监测，包括心脏病、乳腺癌和骨质疏松。

2002 年夏天，WHI 的研究者发现联用雌激素及孕激素的风险似乎大于收益，因此停止了此项研究。在一项广泛公布的结果中，研究者表示联合雌激素与孕激素将使乳腺癌风险提高 26%。

这一百分比的提高意味着相对风险值 1.26，即为比较应用雌激素联合孕激素的女性与使用服用安慰剂的女性患乳腺癌风险所得的数值。其绝对风险为 10 000 名应用雌激素联合孕激素的女性中每年多发生乳腺癌 8 例。

对于每一名女性个体，这一副作用的绝对风险值是相当小了。然而，当扩

现了很多会引起肿瘤的主要风险因素，如吸烟可引起肺癌，日光可引起皮肤癌。但业已证明，发现更细微的风险因素更加困难。

随机临床试验，如妇女健康行动（WHI），是优秀研究的代表。WHI 在 16 600 名女性中对比了联合应用 5 年雌激素及孕激素（两种主要雌性激素）治疗与安慰剂的差异。其主要结果如下表所示。对于子宫切除后的绝经后女性，WHI 包括了单用雌激素的试验组，研究对应用 5 年雌激素组与安慰

剂组进行了对比。这项研究结果并没广泛公布，其发现了仅服用雌激素的女性相比服用安慰剂组有更低的乳腺浸润癌患病风险。其乳腺癌相对风险为 0.77（即降低了 23%）。进一步的研究正在进行以解释两实验组乳腺癌风险的差异，主要关注孕激素在其中的作用。

但大规模随机临床试验在研究肿瘤风险因素方面并不总是实用的。此类研究要花费数年或数十年来完成，需要上千名参与者并花费巨大。此外，对于

展到整个女性人群，这一风险就显得相当显著。这也正是为什么此项研究被提前终止。

当您在评估自身乳腺癌风险时，风险值的计算显得很复杂。了解相对风险与绝对风险的差异将对此很有帮助。

妇女健康行动（WHI）发现：联合应用雌激素及孕激素

风险或收益	相对风险	百分率改变(%)	绝对风险 / 每年
心脏病	1.29	上升 29%	10 000 名女性增加 7 例
乳腺癌	1.26	上升 26%	10 000 名女性增加 8 例
中风	1.41	上升 41%	10 000 名女性增加 8 例
血栓	2.11	上升 111%	10 000 名女性增加 18 例
髋关节骨折	0.66	下降 33%	10 000 名女性减少 5 例
结肠癌	0.63	下降 37%	10 000 名女性减少 6 例

数据来自 Rossouw JE, et al. Risks and benefits of estrogen plus progestin in healthy postmenopausal women: principal results from the Women's Health Initiative Randomized Controlled Trial. JAMA, 2002, 288:321-333.

某些风险因素而言,让健康受试者接触可能引起肿瘤的因素(致癌物)是不道德的。

然而,大部分肿瘤危险因素的研究都依赖于观察性研究。在此类研究中,研究者保持随访一组人群很多年而不改变她们的生活也不提供特殊治疗。这将帮助科学家找出哪些人发生了疾病,这些人有哪些共同点及她们与不生病的人群有哪些差异。但观察性研究更易产生偏倚并被认为可信度更低。有时候,两组间的差异会由某些研究者没有意识到的因素所引起。

正因为这些局限性,大部分流行病学家同意单个观察性研究自身并不具有权威性,因而不能仅通过它来得出结论。需要进一步研究来判断这些结果是否准确。尽管媒体往往将新的研究当作独立的研究对待,而不是整个研究计划的一部分。

因此,当我们看到关于风险与风险因素的信息,对这些消息来源和研究的价值要保持一种批判的态度。

风险量化

估计乳腺癌风险对每名女性个体都是困难的,某种程度上是因为大部分乳腺癌发生于没有主要风险因素的女性,除了女性及年龄这两个因素。此外,每个风险因素自身是独立的信息。实际上,

很多风险因素通过共同作用引起乳腺癌,而且很多风险因素可能会相互作用,联合起来进一步提高乳腺癌风险。

为了计算多个可能有累加效应的风险因素共同引起的乳腺癌风险,研究者们开发了基于已收集女性相关数据的计算机风险预测模型。这个模型提供的信息将帮助医生决定哪些女性需要检测可能的乳腺癌相关遗传变异。这个模型可以同时帮助女性和她们的医生制订筛查与降低风险的决策。具备极高乳腺癌风险的女性需要考虑能够降低风险的药物或手术。

目前有多种多样的基于大规模流行病学及临床研究的风险评估模型供我们使用。

Gail 模型

Gail 模型是一种常用的乳腺癌总体风险评估工具,它基于 280 000 名女性超过 7 年的数据。Gail 模型的最初设计是用于对女性进行筛查并找出那些乳腺癌的高危人群,将其入组到化学预防的临床试验中。这一模型能够估计带有某种特定风险因素的女性 5 年内或终身发生浸润性乳腺癌的可能性。

Gail 模型中包含的危险因素如下。

- 目前年龄。
- 月经初潮年龄。
- 首次活产时间。

- 患有乳腺癌的一级亲属（母亲、姐妹和女儿）数目。

- 既往乳腺活检次数。

- 活检是否显示不典型增生（见后述第九章）。

- 人种。

Gail 模型的评估结果以绝对风险百分率的形式呈现，并能够被展示出来。

然而这项评估对女性群体有较好的评估效果（即平均风险值），但对于某位女性个体并不那么准确。实际上，很多研究显示，在评估个人风险方面，Gail 模型仅比运气准一点儿。

就这一点而言，并非只有 Gail 模型有这方面的问题。预测一个个体的癌症风险是非常困难的，因为很多风险因素——包括某些遗传或生活方式与环境因素——通过相互作用对风险产生影响。在这一点，我们不知道这些因素都是什么，它们的权重如何及它们是否存在年龄依赖性。

其他模型

Gail 模型并不怎么强调家族史的特征，比如父方家系中的乳腺癌患病情况，二级亲属中的乳腺癌家族史（姑妈、姨妈、表姐妹、堂姐妹、祖母或外祖母），家系成员患乳腺癌的年龄及卵巢癌家族史。因此，对于具有乳腺癌或卵巢癌家族史的女性，常使用 Claus 模型。

Claus 模型能够计算 10 年内或终身患乳腺癌的可能性。这一模型仅适用于具有至少有 1 名女性亲属患乳腺癌的女性。但这个模型并不将其他与乳腺癌相关的风险因素计算在内，如月经初潮年龄和首次活产时间。

其他风险评估模型也被开发出来用于评估具有乳腺癌遗传易感性的女性，包括 *BRCAPRO*、Tyrer-Cuzick (IBIS) 和 BOADICEA。它们基于女性或其家庭检测到乳腺癌基因 *BRCA1* 和 *BRCA2* 基因突变的可能性来预测乳腺癌风险。这些模型将帮助医生判断患者能否从基因检测中获益。

另一种高风险女性可能用到的风险预测方式是使用应用于某特殊群体或人群的研究数据。比如，不论有无家族史，30% 的 40 岁前患乳腺癌的德国（东欧）犹太女性带有 *BRCA1* 或 *BRCA2* 基因之一的当地常见突变。类似的信息被总结成了流行性表格来预估特定人群中 *BRCA1/2* 基因的突变率。

风险因素

被诊断为乳腺癌的女性常会感到疑惑：“我做了什么？我是如何让我的身体垮下来的？”

其实您应该放下思想包袱，因为几乎不可能因为你做了什么就引起乳腺癌的发生。人们很少发现具有很强作用的乳腺癌风险因素。因此，我们常常无法找出让一名女性患乳腺癌而其他人不患病的原因。并且大部分已知的风险因素，比如性别、年龄、月经史和家族史，是我们无法控制的。

正如之前提到的，简单的"性别女"是乳腺癌最主要的风险因素。尽管男性也有乳腺并且也会患乳腺癌，但这种疾病在女性中比男性要常见 100 倍。这是因为女性比男性有更多的乳腺细胞，而且这些细胞持续暴露在雌激素的生长促进作用下。

年龄也是主要风险因素。75% 的患者被诊断为乳腺癌时超过 50 岁。

家族史

家族史是仅次于性别与年龄因素的乳腺癌风险因素。有 15%~20% 的乳腺癌发生在具有某些乳腺癌家族史的女性，不管是父方还是母方的家族史。

如果你有一个一级亲属——母亲、姐妹或女儿——患有乳腺癌，那你的乳腺癌相对风险几乎是其他人的两倍。更特异的是，亲属被诊断为乳腺癌的年龄也会影响你的患病风险。如果亲属在绝经后被诊断为乳腺癌，那你的相对风险为 1.8，而亲属未绝经就被诊断为乳腺癌对应的相对风险为 3（见前述 55 页"相对风险一览表"）。如果你有一个二级亲属——姑妈、姨妈、表姐妹、堂姐妹、祖母或外祖母——患乳腺癌，那你的相对风险为 1.5。

总的来说，你有越多的一级亲属患乳腺癌就有越高的乳腺癌患病风险。此外，亲属被诊断为乳腺癌时越年轻也会有越高的患病风险。这些关键因素标志着其具有遗传性倾向的可能性。遗传性乳腺癌将在第五章被仔细讨论。

激素及生殖因素

一个多世纪以前，卵巢切除术被报道成为第一个对绝经前转移性乳腺癌的有效治疗方法。然而此后多年，卵巢与雌激素（雌激素与孕激素）的潜在关系才被人们确定。在 20 世纪 60 年代，雌激素受体被发现。雌激素受体在乳腺细胞内与雌激素相互作用并一起与 DNA 结合，开启基因表达与蛋白合成。雌激素受体也在其他组织中被发现，如子宫、骨骼、脑和心脏，它们也是雌激素的靶器官。当雌激素结合雌激素受体，将影响细胞活性。

基础研究的证据表明雌激素在乳腺癌发生过程中起关键作用。在动物实验中，雌激素与孕激素刺激乳腺肿瘤的生长。尽管其明确的因果关系还没被证实。但我们知道一名女性一生中暴露在雌激素的程度越大就有越高风险会患乳腺癌。如果一个绝经前女性切除了双侧卵巢——减少了她雌激素的接触量——

她的乳腺癌患病风险将降低 50%。

很多乳腺癌的风险因素与女性的激素与生育史相关。

月经史

12 岁前开始月经或绝经晚于 50 岁的女性具有显著增高的乳腺癌风险。初潮早于 12 岁的女性比初潮晚于 15 岁的女孩发生乳腺癌风险高 30%（相对风险 1.3）。

在生育期的结束时间方面，绝经年龄超过 55 岁的女性比绝经早的女性乳腺癌风险高 30%~50%。（美国女性绝经平均年龄为 51 岁。）

月经期开始早和绝经晚意味着乳腺有更长时间暴露在雌激素作用下。

怀孕与哺乳

从未怀孕或首次生育年龄大于 30 岁的女性的乳腺癌风险约是 20 岁前生育的女性的两倍。更小的年龄生育能够显著降低乳腺的发病风险，尽管怀孕时间没有进行比较，后者的保护作用也尚未被发现。

一些研究发现母乳喂养能够降低乳腺癌的风险，然而也有一些实验并不支持。一项关于 100 000 名女性的研究证实 12 个月的母乳喂养能够将乳腺癌风险降低 4.3%。这项研究也报道了女性每生育一个孩子乳腺癌风险下降 7%。

更早怀孕和哺乳能够降低乳腺癌风险的原因之一是这些情况会使乳腺细胞进入成熟的最后期。乳腺细胞完全成熟后可能更不容易受影响发展为癌细胞。

口服避孕药的应用

有研究证实服用避孕药的女性有显著增高的乳腺癌发生风险。这种风险会在其停止服避孕药 10 年后降至正常。少数研究也表明具有乳腺癌家族史的女性——本身具有更高的乳腺癌风险——服用避孕药后乳腺癌风险进一步增加。

值得注意的是，尽管一些研究证实早期应用避孕药物引起乳腺癌风险上升，而避孕药的主要成分就是高浓度的雌激素与孕激素。从 20 世纪 60 年代口服避孕药被生产以来，避孕药的激素剂量不断被降低，目前的药物激素剂量已经比原来低了很多。很多关于口服避孕药和乳腺癌风险的研究并未发现风险上升的证据。

尽管口服避孕药与乳腺癌风险的关系在某种程度上仍有争议，但大部分专家认为目前剂型的口服避孕药物并不增加乳腺癌风险。

激素替代治疗

在 20 世纪 70 年代，雌激素和孕激素（黄体酮）被用来帮助女性减轻绝经症状。20 年后，约 40% 的美国绝经后女性应用激素替代治疗（HRT）。这时开始有报道将雌激素使用与乳腺癌风险上升联系在一起。

注释："激素治疗"（hormone therapy）已经被更广泛接受的"激素替代治疗"（hormone replacement therapy，HRT）取代。然而，因为本书同时会包括治疗乳腺癌的激素治疗（内分泌治疗），所以我们选择将绝经后给予激素的疗法称为HRT。

关于HRT与乳腺癌风险最关键的证据来源于一项包含了上千名绝经后女性的临床试验——"妇女健康行动"（women's health initiative，WHI）。试验的参加者被随机分为HRT组和安慰剂组。如果一名女性曾接受子宫切除术，则其仅用雌激素。其他女性接受雌激素联合孕激素的治疗（对于拥有子宫的女性仅引用雌激素曾被报道与子宫肿瘤风险增加相关）。WHI被设计来收集关于预防和降低女性心脏病、骨质疏松和结直肠癌的方法，同时监测激素对乳腺癌的作用。

然而，研究者中途停止联合应用雌激素与孕激素的部分实验，因为他们发现这种治疗方法的风险似乎超过了安全范围的上限。5年间浸润性乳腺癌的风险上升了26%。当这种相对风险被转换为真实的数字，相当于10 000名接受雌激素联合孕激素治疗的女性中每年增加8例乳腺癌。

WHI同时发现接受雌激素联合孕激素两种激素的女性更容易出现异常的乳腺X线结果，这可能与激素增加了乳房密度相关，这一结果仍需要进一步随访与评估。

那绝经后单独应用雌激素如何呢？如果一名女性没有接受子宫切除术，单独使用雌激素会导致其子宫内膜癌风险增加。然而，在我们对雌激素只有坏作用下结论之前，我们要知道高水平雌激素能够使骨骼受益，有些研究显示其能降低阿尔茨海默病（老年痴呆症）的风险。

WHI还比较了单独使用雌激素替代治疗组与安慰剂组，并发现了单独使用雌激素组的乳腺癌风险有轻度下降。

环境因素

近年来，很多注意力都集中到某些环境与生活方式可能是乳腺癌的风险因素上，包括高脂饮食、饮酒、杀虫剂及输电线等。但不像吸烟与肺癌间存在明确的关联，环境因素与乳腺癌的发生之间并没有太强的证据。

饮食

很多种饮食与乳腺癌风险的关联都被研究过。研究者经过长时间观察发现亚洲国家和发展中国家的乳腺癌发生率要比富裕的西方国家低得多，认为饮食因素可能是造成这种差异的原因。此外，从乳腺癌低发地区移民到乳腺癌高发国家的女性，过一段时间后会具有后来国家同样高的乳腺癌发病率。除了这些有趣的提示，饮食与乳腺癌风险间并没有清晰的关系。研究者得到了矛盾和不确定的结果。

饮食中最引人关注的方面是脂类摄入。大家通常的想法认为高脂饮食会增加乳腺癌的风险。这种想法很大程度上来自于观察到乳腺癌在高脂饮食的国家发病率最高。但良好对照的研究对比了饮食摄入脂类与乳腺癌的发生率，并发现两者没有显著关联。然而也有些科学家认为摄入脂类的变化范围不够大，不足以发现乳腺癌风险的可能变化。

体重

超重或肥胖会使绝经后女性乳腺癌风险增加 50%。对于绝经前女性，肥胖实际上与乳腺癌风险适度降低有关，但绝经前肥胖往往导致绝经后仍肥胖，超重在任何年龄都被看作乳腺癌的高危因素。

尽管卵巢主要产生雌激素，但脂肪组织能将其他激素（比如肾上腺产生的激素）转化为雌激素。因此，拥有更多的脂肪组织将增加雌激素水平和乳腺癌风险。肥胖也会引起胰岛素和胰岛素样生长因子（insulin-like growth factors）水平上升，后两者也与乳腺癌风险上升相关。

体育锻炼

体育锻炼如何影响乳腺癌是一个相对较新的研究领域。很多研究提示低水平的身体锻炼——久坐的生活方式——可能会增加乳腺癌风险。很多证据显示年轻时努力锻炼将会产生终身抗乳腺癌的保护作用，并且成年人适度的身体锻炼与乳腺癌低风险相关。

锻炼可能会影响雌激素与孕激素的水平。它也可能通过保持健康的体重和生活方式来降低乳腺癌风险。对绝经后女性，更少的脂肪意味着更低水平的雌激素。体育锻炼同时能增加体内的天然免疫功能，后者能够帮助我们对抗肿瘤。

饮酒

大量实验一致并清楚地证实饮用酒精类饮料会增加女性患乳腺癌的风险，并且喝的越多风险越高。

与不饮酒的女性相比，每天喝 1 杯酒的女性乳腺癌风险仅有非常小的上升，但当女性每天喝 3 杯以上的酒，她的患病风险就变为了 1.5 倍。当一名女性每天多喝 1 杯酒，她患乳腺癌的风险就比不饮酒的女性增加 7%~9%。这种风险对于喝红酒、啤酒或其他烈酒都是一样的。

少量饮用含酒精饮料——每天少于1 杯——不会显著影响患乳腺癌的风险。如果你喝酒，请注意节制。

放射线暴露

曾在儿童或青年时接受胸壁部位放射治疗的女性在此后具有增高的乳腺癌

患病风险。比如，一名接受过胸部淋巴结放疗的霍奇金病女性患者，特别是如果她当时不到 30 岁，她此后患乳腺癌的风险是其他人的 5 倍。放射线会杀伤正常细胞，增加其癌变风险。然而，您平时偶尔检查时（如乳腺 X 线或胸部 X 线）接触的放射线剂量不会造成乳腺癌风险的显著上升。

杀虫剂和环境污染

很多人担心杀虫剂、危险化学品及食物、饮用水和空气中污染的潜在致癌作用。

与普通大众一样，肿瘤学家也一直对可能影响乳腺癌发生的未知环境因素非常感兴趣。在这方面，很大一批研究已经完成，更多的研究仍在进行中。然而，除了放射线暴露外，并没有环境因素与乳腺癌发生有明确的关联。

职业暴露

暴露于危险的物质导致的肿瘤仅占全部肿瘤的极小一部分。直接的、频繁的、大剂量的暴露于类似苯、苯乙烯、溶剂、染料、放射性同位素、化肥和杀虫剂可能会增加患癌风险。

大部分关于职业暴露和乳腺癌风险的证据其实是不确定的。尽管乳腺癌发病率在某些职业中较高，但这种发病率升高也可能与其更晚生育或不生育相关，而不是与这个职业相关。

乳腺癌病史

曾患有乳腺癌的女性具有更高的再次患乳腺癌的风险，她另一侧乳房的乳腺癌发生风险是正常情况的 3~4 倍。这里说的是再次患乳腺癌，而不是原来乳腺癌的复发。

这种风险在具有乳腺癌家族史和首次被诊断乳腺癌时小于 40 岁的女性中增加得更为明显。

良性乳腺疾病

美国每年约有 150 万女性接受乳腺活检来评估可疑病灶。超过 75% 的活检结果是良性的。这些女性患的就是常说的良性乳腺疾病。

然而，良性乳腺活检中的某些改变与乳腺癌风险增加相关。如果活检显示细胞沿着乳腺导管或小叶过度生长（上皮增生），特别是细胞形态异常（不典型），那也提示乳腺癌患病风险增加。

增生

上皮增生包括细胞沿着乳腺导管过度生长（导管增生）和沿着乳腺小叶过度生长（小叶增生）。根据显微镜下细胞形态不同，增生可以分为普通的（典型）或不典型的。在普通增生中，正常细胞数量增加但排布正常。在不典型增生中，细胞不仅数量增加还具有某些异常的特征（见后述第九章）。

5 类物品并不会增加您的乳腺癌风险

很多关于乳腺癌危险因素的错误观念、谣言和未被证实的理论四处流传。以下因素并没被证实对乳腺癌风险造成显著影响。

1. 止汗剂

有人认为腋下止汗剂会干扰淋巴循环并引起乳腺毒素增加从而引起乳腺癌。很多彻底的研究并没有发现应用止汗剂会引起乳腺癌风险升高。

2. 文胸

类似有人称止汗剂导致乳腺癌，有些人认为文胸也会阻断淋巴循环，但这并没有科学依据。

3. 咖啡

根据报道，具有良性乳腺肿物的女性不喝咖啡后会感觉症状减轻，有些研究者推测咖啡可能是乳腺癌的风险因素。但研究显示饮用咖啡或茶与乳腺癌的风险上升并无关联。

4. 丰满乳房

乳房丰满的女性与乳房小的女性具有相同的乳腺癌发生风险。前者并不会更容易发生乳腺癌。

5. 乳房假体

很多研究证实乳房假体并不会增加乳腺癌的风险。

具有普通增生的女性具有更高的乳腺癌风险，高达不伴普通增生女性的 2 倍。对于具有不典型增生的女性，乳腺癌风险的提高更加显著，为正常女性的 4~5 倍。更多信息见第九章。

小叶原位癌

小叶原位癌（lobular carcinoma in situ，LCIS）是指乳腺小叶中出现异常形态的细胞。这些细胞仍被局限在小叶的膜内而没有扩散到乳腺组织。小叶原位

谣言 vs. 事实

谣言：吸烟并不会影响患乳腺癌的风险。

事实：曾有一段时间研究者并不认为吸烟对女性乳腺癌风险有影响。说来奇怪，他们甚至以为吸烟会降低乳腺癌风险。但最近涉及更多人群、更仔细进行的研究结果与其正相反——吸烟确实会使乳腺癌风险上升。目前，这种升高还显得比较轻微，风险约提高 25%。

研究也提示女性越早开始吸烟、吸烟时间越长、吸烟越多，患乳腺癌的风险越大。此外，女性停止吸烟 20 年后乳腺癌风险仍高于正常。近期研究还提示，暴露于大量二手烟也会使乳腺癌患病风险上升。

癌并不常见，常因为其他原因行活检时的意外发现。

研究提示具有小叶原位癌的女性此后有超过 5 倍的风险更易发生浸润性乳腺癌。浸润性乳腺癌可以发生在任何一侧乳房。

女性被诊断为小叶原位癌时年龄更小，患乳腺癌的风险越会进一步提高。关于 LCIS 的更多信息见第九章。

乳房密度

当乳房具有更多的腺体和结缔组织（致密组织）及更少的脂肪（疏松组织）时，其在乳腺 X 线片上显得更致密。乳房密度是明确的乳腺癌危险因素。其风险随着乳房密度的增加逐渐升高。乳房密度大于 75% 的女性具有增加将近 5 倍的风险。除了风险增加外，致密的乳房组织通过乳腺 X 线更难评估。

第五章

遗传性乳腺癌

早 在古罗马时代，乳腺癌就被认识到具有家族聚集性。在 19 世纪中期，一位著名的法国外科医生描述了他自己家族中多发的乳腺癌病例。

进入现代社会后，两个重要进步使得这个家族性乳腺癌的世纪谜题得到解释。其一是在 20 世纪后半叶，乳腺癌的家族史和相关家系成员的血液样本被认真收集。其二是基因技术的发展使得我们能够研究这些乳腺癌家系。这些都发生在过去的 25 年内，将来还会取得越来越多的进展。

作为本章的开始，我们要知道，正确区分乳腺癌家族史（如有一两个亲属患乳腺癌）和明确的遗传性肿瘤模式是很重要的。在接下来的内容里，我们将详细地讨论这两者的区别。在您更好地理解乳腺癌的遗传及遗传检测如何进行后，您将能够更好地阅读关于如何降低乳腺癌风险的方法，也就是我们第六章将要讲解的内容。

乳腺癌会遗传吗

当一名女性被诊断为乳腺癌，她的医生要判断

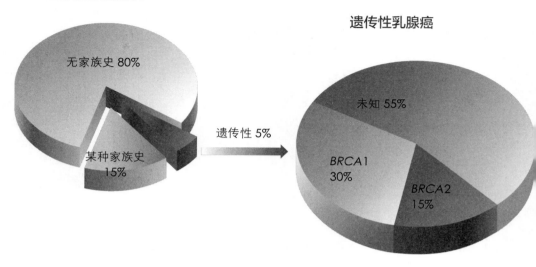

全部乳腺癌病例

无家族史 80%

某种家族史 15%

遗传性 5%

遗传性乳腺癌

未知 55%

BRCA1 30%

BRCA2 15%

的第一件事就是她是否属于遗传性乳腺癌。也就是说，她的肿瘤是不是家族遗传的异常基因造成的。

收集详细的家族病史信息是发现潜在遗传性肿瘤的第一步。提示遗传性乳腺癌的信息包括以下几点。

• 母方或父方家系中有亲属患乳腺癌。

• 一方家系中有多名女性被诊断为乳腺癌（很少见父母双方均为乳腺癌家系）。

• 女性年轻时被诊断为乳腺癌（小于50岁）。

• 家系中有亲属患有卵巢癌。

• 家系中有男性亲属患乳腺癌。

• 家系中有女性亲属同时患乳腺癌与卵巢癌。

• 德系犹太人后裔。

非遗传性乳腺癌

仅凭一名女性有 1~2 名亲属患乳腺癌并不能说明她家族中有巨大的遗传问题。对大多数具有乳腺癌家族史的女性中，并没有一个特异性遗传基因导致肿瘤的发生。相反，很多会增加乳腺癌的风险因素可能在其中起作用。

乳腺癌在某些家族中更容易发生可能是因为她们有共同的生育与生活方式危险因素。对这些女性，她们患乳腺癌的风险要比具有乳腺癌相关遗传突变的女性低很多。对于一名仅有母亲或姐妹患乳腺癌，而其他亲属均没有患乳腺癌，也没有被发现有相关基因突变的女性，那她到 70 岁前发生乳腺癌的可能性为 7%~18%。乳腺癌的患病风险随着患乳腺癌亲属的数量增多而增高，但仍低于那些携带已知基因突变的女性。

遗传性乳腺癌

有 5%~10% 的乳腺癌被认为是遗传性的——因遗传了某一基因上的变异（突变）导致的。很多此类基因被发现，称为肿瘤易感基因。

第一个被发现的遗传性乳腺癌基因是乳腺癌 1 号基因（breast cancer gene 1，*BRCA1*）和乳腺癌 2 号基因（breast cancer gene 2，*BRCA2*）。这两个基因的缺陷加在一起能解释约 45% 的遗传性乳腺癌，占总体乳腺癌的 1.5%~3%。

BRCA1

BRCA1 基因（位于 17 号染色体）的缺陷能够解释约 30% 家族聚集性的乳腺癌。同时，它们也能解释大多数乳腺癌和卵巢癌并存家系中的乳腺癌。带有 *BRCA1* 基因突变的女性，在 70 岁前，约有 54% 的可能发生乳腺癌和 39% 的可能发生卵巢癌。

当携带有 *BRCA1* 或 *BRCA2* 基因突变的女性被诊断为乳腺癌，她还会有更高的风险在对侧乳房再次发生乳腺癌。后者的风险水平取决于她首次被诊断为乳腺癌的年龄，随着年龄增加风险逐渐降低。当一名女性在 40 岁前发生乳腺癌，那接下来的 25 年内她另一侧乳腺癌发生率约为 60%。

BRCA1 基因缺陷还可能与输卵管癌和原发性腹膜癌的风险增加有关（更多信息和如何应对参见第十七章）。携带有 *BRCA1* 基因突变的男性，其前列腺癌患病风险会增加 3 倍。

BRCA2

BRCA2 基因（位于 13 号染色体）的突变能够解释约 15% 遗传性乳腺癌。携带 *BRCA2* 基因突变的女性，在 70 岁前，约有 45% 的可能发生乳腺癌和 16% 的可能发生卵巢癌。

BRCA2 基因突变还可能与其他很多肿瘤的风险增加有关，包括前列腺癌、胰腺癌、膀胱癌、胃癌及皮肤癌、黑色素瘤。*BRCA2* 基因缺陷的家系成员男性乳腺癌发病率也会增加。

BRCA 基因家族的作用

BRCA1 基因和 *BRCA2* 基因是人类共有的抑癌基因。正常来讲，在细胞内它们调整活性来帮助减少肿瘤发生的风险。*BRCA* 家族基因产生的蛋白能够帮助检测和修复正常细胞分裂过程中发生的 DNA 损伤。当一个 *BRCA* 基因发生了变异（突变），DNA 修复过程就会出现问题，基因缺陷就会被积累下来。这使得异常细胞不断增加，肿瘤得以发生。

BRCA1 基因和 *BRCA2* 基因都是很大的基因，编码巨大的蛋白质。在这两个基因上，有超过 1500 种不同的突变被

基因研究

很多年来，研究者都知道具有严重乳腺癌家族史的女性比那些没有家族史的女性有更高的患乳腺癌风险。在 1994 年，他们发现了第一个与遗传性乳腺癌明确相关的基因——乳腺癌 1 号基因（breast cancer gene 1，*BRCA1*）。

寻找能导致乳腺癌的基因从研究乳腺癌多发的家系入手。通过研究这些家系，研究者发现乳腺癌在家系成员中的遗传模式，即常染色体显性遗传（见后述 72 页"缺陷基因的遗传"）。

科技的进步使得我们能够分析DNA。研究开始寻找具有家族史的乳腺癌患者实际的突变基因。在 20 世纪 90 年代，一组科学家发现了家系中的早发乳腺癌与 17 号染色体某个区域的关联。研究者将这一区域称为 *BRCA1*。4 年后，这个区域被缩小到发现突变的特定基因。这个发现使得 *BRCA1* 基因突变检测得以发展。第一个商业化的 *BRCA1* 基因突变检测在 1996 年实现。

BRCA2 基因在 1995 年被发现位于 13 号染色体。

BRCA1 的发现

1. 研究家系 ➡ 2. 分析 DNA ➡ 3. 确定染色体 ➡ 定位区域 ➡ 定位基因 ➡ 发现 *BRCA1*

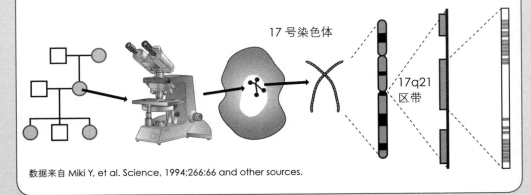

17 号染色体

17q21 区带

数据来自 Miki Y, et al. Science, 1994;266:66 and other sources.

报道。比如，在德系犹太人中发现的一个突变是基因的 6000 个碱基中发生了 2 个碱基的缺失，这个小小的缺失导致了乳腺癌易感性的提高。能导致蛋白质缺失或无功能的突变均与乳腺癌患病风险增加有关。

BRCA1 基因缺陷导致的乳腺癌具有更高的肿瘤侵袭性——肿瘤细胞异形性更高（高级别），并且常为雌激素受体阴性。其治疗将在第八章讲解。*BRCA1* 基因相关性乳腺癌更可能为雌激素受体阳性，与非遗传性乳腺癌类似。雌激素受体状态是用来确定乳腺癌治疗最佳方式的诸多因素之一。

果壳里的 *BRCA*

在 *BRCA1* 基因和 *BRCA2* 基因被发现之前，具有严重乳腺癌家族史的女性往往被认为是遗传突变的携带者，但并没有方法对其进行检测。依赖于基因测序与检测技术的发展，很多女性能够检测其基因突变，并根据结果制订医疗决策。

值得一提的是，并不是 *BRCA1* 基因和 *BRCA2* 基因突变存在的家系中每一个成员都会遗传到这些突变。这也是为什么遗传检测对其会有帮助。仅有检测到已知基因突变的家系成员患乳腺癌风险会增加。对于那些没有携带突变的女性，她们的患病风险并不高于女性的正常水平，她们也不会将突变遗传给自己的孩子。

重要的是，*BRCA1* 基因和 *BRCA2* 基因仅能够解释一部分的遗传性乳腺癌（参考前述"遗传性乳腺癌"图）。研究者仍在研究其他乳腺癌易感基因。在本章的后面部分能看到更多关于基因检测的内容。

遗传突变的遗传

BRCA1 基因和 *BRCA2* 基因突变以常染色体显性遗传的方式进行遗传。也就是说，一名患者的父亲或母亲的两个等位基因具有一个正常的拷贝和一个异常的拷贝。其中一个拷贝会传递给子女。因此，每个孩子有 50% 的概率会遗传到这个基因突变。

因为男性和女性均有 17 号和 13 号染色体，基因突变可以来自父方或母方。而父方的家族史经常被忽略。携带有乳腺癌相关基因突变会使患病风险显著提高，但并非一定发病。有些携带有 *BRCA1* 基因或 *BRCA2* 基因突变的女性肿瘤早发、多发，也有的携带突变的女性很晚发生肿瘤或根本不会患肿瘤。

BRCA1 基因或 *BRCA2* 基因突变携带者的肿瘤易感性的差异有很多解释。首先，基因突变发生在基因的不同位置会导致不同的患病风险。其次，其他风险因素，如女性的生育因素，也可能影响到基因突变相关的乳腺癌风险。生活

缺陷基因的遗传

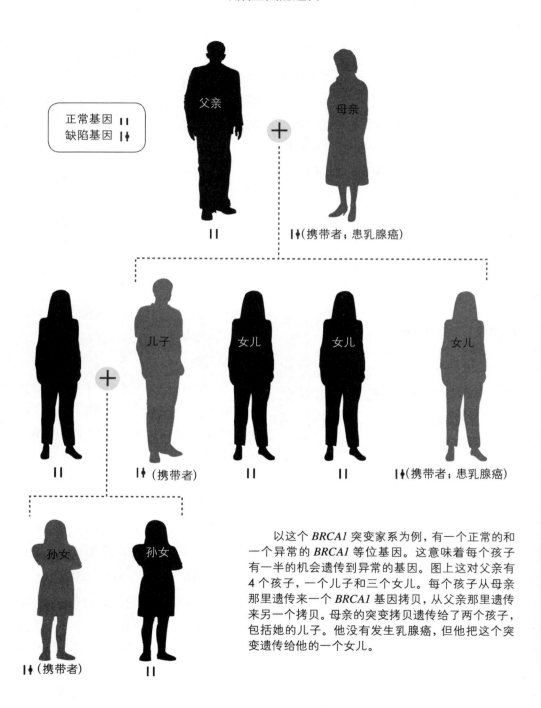

以这个 *BRCA1* 突变家系为例，有一个正常的和一个异常的 *BRCA1* 等位基因。这意味着每个孩子有一半的机会遗传到异常的基因。图上这对父亲有 4 个孩子，一个儿子和三个女儿。每个孩子从母亲那里遗传来一个 *BRCA1* 基因拷贝，从父亲那里遗传来另一个拷贝。母亲的突变拷贝遗传给了两个孩子，包括她的儿子。他没有发生乳腺癌，但他把这个突变遗传给他的一个女儿。

方式因素也会影响遗传易感性,并且其他基因会与 *BRCA* 基因相互作用来改变个体的患病风险。

遗传咨询与检测

被认为具有高风险携带乳腺癌相关遗传基因突变的女性常向遗传学家寻求肿瘤风险评估。遗传学家是基因与遗传专业的医学专家。遗传评估包括遗传咨询和检测两部分。

对于乳腺癌和其他女性肿瘤(例如,卵巢癌),基因检测包括某些特定的基因,一般是指 *BRCA1* 基因和 *BRCA2* 基因。基因检测可以帮助我们判断是否存在遗传突变增加您的患癌风险。此外,它还能让您了解您在一生中患某种病的可能性。

基因检测作为一种重要工具,能够帮助医生计算患乳腺癌的风险。但要知道,它只是乳腺癌风险综合评估方案的一个组成部分,并不能代表全部风险。

谁应该做遗传检测

医生一般仅会建议那些具有乳腺癌家族史、可能携带 *BRCA1* 基因或 *BRCA2* 基因突变的女性进行基因检测。

推荐的基因检测是从家族中的乳腺癌或卵巢癌患者开始,因为这些患者最

估算 *BRCA* 基因突变携带者患乳腺癌风险

年龄	*BRCA1* 突变携带者	*BRCA2* 突变携带者
30	1.8%	1%
40	12%	7.5%
50	29%	21%
60	44%	35%
70	54%	45%

这个表格显示一个 20 岁的 *BRCA* 基因突变女性携带者在不同年龄前发生乳腺癌的可能性。比如,100 名 *BRCA1* 基因突变女性携带者中会有 54 名在 70 岁前发生乳腺癌

估算 *BRCA* 基因突变携带者患卵巢癌风险

年龄	*BRCA1* 突变携带者	*BRCA2* 突变携带者
30	1%	0.2%
40	3.2%	0.7%
50	9.5%	2.6%
60	23%	7.5%
70	39%	16%

这个表格显示一个 20 岁的 *BRCA* 基因突变女性携带者在不同年龄前发生卵巢癌的可能性。比如,100 名 *BRCA1* 基因突变女性携带者中会有 39 名在 70 岁前发生卵巢癌

数据来自 Sining Chen and Giovanni Parmigiani, Meta-Analysis of *BRCA1* and *BRCA2* Penetrance. Journal of Clinical Oncology, 2007;25:1329.

有可能携带基因突变。如果这些患者检测到基因突变，那家系中的其他成员就可以检测同一突变位点。

被发现携带有相同突变的家系成员就是我们所说的乳腺癌风险增加的突变携带者。而基因检测阴性的家系成员具有与正常人群相同水平的乳腺癌风险。

如果无法对已经患乳腺癌或卵巢癌的家系成员进行基因检测，那我们可以检测没有患病的成员。如果检测发现

了一个会增加乳腺癌风险的已知突变，那这个人也是患病风险增加的突变携带者。

如果没发现突变，可能有很多解释。 可能家系中确实有 BRCA1 基因或 BRCA2 基因的突变，但恰好接受检测的人都不是携带者，因而没检测到。另一种解释是这个家系中确实没有 BRCA1 基因和 BRCA2 基因的突变，而是有其他乳腺癌相关基因的突变（被称为 BRCA

画出你的家族史

为了判断你是否具有乳腺癌的遗传风险，你的医生可能会画出你的家系图。家系图能够表示你的家族谱系和哪些家族成员在什么年龄患有何种肿瘤。如下图所示的家系图能够揭示乳腺癌、卵巢癌或其他肿瘤的遗传模式。

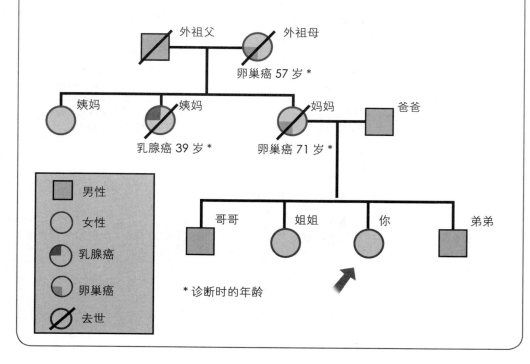

要问的问题：

当你就诊于遗传咨询师，你可能会有很多问题。你可以随便咨询你关心的所有问题，包括：

• 我在哪里可以做基因检测？

• 基因检测费用是多少？

• 保险能够报销基因检测费用吗？

• 我何时能拿到检测结果？

• 除了我，还有谁会知道我的检测结果，这是否会影响我获得保险？

• 我的全家人，包括我的孩子，是否都应该进行基因检测？

• 这些信息可能会对我和家里的关系造成什么影响？

• 如果我的检测结果是阳性的，我还能做什么？

阴性家系），而这些基因我们还不能进行检测。这种情况下，检测的人可能是携带者，也可能不是。

很明显，不同情况下乳腺癌的患病风险是不同的，因此基因检测结束后咨询遗传咨询师是非常重要的。

BRCA 阴性家系

在很多具有遗传性乳腺癌的家系中，*BRCA1* 基因和 *BRCA2* 基因检测结果提示阴性（未发现突变）。在这些家系中，可能存在某个基因造成的肿瘤发生，但我们还不能找出这个基因。这种情况下，发生肿瘤的女性被认为是这种基因突变的携带者。未发生乳腺癌的家庭成员不能确定是不是突变携带者。

在超过 50% 的遗传性乳腺癌家系中，其中起作用的基因是未知的（见前述"遗传性乳腺癌"图）。这一章将着重

介绍一个 *BRCA* 阴性家系的例子（见后述"一个家庭的故事"）。

即使 *BRCA1* 基因和 *BRCA2* 基因检测结果为阴性，遗传咨询也是有意义的。随着遗传技术的进步，越来越多的乳腺癌相关基因及其检测方法被发现。同时遗传咨询师还能帮助您找出降低乳腺癌风险的办法。

遗传咨询包括哪些内容

得知你可能是基因突变携带者并面临癌症风险增加会带来风险、获益及心理的影响，为了让你更好地理解这一切，一般会推荐你遗传咨询。咨询团队一般包括遗传咨询师、护士、医生、心理学家和社会义工。

遗传咨询的主要议题是你携带 *BRCA1* 基因和 *BRCA2* 基因突变的可能

性，如 76 页所示。这种可能性估计主要根据每个人的肿瘤家族史（下页表头所示）和自身的肿瘤病史（下页表左侧列）。比如，在表格中，贝丝曾被诊断为卵巢癌。她没有卵巢癌的家族史，但她的堂（表）妹在 45 岁时被诊断为乳腺癌。参考表格，这些综合因素使得贝丝携带有 *BRCA1* 基因或 *BRCA2* 基因突变的可能性为 14.3%。同时，贝丝的姐妹卡萝尔没有患癌，她携带基因突变的机会仅有

2.6%。

你能从这些表格看出，某些情况使得某人携带基因突变的机会显著升高，如家族成员中有卵巢癌患者。此表格适用于非德系犹太人群。因为 *BRCA1* 基因和 *BRCA2* 基因突变在德系犹太后裔中更常见，因此需要一个独立的表格（见 77 页表格）。同样的，这个表格显示了一个人携带 *BRCA1* 基因和 *BRCA2* 基因突变的可能性，根据他（她）的肿瘤家族

估算携带 *BRCA1* 基因和 *BRCA2* 基因突变的可能性（非德系犹太人群）

个人史	家族史					
	没有亲属患卵巢癌和 50 岁前患乳腺癌	有一位亲属 50 岁前患乳腺癌，没有亲属患卵巢癌	不止一位亲属 50 岁前患乳腺癌，没有亲属患卵巢癌	有一位亲属患卵巢癌，没有亲属 50 岁前患乳腺癌	有一位亲属患卵巢癌，没有亲属 50 岁前患乳腺癌	有亲属患卵巢癌，也有亲属 50 岁前患乳腺癌
从未患乳腺癌或卵巢癌	1.5%	2.6%（卡萝尔）	5.6%	3.0%	5.3%	7.2%
50 岁或以后患乳腺癌	2.2%	3.8%	8.0%	4.9%	9.5%	10.6%
50 岁前患乳腺癌	4.7%	10.4%	21.2%	10.3%	21.9%	26.6%
男性乳腺癌	6.9%	17.4%	36.6%	15.9%	33.3%	28.3%
曾患卵巢癌，但未患乳腺癌	7.7%	14.3%（贝丝）	27.4%	14.7%	22.7%	34.4%
曾患卵巢癌，50 岁或以后患乳腺癌	12.1%	23.6%	50.0%	23.6%	44.2%	39.4%
曾患卵巢癌，50 岁前患乳腺癌	26.3%	40.0%	64.5%	41.2%	45.5%	57.4%

改编自 *BRCA1* and *BRCA2* Prevalence Tables. Myriad Genetic Laboratories, Inc.

史和肿瘤病史。请注意，表格中的数据仅仅是对风险的估计，而并不代表一定发生。

遗传咨询中涉及的其他问题包括：

- 基因检测的局限性、风险与收益。
- 您对风险的看法和检测的意愿。
- 关于基因、遗传和风险的知识。
- 基因检测的过程。
- 筛查与预防方法。

- 隐私和保密问题。
- 遗传检测带来的心理和情绪影响。

遗传检测会花费多少

对于很多女性，基因检测的费用是其关心的主要问题。而不同情况下，费用是不同的。对于家系中首先进行检测的女性，这个检测目前的费用为 3500 美元。这是因为 *BRCA1* 和 *BRCA2* 都是很

估算携带 *BRCA1* 基因和 *BRCA2* 基因突变的可能性（德系犹太人群）

个人史	家族史					
	没有亲属患卵巢癌和 50 岁前患乳腺癌	有一位亲属 50 岁前患乳腺癌，没有亲属患卵巢癌	不止一位亲属 50 岁前患乳腺癌，没有亲属患卵巢癌	有一位亲属患卵巢癌，没有亲属 50 岁前患乳腺癌	有一位亲属患卵巢癌，没有亲属 50 岁前患乳腺癌	有亲属患卵巢癌，也有亲属 50 岁前患乳腺癌
从未患乳腺癌或卵巢癌	8.2%	13.0%	16.4%	12.7%	22.3%	22.9%
50 岁或以后患乳腺癌	3.3%	7.1%	10.8%	13.2%	13.6%	16.7%
50 岁前患乳腺癌	7.9%	17.5%	26.9%	18.1%	20.0%	33.0%
男性乳腺癌	13.5%	26.8%	46.2%	21.1%	66.7%	55.6%
曾患卵巢癌，但未患乳腺癌	16.2%	26.4%	47.4%	26.2%	57.1%	57.8%
曾患卵巢癌，50 岁或以后患乳腺癌	20.5%	18.2%	30.0%	31.3%	100.0%	55.6%
曾患卵巢癌，50 岁前患乳腺癌	42.1%	63.2%	85.7%	62.5%	100.0%	36.4%

改编自 *BRCA1* and *BRCA2* Prevalence Tables. Myriad Genetic Laboratories, Inc.

当基因检测结果不确定时

当 *BRCA1* 基因和 *BRCA2* 基因检测完成后，您不一定都能得到一个确定的答案。有时，在基因上能够发现一个突变但科学家并无法判断这个突变是否会引起表达出的蛋白质发生缺陷。

要知道，我们每个人的基因在分子构成上有细微的差异。然而，这些微小的差异并不会影响这些基因表达出的蛋白质的功能——这些蛋白质仍然能够正常工作。

介于这些无害的细微差异和已知超过 1500 种基因突变之间，存在着基因改变的灰区，我们称为意义未明的突变（variants of uncertain significance, VUS）。有 5%~20% 的情况，*BRCA1* 基因和 *BRCA2* 基因检测会产生意义未明的结果。这意味着实验室不能分辨这些突变是否具有致病性。

对于这个复杂的问题，遗传咨询显得非常有用，部分原因是当人们拿到这种结果会陷入迷惑和困扰。当我们接收到意义未明的结果时应与遗传学家保持联系，当相关研究完成，这个突变的意义可能就会被重新分类为有害或无害。

大的基因，而且突变会发生在整个基因的任何位置。当一名女性检测结果为阳性并发现了一个特定的突变，那她的亲属仅需要检测这个特定位点，这个费用就更低，一般需要 500 美元。家系其他成员检测费用更低的原因是遗传学家知道了具体在哪里检测这个突变。

对于德系犹太女性，最初的检测筛查 3 个该人群最常见的基因突变位点，这 3 个位点造成了她们 80%~90% 的遗传性乳腺癌和卵巢癌。这个最初的检测费用约 600 美元。这个检测结果为阴性的女性可能需要选择更全面的基因检测。

很多保险计划能覆盖或部分覆盖这项检测。但也有的健康计划中并不包括，而且很多女性并不希望她们的保险公司知道他们进行过检测。很多女性担心基因检测可能会引起保险歧视，少数的这种情况确实发生过。你可以与你的医生或保险公司沟通来了解你该如何选择。

做出决策

是否进行基因检测是一个人自己的选择。很多女性选择了解自己的风险状态，即是否存在基因突变，并因此感到解脱，因为这些信息使她们获得掌控感。她们相信得到的这些信息将帮助她们制订正确的决策。其他女性会担心保险公司、工作和花费等因素。对于大部分女性，基因检测这件事会带来情绪改变，这也是为什么说遗传咨询非常重要的原因。

接下来介绍的是当你面对阳性或阴性检测结果时需要考虑的一些因素。当你决定接受基因检测，医疗机构将为你选择和制订合适的检测，并抽取血液样本。这项检测是单纯的血液检测，一般需要 3~4 周后即可取得结果。之后遗传咨询团队将与你面对面就检测结果进行讨论。

遗传检测结果阳性

当检测结果提示 *BRCA* 基因突变，了解到检测结果后你可能会经历一系列的反应。

• **终于了解自己患病风险状态而感到解脱**。现在你知道你面对的问题，你可以付出努力采取降低风险的办法，如行预防性手术或药物治疗。

• **为发生癌症感到焦虑**。在本章，我们估算了 *BRCA1* 基因和 *BRCA2* 基因突变携带者发生乳腺癌和卵巢癌的风险。虽然这仅是估算，但知道你有增高的风险会感到焦虑。遗传咨询师或医生将帮你

理解这些数字和你的选择。

• **家庭关系紧张**。你的一些亲属可能不希望知道家系中发现了基因突变。但亲近的亲属间很难保守这个秘密。应当自己思考是否及如何将这个检测结果与你的亲属分享。

• **因将基因突变遗传给孩子而感到内疚**。得知了你的基因情况后，你可能会害怕你的孩子也遗传到这个基因突变。

• **担心健康保险歧视**。在美国，2008 年联邦遗传信息反歧视法案保护进行遗传检测的个体。它禁止保险公司因基因检测信息取消保险或提高保险金额。这项法令也保护了雇佣的歧视。

遗传检测结果阴性

对于 *BRCA1* 或 *BRCA2* 基因突变的家系中，基因检测阴性的女性，可能会有如下反应。

• **因自己没有患癌风险增加而感到解脱**。当你的家庭中有一个已知的突变，而你不具备这个突变，你可能会因你的乳腺癌患病风险并不高于正常人群感到松了口气。

• **"幸存者"样的内疚感**。检测结果为 *BRCA* 阴性可能会产生一种内疚感，特别是当你的亲属检测得到阳性结果时。

一个家庭的故事

这里是一个遗传性乳腺癌家庭几个月里发生的故事。

当珍妮特在每月一次的乳腺自检中发现她左乳的 1 个"酒窝"时，她就知道那是肿瘤，而且她没有理由去怀疑这一点。珍妮特年仅 38 岁，身体健康并时常跑步。她不吸烟、不喝酒也不知道自己有任何乳腺癌的家族史——因为她的母亲是领养的，所以母方的家族史是未知的。

作为一名内科医生，珍妮特仅知道酒窝征是乳腺癌的常见表现，而且她曾在给最小的儿子哺乳时感到轻微的疼痛，她以前一直忽视这些事。但她不知道的是，在 11 月的某一天她的发现如何深刻地改变了她自己及其他四名女性的生活。

吉尔（左）和珍妮特（右）继续着她们的癌症治疗

珍妮特马上去找到她的医生。乳腺 X 线和其他检查证实她害怕的事情确实发生了。的确是癌症。在等待最终检查结果时，她坐在丈夫的膝盖上哭了，担心她的小儿子没有她该如何生活。"我以为我已经到了最坏的情况，也就是 IV 期癌症。"

幸运的是，癌症仅处于 II 期。珍妮特接受了左乳切除术，之后又进行了一系列的化疗、放疗和他莫昔芬内分泌治疗。

不出意外，珍妮特的诊断好像晴天霹雳。她生长于一个亲密的家庭，当她宣布这个消息时，她的父母和三个姐妹都非常震惊。她最小的妹妹吉尔从密歇根驱车到明尼苏达州，在珍妮特第一疗程化疗时帮助照顾她的儿子。

在珍妮特的坚持要求下，她的姐妹都各自安排了乳腺 X 线检查。好消息是结果都没有发现问题。似乎松了一口气，但不幸的是这并没有持续太久。

在珍妮特被诊断为乳腺癌不到 6 个月后，吉尔也进入了人生的难关。一个小孩跳向吉尔的怀抱，意外地踢到了她的乳房。这个意外引发了剧烈的疼痛，也让吉尔感到焦虑，为什么这么小的一个意外会引起如此剧烈的疼痛。之后，吉尔在家检查了自己的乳房并发现了一个肿块，那是在她乳腺 X 线检查前就发现的肿块。那时她的医生告诉她那个肿块可能是一个囊肿，不需要为此感到担忧。而且在那之后一段时间，吉尔并没有因为这个乳腺 X 线下的正常发现而感到安心。吉尔因为那个肿物没有消失而且感觉活动性很差而感到不开心。安全起见，她又预约了她的医生。尽管仍认为那是一个囊肿，吉尔的医生还是为她安排了活检来平复她的焦虑。但结果并不使人感到安慰，确实是癌症。

那个夏天，当珍妮特开始她的放射治疗，31 岁的吉尔接受了全乳切除术。吉尔的诊断更加严重。肿瘤接近 8 厘米，而且严重累及淋巴结——那是 III 期的癌症。她将接受比珍妮特更加大剂量的治疗。

珍妮特决定前往密歇根，在吉尔第一程化疗时陪伴她。虽然放疗已使她非常疲惫，但珍妮特还是决定去陪伴吉尔，就像当初吉尔曾陪伴她一样。就在珍妮特准备出发前不久，她的母亲夏洛特打电话来了。"嗨，你现在怎么样？"然而这个电话后来不是在聊家常。夏洛特刚刚接受了乳腺 X 线检查。她之前曾经做过这项检查，但这是她两个最小的女儿患乳腺癌后她第一次接受检查。结果显示"腋窝异常"。她并不知道这是什么意思，但珍妮特知道。她目前腋下肿大的淋巴结很可能是乳腺癌引起的。对于珍妮特，这个消息实在难以接受。"我在电话里对她说，'我现在接受不了再有一个人患癌症了'，吉尔才刚刚在几周前被诊断乳腺癌。"几天后，71 岁的夏洛特接受了手术，切除了已经扩散到腋下淋巴结的乳腺癌肿。

那两个年长的姐姐，朱利安和珍感到她们的乳房好像已经成了定时炸弹。朱利安预约了外科医生讨论预防性切除。尽

管基因检测提示她们家庭中并不携带有 BRCA1 或 BRCA2 基因突变，但可能存在一些遗传基因异常在起作用，而目前技术尚不能将其发现。经过与她保险公司的抗争，46 岁的朱利安最终接受了双侧乳腺的切除与重建。当珍妮特在休息室接到手术室护士传出的新消息时，她感到非常担心。普外科医生还在手术室。"她现在应该做完了，"珍妮特想，"这不是好事。"外科医生随后告诉了珍妮特她早先怀疑的事情。在手术过程中，他们发现了肿瘤。幸运的是，它还处于癌症早期。

一年中，这是第四次癌症以丑恶的嘴脸在这家出现。对于这些女性，她们曾经正常的生活已经成了模糊的回忆。珍妮特回想起 1 个月的一周，她母亲住在医院，她刚刚接受完放射治疗，朱利安刚开始她的化疗，而此时珍因乳腺 X 线检查发现了一个异常肿块而要行乳腺活检。

最终，珍可以松一口气了，她的活检结果是阴性的。但她决定不再等待、不再与时间赌博，她决定接受预防性手术。

经过了漫长而饱受折磨的几个月，信念、家庭及幽默感仍在这些女性中存在，直至今日。"虽然很难，但有时你却需要后退一步，笑一笑。"吉尔说，"如果你不笑着面对它，那你只能永远哭泣了。"

至今，这些女性仍保持无瘤生存。她们将她们的好运气归功于她们的主动性。她们推荐乳腺自检、规律的乳腺 X 线和采取预防措施。

第六章

预防乳腺癌

如何确保你不会患乳腺癌？很遗憾，这个问题还没有定论。现有的研究为人们能够更好的降低患病风险带来了希望，但仍没有方法能保证预防该病。

那什么才是有可能的？对所有女性来说，遵循筛查指南是非常重要的。尽管筛查并不能预防乳腺癌，但是它可以指导早期切除从而增加成功治疗的可能性。更多关于筛查和切除的内容，详见第七章。

像第四章和第五章中讨论的一样，了解你患乳腺癌的风险也是非常重要的，你可以决定采取什么措施，如果可能的话，来降低你的风险。对于一般风险的女性，特定的生活习惯的改变，如限制酒精的摄入和保持健康的体重，都有可能在某种程度上降低其风险。而对于高风险女性，预防乳腺癌的选择可包括预防性药物或预防性手术切除乳腺或卵巢。这些决定是重要而困难的，因此，高风险的女性需要学习所有关于她们的特殊风险及降低这些风险的策略。

本章节主要关注一些生活习惯上的改变（或调整），它们可以降低患乳腺癌的风险，并讨论如果你处于患病高风险时的预防性选择。

生活方式因素

如果你像大多数女性一样希望远离乳腺癌，你需要找到一些你可以做的事，即你生活中可以做出的改变，以降低你患此病的风险。尽管大量研究表明，仅少数生活方式因素与乳腺癌有着密切关联，但做力所能及的事情是好的，大多数生活方式的改变仅降低癌症风险，其中最受关注的是与饮食、酒精及体育锻炼相关的因素。

饮食

在注意到不同人群中患乳腺癌比率的惊人差异之后，研究人员开始研究在乳腺癌的发展过程中饮食的作用。例如，在一些食用较少脂肪并且食用大量豆类食物的远东地区的人群中，乳腺癌并不太常见。然而，在现在的美国女性和这些人的许多差异里，饮食仅仅是其中一项。

研究人员也在探索饮食与遗传因素的相互作用。例如，饮食中的营养物质可保护 DNA 免受破坏，从而协助抑制与癌症相关的异常（变异）基因的发展。一些学者认为在该病遗传易感人群中，将饮食因素与体育运动和控制体重相结合可能延迟或预防乳腺癌的发展。

饮食与乳腺癌风险的研究常被广泛宣传，但是尽管有大量的研究，却缺少此课题的共识。尽管有些饮食因素可以影响癌症风险，但是大多数研究没有发现降低特定食物或饮料的摄入与乳腺癌预防之间明确的关系。

脂肪

关于癌症，可能没有饮食的哪一方面比脂肪得到更多关注了。早期研究表明，高膳食脂肪的摄入与乳腺癌的高风险相关。在 19 世纪 80 年代，公共卫生组织建议人们少摄入脂肪来降低癌症风险。但是，自此之后，大多数研究并没有发现较高的膳食脂肪摄入与乳腺癌风险增高的相关性。

一组研究着眼于 7 项检验膳食脂肪与乳腺癌风险的不同研究的组合的结果。这 7 项研究收集了逾 350 000 名女性的饮食习惯。调查没有发现饮食中的脂肪摄入与乳腺癌的相关性，即对于高脂肪摄入的女性，其乳腺癌风险与低脂饮食的女性是一致的。此项研究总结出，即使极低脂的饮食也不能预防乳腺癌。女性健康倡议也研究了低脂饮食，并没有发现其降低乳腺癌风险。

乳腺癌和膳食脂肪研究中的阴性结果（大部分）可能与以下因素相关：

• 那些显示在不同的国家有着不同乳腺癌发病率的研究不能轻易地将饮食从其他风险因素中分离。

• 研究单一营养素（如脂肪）的影响是很困难的，因为食物中往往含有多种营

脂肪的小秘密

脂肪酸是构建脂肪的分子模块,通常根据脂肪所包含的脂肪酸类型对脂肪进行分类。饱和脂肪酸在动物食品中的浓度更高,如肉类和乳制品。饱和脂肪,例如黄油、全脂牛奶、猪油和起酥油,在室温下是固体。在植物来源的食品中发现了多不饱和脂肪酸,包括红花油、玉米和葵花籽油。多不饱和脂肪在室温下是液体。单不饱和脂肪酸在橄榄油、菜籽油、花生油、鳄梨和大多数坚果中浓度最高,这类脂肪在室温下是液体,但变冷时便开始凝固。

养素。

• 高脂饮食通常是高热量的,它们常常会导致肥胖症,这也是绝经妇女患乳腺癌的危险因素之一。肥胖同时还可以增加雌性激素和其他一些激素的水平,进而影响乳腺癌的发展。

• 饮食对患乳腺癌风险的影响可能有时间依赖性,在儿童和青少年时期,即在乳房发育时期的饮食,可能影响未来几十年患乳腺癌的风险。

• 膳食脂肪对乳腺癌的影响可能取决于所消耗脂肪的类型。几个研究试图确定是否饱和、单不饱和及多不饱和脂肪酸对乳腺癌的发展有不同的影响。一些初步研究表明,富含单不饱和脂肪酸的橄榄油有着适度的保护效果。但其他类型的单不饱和脂肪酸的研究没有发现同样的关系,这表明除脂肪外,橄榄油的好处可能来自其他营养素。

• 这时,专家建议把饱和脂肪更换为橄榄油或其他单不饱和脂肪,以降低患心脏疾病的风险。这样做也可以降低患乳腺癌的风险。

ω-3 和 ω-6 脂肪酸

研究人员已经对两种多不饱和脂肪,ω-3 和 ω-6 脂肪酸与乳腺癌的关系进行了一系列研究。ω-3 脂肪酸存在于冷水鱼中,如鲑鱼、鲭鱼、沙丁鱼、鲱鱼、鲈鱼、鲨鱼、旗鱼和金枪鱼,同时也存在于亚麻籽、核桃和菜籽油中。动物研究显示,大量进食鱼油中的 ω-3 脂肪酸可以减缓乳腺肿瘤的发展和增长。但是大多数人体研究几乎没有发现证据以支持鱼类的高摄入可以降低患乳腺癌的风险。

植物油中含有丰富的 ω-6 脂肪酸。一些研究表明,ω-3 与 ω-6 脂肪酸在饮食中的比率对减少患乳腺癌的风险是十分重要的。在动物研究中显示,较高的 ω-3 与 ω-6 的比率可以减少乳腺肿瘤的数量、大小和减慢生长。一些初步

体重控制和乳腺癌预防

大家对体重和乳腺癌风险之间的关联很少有争论。肥胖与绝经后妇女患乳腺癌的风险增加有关。75%的乳腺癌发生在超过 50 岁的女性身上，这个年龄的妇女往往特别容易发胖。

过量的身体脂肪可以导致更高水平的雌激素，其他激素和生长因子，这些都与患乳腺癌风险增加有关。也有报告指出肥胖可以增加结肠癌、宫颈癌、胆囊癌、食管癌、胰腺癌和肾癌的风险。出于这个原因，美国癌症协会建议，所有的人在一生中都应保持健康的体重。

如果你是一个过了更年期、体重超重的女人，并且不是很热爱运动，健康专家建议你减肥，从而变得更加有活力。这样做不仅可以帮助预防癌症还能提高你的整体健康。

好的减肥计划通常包括饮食结构的改变、运动、行为矫正和持续的医疗监督。如果你需要减肥方面的帮助，请联系你的医生。

的人体研究中发现，较高的 ω-3 与 ω-6 的比率可以使绝经前妇女有较低的患乳腺癌的风险。

乳腺癌幸存者的研究

一项名为妇女健康饮食及生活实验（WHEL）的重要研究，考察了低脂肪和富含蔬菜、水果、纤维的饮食是否可降低乳腺癌复发。该试验比较了两组女性，一组女性遵循这种加强的饮食结构，另一组女性遵循标准营养建议的普通饮食结构。

经过 7 年多的随访，这两组女性复发的概率似乎没有区别。而这些结果对那些正在努力改善她们健康的幸存者是令人失望的，这意味着一个健康的饮食，特别是使体重更健康的饮食，并不能降低患乳腺癌的风险。

维生素和矿物质

已经研究了几种维生素和矿物质在预防乳腺癌方面可能起的作用。它们包括维生素 A、维生素 C、维生素 D 和维生素 E、叶酸（一种 B 族维生素）、异黄酮（大豆中最常见的植物雌激素）及矿物质硒。

维生素 D 对于骨骼健康和机体的一些其他重要功能是必不可少的。它主要通过皮肤暴露在阳光下获得，也可以从一些食品和膳食中获取。一些研究表明，维生素 D 水平低会增加患乳腺癌的风险。为了你的整体健康考虑，通过饮

问与答

问：水果和蔬菜可以预防乳腺癌吗？

答：尽管多吃水果和蔬菜对身体健康有很多好处，但是水果和蔬菜对预防乳腺癌并没有明显的作用。

一些关于蔬菜、水果与乳腺癌风险的一些研究得出了不一致的结论。26 项研究进行的分析报告指出大量食用蔬菜可以降低患乳腺癌风险，大量食用水果可以轻微降低患乳腺癌的风险。然而，8 项以前的研究，研究对象超过 35 万女性，未发现水果和蔬菜的消耗量与乳腺癌风险之间的关联。

但是，吃水果和蔬菜带来许多其他健康益处，包括患糖尿病、肥胖和心脏疾病的风险降低。它可能会降低患其他癌症的风险，例如，肺癌和结肠癌的风险。美国癌症协会建议每天吃 5 份或更多的蔬菜和水果。

食或补充维生素 D 以保持正常的维生素 D 水平是很重要的。

研究还表明，摄入足够的叶酸可预防乳腺癌，尤其是对经常饮酒的妇女。叶酸天然地存在于食物中，是一些维生素的合成形式，这些维生素存在于补充剂和强化食品中，如早餐谷物。建议每天摄入 400μg 叶酸。而酒精会干扰人体对叶酸的吸收，并且增加肾脏对维生素的排泄。

大豆和植物雌激素

关于大豆有益健康的报道使得豆制品越来越受欢迎。你可能已经听说吃豆制品有助于预防乳腺癌。然而，一些研究给出的建议正好相反，黄豆对曾经患有乳腺癌或患乳腺癌高风险的女性有害。

大豆是植物雌激素异黄酮的来源之一。植物雌激素是植物化学物质，其功能类似于人体内的雌激素，但不如人体内的天然雌激素有效。

大部分关于豆制品抗乳腺癌的保健建议来自于许多关于亚洲国家的研究，在这些亚洲国家有着较低的乳腺癌发病率，而豆制品常被作为一种主食。研究还表明，当亚洲女性移居到美国，并适应西方的生活方式，她们患乳腺癌的风险便会上升。显然，生活方式的许多变化可以解释这些现象，而大豆的食用只是其中的一个因素。

数以百计的研究都试图确定食用大豆是否确实有助于预防乳腺癌。大多数研究都没有发现摄入大豆可以降低患乳腺癌的风险，也没有有力的研究发现吃豆制品的女性患乳腺癌的风险增加。同样，在乳腺癌幸存者中，吃豆制品与疾病也没有联系。

与大多数事情一样，适度是关键。如果你喜欢大豆食品，无论你是否患有乳腺癌或者存在此风险，在你的饮食中都可以合理摄入豆制品。但专家并不建议把降低乳腺癌风险作为食用大豆的唯一目的。在美国，大豆蛋白的常见来源是豆腐、豆奶、能量棒、大豆蛋白粉和大豆坚果。

脂素

木脂素是在植物中发现的另一种自然产生的化合物。类似于异黄酮、木脂素也是植物雌激素。木脂素最丰富的来源是亚麻籽。然而亚麻籽油中木脂素含量并不高。木脂素的其他来源包括全麦、黄豆、小红莓、一些蔬菜，如花椰菜、胡萝卜、菜花和菠菜，还有红茶和绿茶。

同异黄酮一样，人们正在研究将木脂素用于预防乳腺癌。但是，同样，它们能够预防乳腺癌的证据并不充分。一些研究表明，食用较多含有木脂素食品的人群中乳腺癌的发病率较低，在动物实验中发现，木脂素能够抑制乳腺肿瘤的生长。

我们需要更多关于亚麻籽和其他含有木脂素食品的抗癌潜力的研究。

酒精

饮酒与患乳腺癌的风险较高有关。

抗氧化剂和癌症预防

类胡萝卜素、硒、维生素 C 和维生素 E 都是抗氧化剂，这些物质与人体细胞结合并保护其不受自由基的损害。自由基是细胞内高活性或有毒性的氧化代谢产物。

在你的身体里的生化过程中氧和营养物质发生反应，产生能量，而自由基是这些正常新陈代谢的副产品。自然老化过程和慢性疾病也在体内产生自由基。产生少量的氧代谢物可以帮助免疫系统完成其工作，但自由基也随之增加，它们可以破坏细胞。

自由基的作用可通过抗氧化剂中和。抗氧化剂是在食物中发现的物质。它们存在于蔬菜和水果中，如维生素、矿物质和植物化学物质。抗氧化剂也可通过服用药物补充。

因为自由基造成的损害与癌症风险增加有关，所以认为抗氧化剂通过减少自由基的不利影响或许可以达到预防癌症的目的。

然而，不论是从食物来源还是药物

每天喝啤酒、葡萄酒或烈性酒，将会使你患乳腺癌的风险增加 20%。风险会随着每天摄入的酒精量而上升。

过量饮酒也会带来其他的健康问题。这里需要再次强调适度是关键。对于女性来说，适度饮酒定义为每天饮用不超过一杯酒。喝一杯酒的定义是 12 盎司（约 340 克）的啤酒，5 盎司（约 141 克）葡萄酒或 1.5 盎司（约 43 克）80 型白酒。

体育锻炼

体育锻炼，无论是室内活动还是高强度运动，都会对人的健康有好处。其中包括提升心肺功能，预防心脏疾病，并降低患糖尿病的风险。运动也可能降低患某些癌症的风险，如结肠癌和乳腺癌。

良好的证据表明，有规律的体育锻炼可以降低患乳腺癌的风险。超过 60 项研究调查了乳腺癌和体育锻炼之间的关联，而大多数研究显示，参加体育锻炼较多的女性患乳腺癌的风险较低。

锻炼和乳腺癌风险之间的关系是复杂的，一些潜在的生物学因素或许能够说明体力活动所带来的较小的患癌风险的原因。经常运动有助于防止肥胖和体重增加，这些都与患乳腺癌的风险相关联。不经常运动、肥胖都会影响胰岛素的正常代谢。经常运动可能降低胰岛素和类胰岛素生长因子水平，而较高的胰岛素或类胰岛素水平都与患乳腺癌的风险增加相关。锻炼还可以降低性激素水平，包括雌激素。雌激素被视作是一种

服用，在预防乳腺癌的研究中，还没有发现抗氧化剂的具体益处。

对于患有乳腺癌并正在接受化疗或放疗的妇女需要注意：这些治疗方法，至少在一定程度上对 DNA 和其他大分子造成损伤，尤其是快速成长的细胞，如癌症细胞。如果同时服用抗氧化剂，可能有助于其避免这种损害，而这是你不想发生的。这就是为什么不建议在癌症治疗期间服用抗氧化剂。

对 90 名患乳腺癌女性的一项研究表明，那些除了得到标准癌症治疗外，还服用大剂量维生素和矿物质的患者比只接受标准治疗的患者在生存时间方面表现更差。在涉及吸烟者的另一项大型研究中，那些补充维生素的参与者比服用安慰剂的参与者更容易患肺癌。

由于许多补充药品存在的不确定性，所以最好的建议是通过你吃的食物补充抗氧化剂，换句话说，食疗比药物治疗好得多。

饮食和乳腺癌

食品、酒精和预防乳腺癌之间的关联仍然存在许多未知。下面是目前已知的关于各种食品和酒精的摘要。

饮食因素	对乳腺癌的影响	建议
高脂肪饮食	并不直接增加患癌风险，但是会导致肥胖，而肥胖会导致风险增加	总脂肪摄入量不超过总热量的30%，而饱和脂肪则不能超过总热量的10%或更少。最大限度地减少摄入动物脂肪，如肉类和高脂肪的乳制品
橄榄油	可能会有保护作用；需要进一步研究	把动物脂肪替换为橄榄油或者其他单不饱和脂肪
水果和蔬菜	作用有限	为了获得对身体健康的其他益处，每天至少吃5份
维生素 D	缺乏可能会增加患癌风险	为了保持维生素 D 正常水平，可以多晒太阳，多喝牛奶和富含维生素 D 的果汁，或者吃维生素 D 片
豆制品	尚不清楚会增加或是减小风险	适量食用豆制品，不建议食用大豆补充剂
叶酸	可以减小患癌风险，特别是对饮酒的女性	建议每日摄取 400 μg
鱼类和鱼油	可以降低动物患癌风险，但是对人类没有明显作用	可以把鱼类和鱼油作为健康饮食的一部分
亚麻籽	未知	适量食用
酒精	增加患癌风险	如果饮酒，请适量

可以促进一些乳腺癌生长的燃料。

专家们，包括美国癌症协会的专家建议每周开展至少 150 分钟的适度有氧运动，例如快走或游泳，或至少 75 分钟的剧烈有氧运动，如跑步。无论是休闲运动还是繁重的家务劳动，任何使你心率加速或使你出汗的运动都是有益的，哪怕只是运动一小会儿。

如果你已经处于一种积极的生活方式生活中，你同样可以考虑做得更好一些。有证据表明，更大量的体育活动可以降低癌症的患病风险。虽然预防癌症的运动最佳时长、频率和强度未知，但不妨把每周 300 分钟或以上（每天 1 小时，每周 5 天）的中度或更大强度的体育锻炼作为努力达到的目标。

快速参考

超重并且缺乏锻炼

国际癌症研究机构估计，1/4~1/3 的各类癌症患者可以将患病原因归结为超重和缺乏体育锻炼的共同影响。

高风险女性

如果你被鉴定为具有患乳腺癌高风险的女性，预防将变得更加关键。高危女性包括那些 *BRCA1* 或 *BRCA2* 基因突变测试为阳性的女性，或是来自 *BRCA1* 或 *BRCA2* 基因的家庭并且不希望测试自己的女性，具有较强家族史的女性，以及女性的亲属进行了测试，发现 *BRCA1* 或 *BRCA2* 基因突变是阴性的（*BRCA* 阴性家庭）。

一些女性家庭出于某些原因无法进行基因检测（如患病亲属已去世）或不愿接受基因检测，她们可能同样处于高风险中。非典型增生或原位（LCIS）小叶癌的个人史可以使女性处于高风险（了解更多信息见第四章或第九章）。如果一个女性一生患乳腺癌的风险为 20% 或以上，通常认为她处于高风险。

处于高风险的女性面临一系列难题。

• 理解相关术语和它们的风险等级。

• 与伤害、毁容、痛苦和死亡打交道。

• 承受传递遗传性疾病风险的压力。

• 调节压力和焦虑。

• 做出是否进行预防性治疗的决定。

在你试图寻求任何降低患乳腺癌风险的治疗之前，你很有必要对自己的患癌风险有精确的评估。预约你的医生或者乳腺癌专家，并确定一下你所处的风险状态。对于许多女性，遗传咨询可能会有所裨益。你可以阅读第五章获得更多相关的信息。

医生们并不总是在管理照顾高风险女性的最有效方式上达成一致。有的侧重于密切监视和早期发现疾病，而另一些认为重点在于减少风险。

筛查和监控的目的是乳腺癌的早期检测，有时也被称为二级预防，癌症的早期诊断通常意味着更成功的治疗。筛查高风险女性通常需要由医生每年两次进行乳腺检查。每月一次乳腺自我检查，以及在这个家庭最早确诊乳腺癌那年之前的 5~10 年开始每年拍摄乳腺 X 线片。此外，对许多高风险女性，不建议每年进行磁共振成像（MRI）检查。

那些有患乳腺癌风险的高风险女性更愿意采取更加积极的预防措施来降低她们的风险。她们可考虑手术切除自己的乳房（预防或全乳切除术）或手术切除卵巢（预防或卵巢切除术）。还没有到更年期的妇女，摘除卵巢可显著减少她们身体产生的雌激素。这可以阻止或减缓乳腺癌的发展。另一种选择是通过使用药物，以降低患癌风险。这些策略有时被称为初级预防。

每个选择都有其优点和风险。决定采取什么样的方式是一个非常个体化的决定。对于所有高风险女性来说，没有唯一的正确答案。减少风险的咨询可以帮助你评估你的选择，并做出适合你的决定。对于选择任何初级预防策略的女性，总有一些可能根本就不会患上乳腺癌。出于这个原因，对你个人的风险和降低风险方案的透彻理解是很重要的。

预防性全乳切除术

降低患癌风险的全乳切除术，也称预防性全乳切除术，这是一种通过切除一侧或者全部乳腺而降低患癌风险的手术。例如，患过乳腺癌的高风险妇女可能接受过乳腺切除手术，并且选择切除剩余的乳腺以预防乳腺癌复发。虽然早在 20 世纪 20 年代就开始讨论预防性全乳切除术，但在 20 世纪 60 年代和 70 年代之前，全乳切除术并不常见，直到乳腺假体再造变得可行，并且医学界对一些家庭患乳腺癌的风险有更清晰的认识后，全乳切除术变得常见起来。

有研究表明，双侧全乳切除术对降低患乳腺癌风险非常有效。然而，这项手术并不能阻止所有类型的乳腺癌。这是因为大多数女性的乳腺组织广泛分布在胸壁上，延伸到腋窝，甚至到锁骨。因此，移除所有乳房组织是不现实的。乳腺癌仍可能在剩余的少量乳腺组织中发展。

梅奥医学中心的研究人员在 1960 年和 1993 年之间，对比了有乳腺癌家族史并做过预防性双侧全乳切除术的女性和她们没有做过此手术的姐妹们。在随访的 214 名高风险并做过双侧预防性全乳切除术的女性中，14 年中仅发生过 3 例乳腺癌。而根据她们姐妹的经验，在这一时段高风险女性中，本应有 30 例乳腺癌发生。因此，预防性全乳切除术使她们患乳腺癌的风险降低了 90%，并且也显著减少因乳腺癌而死亡的人数。相反，与预期的 19 人死亡不同，现实中仅有 2 人死亡。

后来的研究也确认预防性全乳切除术可以降低乳腺癌风险的 90% 或更多，即使是对 *BRCA* 基因携带者而言。

其他研究发现，对那些曾患过乳腺癌并且另一侧乳腺也有患癌风险的妇女，对侧预防性全乳切除术可以显著降低对侧乳腺癌的发生。

谁是候选人

预防性全乳切除术是一种择期手术，并没有明确界定谁应该接受手术的精确指南。将许多因素都考虑在内，该手术可能适合有以下情况的女性：
- 携带 *BRCA* 基因突变。
- 有乳腺癌的家族史并且没有已知的

遗传变异。

- 由于乳腺癌一侧乳腺已经切除，并且有家庭史。
- 曾患有小叶原位癌。

为了做出是否行预防性乳腺切除的最佳的决定，清楚地知道自己患乳腺癌的真实风险是非常关键的。许多女性过高估计了她们的风险。

我们强烈建议女性在做出预防性全乳切除术这一决定之前，考虑与遗传咨询师谈话。与乳腺外科医生事先讨论手术的潜在风险和益处也是必不可少的。做完全乳切除术并且对乳房再造感兴趣的女性，应与整形外科医生见面，讨论可施行的方案。女性可能还需要与心理医生或其他心理健康专家谈话，讨论有关身体形象和手术带来的其他困扰。

如何去做

预防性全乳切除术的建议程序是去除整个乳腺和乳头的全乳切除术。乳房的皮肤可能被保留，以便在乳房再造中得到利用。皮下全乳切除术，即去除乳房组织但保留乳头的手术，这不是最优的选择，因为这会留下大量的乳腺组织。

乳腺切除手术后，大多数女性选择乳房再造。第十一章和第十二章会对全乳切除术及乳房再造有更详细的讨论。

风险

与任何大手术一样，预防性全乳切除术可能会在刚刚手术后或者手术几个月、几年后，导致一些身体并发症。乳房植入物的问题是最常见的关注问题之一。

一项研究评估了 592 名双侧乳房切除并接受乳房植入手术的女性。几乎所有这些女性都做过皮下乳房切除。在接下来的 14 年里，约有 50% 女性需要第二次手术。第二次手术最常见的原因是植入物的问题，患者往往出现植入物周围皮肤牵拉。

除了潜在的身体并发症，预防性全乳切除术可能会带来心理和社会影响。针对预防性全乳切除术对情感和心理的影响做过一些有限的研究。在梅奥医学中心的一项研究中，研究人员调查了曾经做过预防性全乳切除术的女性，询问了关于手术的心理和社会后果的几个问题。手术约 15 年之后，70% 的女性满意或者非常满意她们的手术。近 75% 的女性说她们不太关注患乳腺癌所致的情感问题。大多数女性认为手术要么带来了有利的影响，或至少情绪、压力、自尊、性关系和女性情感方面都没有改变。当被问及她们是否会再次选择此手术，2/3 的人说她们肯定或可能会。

那些觉得做手术是听了医生建议的女性，更有可能感到不满。而那些得到家庭和朋友们强大支持的女性们，大多数都非常满意自己的决定。

在较小规模的研究中，有些曾经做过预防性全乳切除术的女性在手术后，焦虑水平显著降低，但有些女性则在身体形象、性欲望和功能及自尊方面出现了一些棘手的问题。

由于潜在的生理和心理的影响，接受预防性全乳切除术的决定必须要个人经过仔细权衡风险和益处后做出。在做出决定之前，充分考虑所有可能性是非常重要的。你需要了解其过程，它会对身体形象、心理、性欲等产生的影响。有些妇女发现与做过此手术的女性交流是非常有用的。

预防性卵巢切除术

患乳腺癌的高风险女性可选择另一种手术方式，即预防性输卵管卵巢切除术——切除输卵管和卵巢。切除绝经前女性的卵巢可以很大限度上减少女性自身产生的雌激素，还可能停止或减慢依赖于雌激素的乳腺癌的生长。

卵巢切除术经常是出于降低患卵巢癌风险的目的。然而，如果在女性绝经前进行切除，还能降低患乳腺癌的风险。

预防性输卵管卵巢切除术可降低绝经前女性乳腺癌风险约 50%。降低绝经前和绝经后女性卵巢癌风险（包括输卵管和腹腔肿瘤）90%。表现如同卵巢癌的腹腔癌症可以在输卵管卵巢切除术后依然在腹盆腔内生长。

对于因为 BRCA1 和 BRCA2 遗传突变造成的乳腺癌和卵巢癌高风险女性，卵巢切除术经常被推荐。尽管其患卵巢癌的风险可能比乳腺癌要低（见前述第五章），但是卵巢癌更难早期发现。因此，也更容易致死。

对于 BRCA1 携带者，常在 35～40 岁之间行卵巢切除术。对于 BRCA2 携带者，直到 45 岁，卵巢癌的患病风险都小于 1%，所以手术可以适当延后。预防性卵巢切除术也在有乳腺癌及卵巢癌家族史却未知基因变化的女性中推荐。

许多高风险女性选择预防性卵巢切除而不是乳腺切除，因为她们考虑到外形因素，并且乳腺癌比卵巢癌更容易在早期发现。

当行卵巢切除术时，输卵管也被切除（该手术被称为输卵管卵巢切除术），以避免肿物在输卵管生长的可能性。此外，如果卵巢被切除，输卵管也不再需要了。

风险

需要注意的是，卵巢切除可能会带来一些不良并发症。绝经前女性卵巢切除可造成过早绝经。尤其是对于年轻女性，这是一个重要的并发症，会导致失去生育能力。过早绝经还会增加骨质疏松症的风险。绝经的症状和体征包括潮热、阴道干涩、性问题、睡眠障碍，或者可能出现认知障碍、或影响生活质量。许多术后女性会有情绪和性方面的影响，这方面的研究尚不足。

Lisa 的故事

在 母亲 49 岁时因为乳腺癌去世后，Lisa 变成了癌症恐惧者。

在她受到家族史的冲击并得知她的许多亲属，她的外祖母、7 个姨妈中的 4 个、2 个姑姑，被诊断为乳腺癌或卵巢癌后，她的恐惧感更强了。"我总是在想，我将会死于乳腺癌，我的很多家人就是这样，我发誓要试着早期发现。"

Lisa 的保险公司不为 40 岁之前的乳腺钼靶付费，所以她和她的丈夫决定承担这项费用。在 Lisa 第一次做钼靶时医生发现了一个肿块。活检后证实肿块是良性的，Lisa 的外科医生为她提供每年一次的乳腺钼靶及每 6 个月一次的体检，而且保险公司开始支付筛查费用。

在过去的 5 年中，乳腺钼靶发现了 Lisa 乳腺里的 4 个肿块。她每次都进行活检，所有的肿块都是良性的。

但是 Lisa 的丈夫 Todd 和两个女儿开始对筛查及可能揭示浸润性肿瘤的结果感到恐慌。注意到她的家族史及她恐慌的程度，Lisa 的外科医生问 Lisa 是否考虑过预防性全乳切除术。

在考虑之后，Lisa 对该手术很有兴趣，并希望进一步了解。她在网上对预防性全乳切除术进行广泛研究，并权衡利弊。

此外，Lisa 决定做一个完整的基因评价和风险评估。在做了诊断测试、基因测试、基因顾问后，Lisa 和 Todd 得到了他们做决定需要的所有信息。她的家族史及之前乳腺活检的病史使她有很高的风险。

Todd 说，在我们看到所有那些预示乳腺癌的风险因素时，进行预防性全乳切除术的决定成为板上钉钉的事儿，不管她有没有乳腺我都爱她，这不重要。

手术约 2 小时，术后紧接着由整形外科医生用 14 小时完成了复杂的重建手术。

Lisa 需要休息 16 周来恢复，但是她对结果非常满意。

Lisa 指出，我们从未质疑过我们的决定，我们从未有过第二种想法，我感到肩膀卸下了负担，我的生活又重新开始。

预防性卵巢切除术后使用激素替代治疗是减少许多绝经症状和体征的一个选择，尤其是接受手术的年轻女性。这类激素对于乳腺癌风险的作用并不明确，但是激素的用量应远小于卵巢生成的量。

如果你在考虑预防性卵巢切除，请确定你已经完全知道该手术的风险和益处。卵巢切除前推荐进行基因咨询。手术的时间取决于女性被认为有卵巢癌及乳腺癌高风险的年龄（之前提到的，*BRCA1* 携带者有卵巢癌及乳腺癌高风险的年龄小于 *BRCA2* 携带者）。卵巢切除术后，一些女性选择还采取其他预防策略，例如化学预防和全乳切除术。预防性卵巢切除术将在第十七章中详细讨论。

预防性药物

通过药物来预防癌症的过程称为化学预防。然而有人反对这种说法，因为化学会让人们想起化疗，包括了很多强效的药物及明显的副作用。正因如此，建议用预防性药物或预防性治疗来代替化学预防的说法。

在有增加的乳腺癌风险的女性中，进行了关于乳腺癌的几个类型随机临床试验，将抗雌激素药物（如他莫昔芬）与无活性的安慰剂进行比较。理解参与这些研究的女性会有各种风险是很重要的。例如，60 岁以上被认为是纳入这些试验的高风险。而且有些参与者有

乳腺癌的家族史，参与者中 *BRCA1* 和 *BRCA2* 携带者较少。试验之初并未进行基因检测，但是后来在选中的女性中收集血液样本时却进行了检测。他莫昔芬和雷洛昔芬（易维特）都属于选择性雌激素受体调节药。这些药物与相同的蛋白伴侣结合，雌激素需要通过这个伴侣发挥作用，即雌激素受体。

雌激素被认为是促进乳腺癌生长的燃料。但是选择性雌激素受体调节剂与雌激素不同。在许多组织它们会减弱雌激素的作用，在其他组织，比如在乳腺组织，它们会阻断或对抗雌激素作用。不同的雌激素受体调节剂其作用模式不同。

本章之后的内容将对他莫昔芬、雷洛昔芬、芳香化酶抑制剂、非甾体消炎药及新的药物进行详细讨论。

他莫昔芬

他莫昔芬用于乳腺癌的治疗已有数十年。4 个大型临床试验（1 个在美国，3 个在欧洲）研究了该药预防乳腺癌的作用。

在超过 28 000 名女性的研究中，将他莫昔芬与无活性物质（安慰剂）相比较。通过综合 4 项研究的结果，表明他莫昔芬可降低女性患浸润性乳腺癌的风险约 43%。只有雌激素受体阳性的乳腺癌风险降低，对雌激素受体阴性的乳腺癌无效。对导管原位癌的风险降低约 37%。

减少 43% 的风险是指相对风险。

Janice 的故事

Janice 的妹妹在相对较小的年龄就发现乳腺癌,对 Janice 来说是一个巨大打击。事实上,癌症未发现时已发展了一段时间,并且扩散到乳腺外。诊断并不理想,Janice 的妹妹在两年后(43 岁)去世。妹妹去世后的第 5 年,Janice 的母亲被诊断为炎性乳腺癌,已经扩散到淋巴结。母亲乳腺癌的诊断为 Janice 敲响了警钟——可能这个病并不是不幸的巧合,可能它们有某种形式的基因链。

为了收集更多的信息并帮助她整理情况,Janice 给一家当地的乳腺诊所打了电话。她在那里进行了基因咨询。在基因咨询中,Janice 填写了一份关于她癌症家族史的调查问卷。结果显示,不仅在母亲方面有几个乳腺癌的病例,而且父亲方面也有很强的结肠癌病史。评估的结果显示,对于 Janice,她有较高的癌症风险。

接下来该怎么做,还是什么都不做。Janice 知道了她有很多可以降低风险的选择。因为她没有找到一个明确的对她最好的预防策略,所以她决定慢慢地做选择。暂时,Janice 先常规做了一个乳腺钼靶来检查乳腺的变化。她还决定切除子宫和卵巢。这个手术有双重目的:切除子宫可降低其子宫癌的风险,因为其在结肠癌病史的家庭中风险更高,而且切除卵巢可减少体内雌激素的产生,帮助降低乳腺癌的风险。

Janice 开始并不情愿做基因检测,但她接下来决定继续做并且等待结果。

对于 Janice,最难的部分是她一直沉浸在这种情况里。有时,对于 Janice 来说,不完全关注她不确定的未来,或者说不觉得癌症风险就是死亡判决是非常难的。Janice 说,你处于这个世界最糟糕的情况下,你需要把自己从周围发生的事情中脱离出来。Janice 对其他人的意见是不要活在假设里。

Janice 的基因检测结果不仅对她自己有益。Janice 认为,可能她的女儿和侄女也是高风险人群,她的基因检测可能会帮助到她们的健康决策。

Janice 还决定将现在挣扎和不确定的想法转变成追求梦想的机会。她一直想成为一名作家并且她喜欢学习,所以她为了获得健康新闻学的硕士学位重返校园。她喜欢学校,感觉非常好,现在,她对自己做出的决定感到很高兴。

实际中这意味着什么？简单来说，我们说他莫昔芬降低了女性 50% 的风险（比见到的 43% 略高）。即一名女性如果不服用他莫昔芬，那么在未来的 5 年中实际上有 4% 的风险患乳腺癌。通过服药，她将风险降低到 2%。换句话说，100 名风险相同的女性，如果她们不服用他莫昔芬，那么未来 5 年中有 4 人将患乳腺癌。如果她们服药，则有 2 人将患乳腺癌。

这些临床试验中一个非常重大的发现是，乳腺癌的死亡率并未降低。这是因为，该治疗并未预防高侵袭性的、雌激素受体阴性的乳腺癌。

副作用及风险

他莫昔芬最常见的副作用是潮热及阴道分泌物。一些绝经前的女性也会出现月经不调。

服用他莫昔芬的女性出现血凝块的风险逐渐增高，虽然这个不常见，仅在不到 1% 的服药女性中会出现。他莫昔芬还会增加两种子宫肿瘤的风险，即起源于子宫内膜的子宫内膜癌和在子宫肌层中生长的子宫肉瘤。

在这些试验中，服用他莫昔芬的女性出现子宫癌的概率是服用安慰剂女性的 3 倍。它的绝对风险很小，每年服用他莫昔芬的女性中有约 3 个患子宫癌的特殊病例。仅在 50 岁及以上的女性中风险增高，50 岁以下服用他莫昔芬的女性患子宫癌的风险并未增加。

雷洛昔芬

像他莫昔芬一样，雷洛昔芬与乳腺组织中的雌激素受体相关，阻断雌激素在乳腺中的作用。另一方面，在骨组织中，该药却像雌激素一样阻止骨流失。

雷洛昔芬最初开发是用于乳腺癌的治疗，但是却发现对于有转移瘤患者的活性很低。由于它对骨密度的有利影响，接下来其被试验用于骨质疏松的女性。在骨密度试验中，科学家发现服用雷洛昔芬的女性患乳腺癌的可能性较小。因此，在 1999 年，国家癌症研究所发起了关于他莫昔芬和雷洛昔芬的研究。这项研究包含了近 20 000 名女性，并且比较了雷洛昔芬和他莫昔芬在绝经后女性中增加的乳腺癌风险。结果是，通过 8 年的随访，雷洛昔芬的有效性低于他莫昔芬。雷洛昔芬在降低乳腺癌风险方面的作用大概是他莫昔芬的 3/4。

雷洛昔芬并未在绝经前女性中进行研究。因为它在年轻女性中的安全性未知，该药并不在这些人中推荐。

同他莫昔芬一样，雷洛昔芬轻度增加凝血风险。早期有报告指出，雷洛昔芬不像他莫昔芬那样增加子宫癌的风险。然而，近期的关于他莫昔芬和雷洛昔芬的试验结果分析显示，在服用雷洛昔芬和他莫昔芬的人群中，出现子宫癌的可能性是一致的。他莫昔芬和雷洛昔芬均被美国食品药品监督管理局（FDA）批准用来预防乳腺癌。对于雷洛昔芬，

乳腺癌高风险女性的选择

选择	优点	缺点
监测	• 保留乳腺 • 为其他选择留有余地 • 未患乳腺癌的女性不需要治疗 • MRI 筛查增加敏感性	• 不预防乳腺癌 • 年轻女性中乳腺钼靶的假阴性率高 • MRI 筛查可导致假阳性 • 在有效性上缺乏好的研究
预防性药物	• 抗雌激素降低乳腺癌风险约 50% • 保留乳腺 • 为其他选择留有余地	• 仅对雌激素受体阳性的乳腺癌有效 • 对 *BRCA1* 和 *BRCA2* 携带者的有效性未知 • 不同的药物有不同的副作用 • 他莫昔芬可在绝经前及绝经后的女性中应用, 雷洛昔芬和依西美坦仅应用于绝经后女性 • 未发现可降低乳腺癌的死亡率
预防性乳腺切除	• 降低乳腺癌风险至少 90% • 有远期效果	• 需要做切除乳腺的大手术 • 是不可逆转的决定 • 有潜在的心理和生理影响 • 很高的概率因为移植物的重塑而再次手术
预防性卵巢切除	• 在绝经前女性中降低乳腺癌风险约 50% • 降低卵巢癌风险的 90% • 保留乳腺	• 对于雌激素受体阴性的患者效果不确切 • 导致过早绝经及相关副作用 • 导致失去生育能力 • 是不可逆转的决定

仅批准用于绝经后女性。

芳香化酶抑制剂

芳香化酶抑制剂是通过阻断芳香化酶来降低女性体内雌激素水平的药物, 芳香化酶参与了其他激素向雌激素的转化。这些药物为乳腺癌的治疗提供了激素替代方案。3 种芳香化酶抑制剂阿那曲唑 (瑞德宁)、依西美坦 (阿诺新)、来曲唑 (弗隆), 目前应用于绝经后乳腺癌女性的治疗。这些药物不能应用于卵巢仍产生雌激素的年轻女性。

一项大型临床试验比较了在绝经后女性中依西美坦和安慰剂对于乳腺癌的预防作用。这项试验显示, 依西美坦将雌激素受体阳性的乳腺癌降低了 65%,

但是同他莫昔芬一样,对雌激素受体阴性的乳腺癌无效。在接受依西美坦治疗的人群中,关节炎及绝经期的症状更普遍。

芳香化酶抑制剂的使用者并未见到像血凝块、子宫内膜癌等严重的副作用。许多芳香化酶抑制剂可能导致骨流失,但这种潜在的副作用的程度尚未完全确定。

非甾体消炎药

几个研究试图确定阿司匹林和非甾体消炎药对乳腺癌风险的影响。非甾体消炎药包括许多常见的非处方镇痛药,如异丁苯丙酸(艾德维尔、布洛芬等)和甲氧萘丙酸钠(萘普生)。目前所有研究都是观察性研究,没有很高的证据水平。

一些研究发现常规服用阿司匹林或非甾体消炎药的人乳腺癌的风险轻度降低。但是其他研究没有发现乳腺癌风险和服用非甾体消炎药之间的明显关系。在动物实验中,非甾体消炎药被证实可抑制乳腺肿物的生长。

值得注意的是,非甾体消炎药在降低乳腺癌风险方面的益处只是在标准剂量时被发现,而不是在低剂量(儿童阿司匹林)。对乙酰氨基酚(泰诺)并不属于非甾体消炎药,且有不同的作用机制,它与较低的乳腺癌风险无关。

阿司匹林及非甾体消炎药针对乳腺癌的保护作用尚未确切了解。在动物实验中,这些药物能在不正常的细胞中诱发细胞死亡。这些药物通过阻断环氧化酶起作用,环氧化酶参与包括炎症、肿瘤进展在内的许多生命活动。

未来的发展方向

如果医生知道如何做能够预防乳腺癌当然是最好的。但是现实中,已知的对疾病提供强有力的保护的因素很少。

对于高风险女性的预防性选择非常有限,与理想中的情景更是相去甚远。好消息是,乳腺癌的预防是目前正在广泛进行的研究重点。癌症认识的发展为实现预防乳腺癌的最终目标提供了更多目标和工具。

第七章

乳腺癌
的最新筛查

在科学家找到一种方法来预防乳腺癌之前，对抗疾病的最佳方法就是早期发现。尽管你可能听过或见过很多次，但是还是要强调，肿瘤发现得越早，有效治疗和长期生存的可能性就越大。这就是乳腺癌筛查如此重要的原因。

对一个特定的疾病筛查的目的就是在疾病产生体征和症状之前证实它的情况，这同时也是疾病的最佳治疗时期。大多数的肿瘤形成都是如此，如果大团的恶性细胞聚集被早期发现，那么积极治疗的必要性就会降低，治愈的机率就会增加。

传统上，乳腺癌的筛查由三种方法来完成，将在本章中详述。

• 乳腺钼靶，是用 X 线来检测乳腺中难以察觉到的肿块。

• 临床乳房检查，由临床医生检查你的乳腺肿块或变化过程。

• 乳房自检，由你自己检查乳腺肿块或变化的过程。

许多专家认为，对乳腺癌更好的认识及筛查，尤其是乳腺钼靶，在降低乳腺癌死亡率方面有重要作用。自 1989 年以来，美国乳腺癌的死亡率逐年降低。

寻找更好的筛查乳腺癌的方法一直是首要任务。本章讲述包括乳腺磁共振和新方法在内的乳腺癌筛查的标准方法。

目前的争议

尽管乳腺癌的死亡率稳步降低，但是乳腺癌筛查的许多细节仍然存在争议。大多是因为研究的冲突，并不是所有医生及医疗组织都认同目前筛查方法的益处，他们对女性应该进行筛查的时间及筛查的频率也有各种看法。

因此，关于乳腺癌筛查的时间和频率，甚至乳腺癌筛查开展的必要性有着不同的观点。虽然乳腺的临床检查及乳腺自检也存在争议，但是大多数争议聚焦在乳腺钼靶上。对乳腺癌高风险女性进行乳腺 MRI 检查也是毁誉参半。

因为乳腺癌筛查是个热点，故了解目前筛查方法的优点及局限性有助于你在自我关爱中制订更好的决策。

乳腺钼靶检查

这看上去十分简单，因为乳腺癌筛查对每个人来说都是有益的。但是，其实并没有那么简单，医学上的建议必须建立在坚实的证据之上。这个证据来自随机临床试验，该试验最早开始于 1963 年。这项试验将进行乳腺癌筛查与不进行筛查的人群做了比较。试验中的一项在美国开展，其他试验在瑞士、加拿大、英国进行。一旦乳腺钼靶被证实是有益的，那么在未接受乳腺钼靶的女性中进行随机试验就被认为是不合理的。

这就是为什么大量数据认为乳腺癌筛查存在争议。大多数证据基于旧的临床试验，这些试验存在缺陷，而且是在影像检查有局限性的情况下开展的。

此外，关于 50 岁以内女性筛查的数据也不完全令人信服。年轻女性中乳腺癌较少，而且年轻女性一般乳腺组织较致密。乳腺钼靶在致密乳腺中发现乳腺癌并不像在疏松乳腺组织中那么有效。

然而，对这些旧的试验整理证实了通过乳腺钼靶进行筛查可以提高生存率。对于 40 多岁的女性，常规筛查可相对减少 15% 的乳腺癌死亡率。

实际上，在女性中这意味着什么？可以这样想：对于 40 来岁的女性，每 1900 人进行筛查可有 1 人避免因乳腺癌死亡。对于 50 来岁的女性，每 1340 人进行筛查可有 1 人避免因乳腺癌死亡。对于 60 来岁的女性，这个结果更加明显，可降低 32% 的因乳腺癌导致的死亡率。这意味着，进行筛查的 377 人中有 1 人可避免因乳腺癌死亡。大多数的乳腺钼靶并不针对 70 来岁或更大年龄的人，好多数据中也缺少这部分人群。

乳腺钼靶的另外一个优点是可以早期发现肿瘤。早期发现可能会减少不必要的有创手术和化疗。

除了乳腺钼靶，临床检查及乳腺自检的价值也有争议，这些问题将在以后的章节中讨论。

筛查风险

研究人员指出，筛查存在一些风险，这增加了乳腺钼靶的争议。一方面，在筛查过程中，肿瘤可能被忽视（即假阴性），导致一种无瘤的假象。如果女性注意到她自身乳房中的肿块，但是乳腺钼靶并未发现肿瘤，就会造成阴性或是正常结果，女性就有可能在患有乳腺癌时却倾向于"没问题"。另一方面，乳腺钼靶可能会在没有肿瘤的情况下发现异常（即假阳性），导致不必要的焦虑和过度检查。

此外，许多人认为，乳腺钼靶发现的这些肿瘤可能是一种生长缓慢的肿瘤类型，这种类型可能永远不会对患此病的女性的生命造成威胁。这些人认为发现这类肿瘤会带来不必要的检查及处理，以及不必要的恐慌和焦虑。随后为诊断和治疗进行的检查和处理可能会带来许多并发症的风险。不幸的是，判断这类肿瘤中包含哪些肿瘤是不可能的。

总结

乳腺癌是一种被广泛宣传的疾病，而媒体的关注点从一项研究转向另一项研究，使我们很容易在各种统计和观点中迷失。你可能会问自己："如果这项检测并不是那么有用，那我为什么要做呢？"

你是高风险人群吗？

下面这些被认为是患乳腺癌的高风险人群。

- 有 *BRCA1* 或 *BRCA2* 基因突变的女性。
- 来自 *BRCA1* 或 *BRCA2* 基因家族却未进行检查的女性。
- 具有乳腺癌家族史的女性一生中有 20% 或更高的患癌风险。
- 有不典型增生或导管原位癌的女性。
- 在 10～30 岁接受胸壁放疗的女性。

更多关于乳腺癌风险的信息见第四章。

筛查指南

下面的表格提供了关于最新建议的概述及大多组织的筛查依据。

年龄	共识	建议
20~39 岁的女性，一般风险	广泛同意	• 可选乳房自检 • 作为常规体检的一部分，每 3 年进行 1 次临床检查 • 不必行乳腺钼靶
40~49 岁的女性，一般风险	部分不同意	• 可选乳房自检 • 作为常规体检的一部分，每年进行 1 次临床检查 • 每年行乳腺钼靶
50~74 岁的女性，一般风险	部分不同意	• 可选乳房自检 • 作为常规体检的一部分，每年进行 1 次临床检查 • 每年行乳腺钼靶
75 岁及以上的女性，一般风险	部分不同意	• 在个人身体健康状况良好的情况下行常规乳腺钼靶
各年龄阶段的女性，高风险	广泛同意	• 推荐乳房自检 • 作为常规体检的一部分，每 6~12 个月进行 1 次临床检查 • 每年行乳腺钼靶 • 与医生商议制订个体化方案，你可能会从更早的筛查及使用其他筛查方法（比如 MRI）中获益

事实是，尽管筛查方法有局限性，但还是有效的。许多女性通过乳房自检发现癌症，将临床乳腺检查作为常规体检的一部分，医生通过筛查来发现乳腺的变化也是事实。而且，大多数调查显示，比起那些不行常规乳腺钼靶而发现的乳腺癌，女性通过乳腺钼靶发现的乳腺癌多数体积更小，更容易治疗。

筛查建议

所以，什么时间应该筛查，多久筛查一次呢？多数健康机构通过支持乳腺钼靶进行乳腺癌筛查。像美国癌症协会、美国妇产科学会、美国国家综合癌症网建议，各种乳腺癌风险的女性都应在 40 岁开始第一次筛查性乳腺钼靶检查。如果你是高风险人群，应与医生商议后更早开始筛查。

美国学者也提出了另外一种观点，2009 年预防工作组的报告中指出，50 岁以下的女性需要通过自身情况、筛查的益处和弊端来决定是否行乳腺钼靶。

乳腺钼靶的益处随着年龄增长而增

加,50 岁以后获益最多。这种情况部分是因为随着年龄增长,患乳腺癌的机会也在增加。此外,绝经后的女性正常乳腺组织致密性降低,使乳腺癌容易检出。

乳房自检

多年来,医生及女性健康宣传组织都一直强调常规乳房自检在促进早期发现肿瘤中的必要性。然而,由于目前调查没有显示出常规乳房自检降低了由乳腺癌带来的死亡,因此不再重视这种筛查方法。医生们开始认为,比起它的价值,如果乳房自检更多的是带来焦虑,那么就不应该进行检查,或只在特定情况下进行乳房自检。

但是,这并不意味着乳房自检不再有用。在过去的几年里,许多女性通过乳房自检或偶然发现乳腺肿物。这种自检可以在早期发现乳腺癌,即未出现症

乳腺纤维囊肿

乳腺纤维囊肿是由感觉条索状、块状或质地不平的组织构成。医生将此称为"结节状"或"腺状"乳腺组织。这种结节组织可能伴随着液体填充的囊肿,而囊肿增加了乳房的囊块状感觉。这种情况被称为乳腺纤维囊肿或乳腺纤维囊性变化,往往在乳腺的外上象限最常见。

乳腺纤维囊肿通常与月经期间激素水平的变化有关,有时会造成乳腺疼痛,症状往往在月经前最明显。

有 50% 以上的女性在一生中的某个时期会出现乳腺纤维囊肿,20～30 岁最常见。有乳腺纤维囊肿并不意味着你更可能患乳腺癌,但是如果你的乳腺是结节性的,那么乳房自检会更困难。应该试着熟悉自身乳腺的正常状态,这将有助于你更容易检查结节和变化。

关于因乳腺纤维囊肿引起的疼痛,应向医生咨询缓解疼痛的办法。

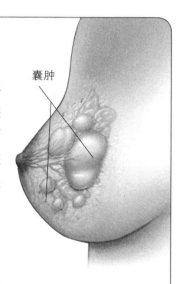

囊肿

许多女性有结节性乳腺(纤维囊肿),这种情况通常与月经期间激素水平的变化有关

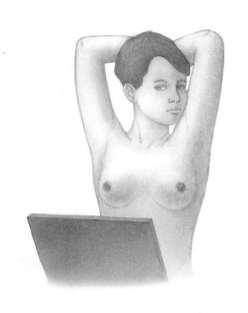

在镜子前，观察乳房形状和大小、皮肤褶皱和乳头皮肤的变化，如是否有变色或扩展

状和体征时发现。正因为如此，许多组织仍然支持自检作为全面筛查程序之一。

也许比每月坚持一次自检更重要的是增加了你对乳腺的认识——它们的样子和感觉。如果你养成习惯经常自检，随着时间的推移你会发现什么是正常的乳腺，什么不是。如果发现改变，及时去医院就诊。

如何进行乳房自检

乳房自检包括 3 个基本步骤。

1. 镜子前的视诊。

2. 洗澡站立时的检查。

3. 平卧时的检查。

下面的建议可在最大程度上帮助你自检乳房，但不要被这么多的技术困扰，以至于因为害怕出错而避免这么做。

对于绝经前的女性，记住每月乳房组织的变化也是很重要的。在月经期间，乳腺组织会随着激素水平的变化而变化，因为血流增加，引起乳房的水肿、充血。随着经期的结束，乳腺恢复正常大小。

如果你未绝经，乳腺自检的最佳时期是生理周期开始 1 周后。这时乳腺尚无充血、水肿的趋势。孕期或哺乳期女性也应知道，这段时间她们的乳腺比正常时可能感觉结节性更加明显。

视诊

这里有一些关于帮助你从不同角度观察乳腺的建议。你可能想要在洗澡前能做一个正确的视诊。

• 站在镜子前，上臂置于两侧，仔细观察双侧乳腺。从一侧转向另一侧来观察乳腺的外形。如果这是你第一次视诊，好好观察它们并试着熟悉乳房的大小和形状。然后进行自检，发现从上次检查到现在的变化。

• 将手掌置于臂部，用力压臂部来使胸壁的肌肉收缩，紧实乳腺，两侧交叉进行。

• 双臂向上举过头顶，手掌合并来使胸壁的肌肉收缩、紧实乳腺，然后从一侧

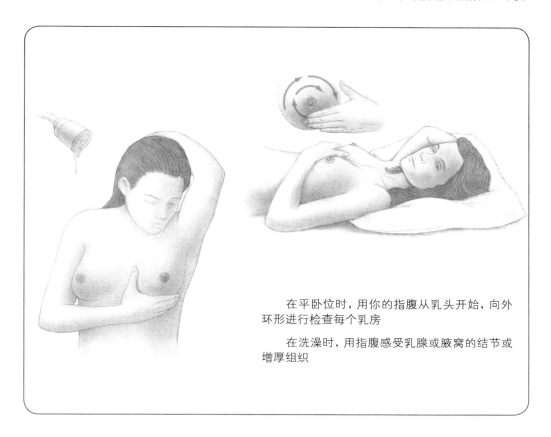

在平卧位时，用你的指腹从乳头开始，向外环形进行检查每个乳房

在洗澡时，用指腹感受乳腺或腋窝的结节或增厚组织

转向另一侧继续检查。

站立淋浴时

当皮肤湿润并涂有肥皂时，通常比较容易感觉到乳腺变化。

乳腺癌的可能征象

在检查时要注意的变化包括乳腺结节、酒窝征、乳腺或腋下增厚；乳头不指向前方（或回缩）；乳房皮肤发红、起皮或乳头周围发红；明确的乳头溢液或出血；乳房皮肤出现橘皮样表现（橘皮征）。如果你发现任一改变，即使你的乳腺钼靶是正常的，也要让医生注意到。

• 用右手检查左侧乳房，抬起左手使乳房在胸壁舒展，或者如果你的乳腺较丰满，可用左手托住乳房。

• 用指腹而不是指尖检查乳房。

• 移动手指系统检查整个乳房。可以是环形、自上至下线性或楔形模式检查。确定检查到全部乳腺组织。记住，乳腺组织向锁骨及腋下延续，这里正是淋巴结的位置。淋巴结是从系统中过滤异物的小结节。乳腺组织的下缘有隆起的质硬组织是正常现象。

- 检查乳头下方的乳腺组织，并观察有无乳头溢液。

- 对右侧进行同样的检查。

- 每次自检都用同样的方法，以便于注意到任何变化。

平卧时

躺在平坦的地方，用与站立时同样的过程自检，另外加上这些额外的步骤。

- 检查右乳时，在右肩峰下垫一块折叠的毛巾。将右手置于头后使乳房组织在

酒窝征

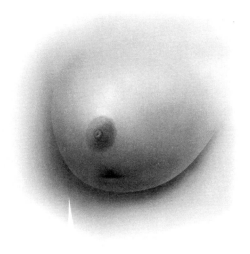

乳头回缩

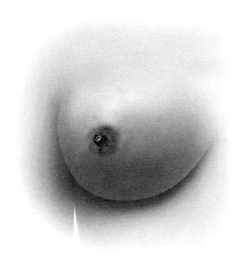

炎症

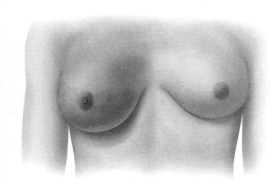

橘皮征

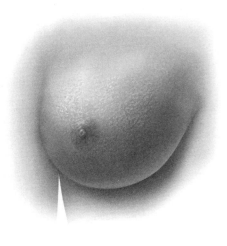

胸壁上更均匀地分布。

• 在左肩峰下垫一块折叠的毛巾，将左手置于脑后重复检查左乳。

• 你可以试着将润肤露或爽身粉涂在指腹上，以使自检更容易些。

临床乳腺检查

临床乳腺检查（CBE）是你的私人医生提供者的筛查。在检查过程中，医生会视诊乳房在形状、大小、外观上的改变。他（她）还会通过触诊感受乳房有无结节或其他异常。此外，医生还会检查腋窝有无肿大淋巴结和其他可能的乳腺癌征象。

临床乳腺检查常常与乳腺钼靶结合在一起，或者成为每年体检的一部分。

涉及大量女性的研究并没有发现临床乳腺检查可以减少乳腺癌的死亡。然而，包括美国预防服务工作组、美国肿瘤癌症学会在内的大量健康机构将临床乳腺检查作为乳腺癌筛查的一部分。

如果在乳腺钼靶前不久进行临床乳腺检查，那么临床乳腺检查中感觉可疑的部位在乳腺钼靶中可予以重视。如果你或者医生发现可疑结节，即使是乳腺钼靶未见异常也需要做进一步检查。有时，临床乳腺检查可以发现乳腺钼靶未发现的癌。

然而，结节的出现也不一定意味着

癌，结节可能是非恶性的（良性的）。除此之外，正常的乳腺也可以感觉有结节。如果结节表现为良性，事实上仅有不到1%的结节转变为癌。

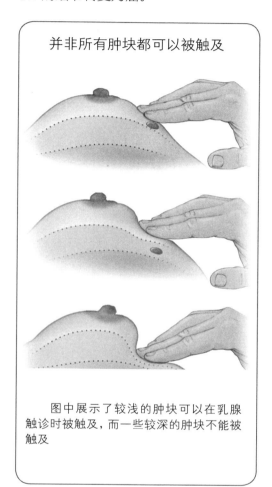

并非所有肿块都可以被触及

图中展示了较浅的肿块可以在乳腺触诊时被触及，而一些较深的肿块不能被触及

乳腺钼靶

乳腺钼靶通常应用于以下两种情况，一种用于乳腺癌筛查，另一种是在怀疑乳腺癌时帮助诊断。

筛查性乳腺钼靶

乳腺钼靶筛查是在没有乳腺癌症状及体征的女性中，用 X 线进行筛查，寻找可疑的肿块或者乳腺变异区域。乳腺钼靶需要从两个方向对每个乳房进行钼靶，一个是从上向下看（轴位），另一个是从内向外看（侧斜位）。

从轴位看，X 线探头位于乳腺的下方，而发射装置位于乳腺的上方，X 线由上至下穿透乳腺（111 页图 A）。而侧斜位钼靶 X 线探头位于乳腺的侧方，基本在腋窝下部（111 页图 B）。如果肿瘤或可疑区域被证实，放射医师可以通过这两个方向的钼靶确定其大概位置。

许多医疗设备用数字乳腺钼靶腺来抓拍乳腺图像，而不是用 X 线。这两者操作方式基本一致，但图像是数字拍摄的。针对两者的研究表明，在 50 岁以上的女性中，乳腺癌的诊断率基本一致。而在具有更加致密乳腺组织的年轻女性中，数字乳腺钼靶则更好。

你的第一次乳腺钼靶被称为基线乳腺钼靶，放射医师或临床医师通过比较基线乳腺钼靶与你近期的乳腺钼靶来寻找可能的乳腺改变。

诊断性乳腺钼靶

诊断性乳腺钼靶是对有乳房改变（肿块、乳头增厚、乳头溢液、乳房形状或大小改变、乳房皮肤改变等）的患者进行下一步诊断时采用的 X 线钼靶。诊断性乳腺钼靶通常较筛查性的乳腺钼靶更为复杂，也更加耗时。在第八章有更多关于诊断性乳腺钼靶的相关信息。

乳腺钼靶的准备工作

在预约你的第一次乳腺钼靶前，或转诊至新的医生时，医生很可能会对你的个人乳腺肿瘤史及家族史进行了解。如果你对上述知识并不了解，尝试在你预约前收集以下相关知识，并准备就以下问题与医生进行讨论。

- 任何有关你乳房的问题。
- 你是否曾经做过的乳腺活检或手术。
- 你是否有乳房填充物。
- 你是否处于孕期或哺乳期。
- 你是否在接受雌激素替代疗法或针对乳腺问题的激素治疗。
- 你的月经经期及初次来潮时间。

如果你近期更换了你的居住地或更换了新的私人医生，请携带你曾经的乳腺钼靶片以便与新的进行比较。请携带最初的乳腺钼靶片或光盘及其报告，注意是原片，并非复制的片子。这样，放射医生才能做出最好的判断。

在进行乳腺钼靶时，乳房会被压缩，所以请不要在乳房最为柔软的时候进行乳腺钼靶，也就是经期前 1 周及经期期间。通常，在经期后 1 周乳房最为致密。

两侧乳腺 X 线检测结果

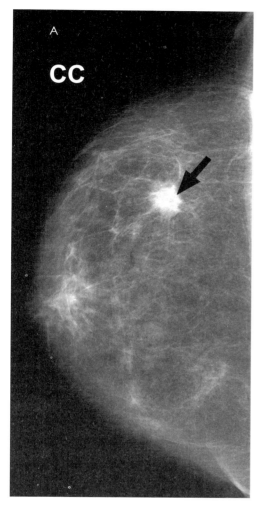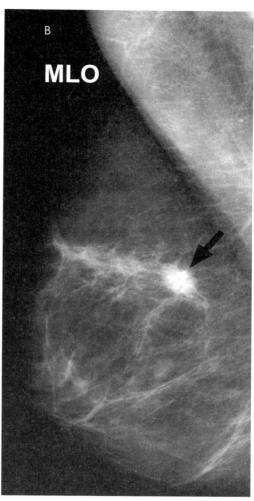

图 A 展示了从上至下钼靶的乳腺钼靶片，又被称为头尾位（轴位，CC 位）。图 B 展示了乳腺钼靶的侧斜位 (MLO 位)，从乳腺内部往腋窝方向观察。通过对比观察两个方向的钼靶片，影像学医师可以对肿物进行定位。此图中肿物位于外上象限

如果你既往有乳腺痛或压痛，最好在进行乳腺钼靶前 1 小时口服镇痛药物以缓解疼痛。

在进行乳腺钼靶前，你通常会得到一份说明。在摄片前请不要在腋下及乳房表面使用除臭剂、止汗剂、粉底、乳液、面霜及香水等物品。除臭剂及粉底中的金属颗粒可能会在摄片中显影，继而影响读片。

检查当日的情况

　　在拍摄场所，工作人员会给你一件长袍并要求你除去颈部的首饰及腰部以上衣物。摄片时，你会面对一台特殊的乳腺钼靶机，这种用于乳腺的特殊 X 线钼靶机较普通的 X 射线机来说射线剂量更低。技师将按照你乳房的高度上下调整机器高度，并帮助你摆好头部、上肢及腰部的位置来获得最佳无阻挡的乳腺钼靶。

　　下一步，你的乳房将被两个透明的塑料平板压缩，压力将持续数秒来使乳腺组织分散。挤压对乳房并无害处，但有可能造成不适感，甚至疼痛感。如果你感觉这种不适感无法忍受，请及时告诉技师。

　　由于乳腺钼靶的 X 线剂量较低，所以为了更好地寻找可能的病变，乳腺组织必须被挤压以便均匀分散。挤压的同时可以固定你的乳房，降低移动带来伪影可能。摄片时，医师会要求你静止不动并在几秒内屏住呼吸。

　　在摄片完成后，技师将检查乳腺平片的质量，如果质量不合格，有可能会重新摄片。通常整个过程耗时不会超过30分钟。

　　出片后，放射医师会进行读片并书写报告，继而发送给你的私人医生。

报告解读

　　通常多数女性的乳腺钼靶结果是正

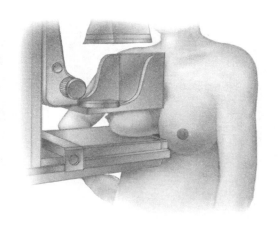

在乳腺钼靶时，乳腺会被两个透明的塑料平板压缩，用以平摊乳腺组织。乳腺被均匀分散，使得 X 线均匀穿透以分辨不同组织

常的，但其中 10% 的女性乳腺钼靶会有异常结果，需要进一步检查。通常情况下，乳腺平片可分辨其肿物性质，但有时需要活检明确。在活检的女性中，约 70% 的患者结果并非恶性肿瘤。

　　所以，在 1000 个接受乳腺钼靶的女性中，约 100 人会被召回进行下一步检查，其中约 10 人需要活检，而其中 3 人将被诊断罹患乳腺癌。

　　有些异常改变将需要尽快行下一步检查，列举如下。

- 乳管或组织的钙化。
- 肿块。
- 扭曲的组织。
- 只在一侧乳房出现的致密影。
- 上次乳腺钼靶中未出现的致密影。

钙化的出现有可能是因为细胞的分泌、细胞碎片、炎症、乳腺外伤、放疗后改变或者乳房植入物，而服用钙片或者钙剂补充剂治疗与钙化点的出现并不相关。

钙化点的出现有以下两种情况，第一种是微小的、不规则的钙化，称为微小钙化，其通常与乳腺癌相关。另一种是粗糙的、大的钙化，称为粗大钙化，通常预示着良性病变，例如老化、外伤或非恶性肿瘤（例如纤维腺瘤）。

乳腺钙化很常见，很多女性都有 1 个或以上的钙化。大多数钙化为良性病变，但若钙化点有恶性征象，放射医师会进行再次诊断性乳腺钼靶来对可疑区域进行放大检查。如果诊断性乳腺钼靶仍然提示恶性可能，可能需要活检来进一步明确。

乳腺钼靶中出现的致密影可能由于此处乳腺组织较为致密，其可能会掩盖钙化点或肿块影，或者可能由于此处有乳腺癌的产生。扭曲的区域可能是由于乳腺癌侵及周围组织，牵拉所造成。

单纯乳腺钼靶并不能诊断某异常肿块为恶性肿瘤，需要进行其他检验来确诊。

乳腺钼靶的局限性

乳腺钼靶并非百分百准确，其准确性依赖于 X 线片钼靶质量及放射医师的水平和经验。然而，即使是经验最丰富的放射医师及最为精良的放射条件，某些乳腺癌也不能通过乳腺钼靶发现。某些女性的乳腺组织更为致密，而致密的乳腺组织可以掩盖肿瘤，使诊断更为困难。

总地来说，年轻女性及绝经期使用雌激素替代治疗的女性有着更加致密的乳腺组织，但有时，某些不使用雌激素替代治疗的老年女性也具有致密的乳腺组织。

乳腺钼靶的缺点如下。

• **假阴性**。假阴性是指结果为阴性但实际上却罹患肿瘤的情况。根据美国国家癌症中心的数据，在乳腺钼靶中，最多约 20% 的乳腺癌在乳腺钼靶中未被发现。年轻女性有更加致密的乳腺，继而拥有更高的假阴性率。

• **假阳性**。假阳性是指结果提示乳腺癌但实际上却并非肿瘤的情况。在年轻女性、做过乳腺活检的女性、有乳腺癌家族史的女性及雌激素替代治疗的女性中，假阳性的出现率更高。

• **有限的获益**。通过乳腺钼靶发现肿瘤通常并不与较高的生存率挂钩。通过乳腺钼靶通常可以发现 5~10 毫米的肿瘤，最小可以发现 1 毫米的肿瘤。但是某些特殊类型肿瘤可以迅速生长并转移，这种肿瘤可以在两次乳腺钼靶间期迅速生长并形成临床可观察到的肿块。

此外，一些女性可能会被诊断为缓慢进展的、非浸润性乳腺癌，一般不会危及生命。因为低度恶性疾病不能通过如今的检测方法确定，所以这些女性可能会被过度治疗。

去哪里做乳腺钼靶

乳腺钼靶可以在你的私人医生办公室、医院或者诊所完成，或者可以去医生推荐的影像检查中心。也有移动的检查设备可以在不同的场所完成检查。

所有进行乳腺钼靶的场所都需经过 FDA 认证。这些场所都需经过乳腺钼靶质量标准规定的严格筛查。为了获得最好的乳腺钼靶质量，请去有丰富经验并具有放射医师的专业医疗机构进行乳腺钼靶。

新的检查方法

尽管乳腺钼靶是使用最广、接受率最高的乳腺检查方法，但是这种方法并不完美。一个理想的检查方法应准确、可靠、价格低廉且容易获得。其他的检查方法如下。

磁共振（MRI）

MRI 通过使用磁场及共振波来获得详尽的二维图像。

在乳腺成像中，通常通过在钼靶前或钼靶时静脉注射对比剂来进行增强的 MRI 检查。这样可以获得对具有异常血管的病变区域更好的对比度。

乳腺 MRI 通常也用于对其他检查方法发现的可疑区域进行诊断，还可用于对乳腺癌高危人群进行乳腺钼靶之外的筛查手段（见前述）。

尽管乳腺 MRI 具有很高的分辨率，其也有很多应用的局限性，其诊断假阳性率较高，可能会导致过度检查，另外使用价格更为昂贵。

问与答

问：我是否需要担心行乳腺钼靶时接受的放射线？

答：现在的乳腺钼靶机器放射剂量很低，每张平片 0.1~0.2 拉德。拉德是放射线的剂量单位。对于乳腺癌患者，放疗接受的放射剂量约 5000 拉德。女性从 40 ～80 岁每年进行乳腺钼靶，接受的总剂量不到 20 拉德。

检测可能困难

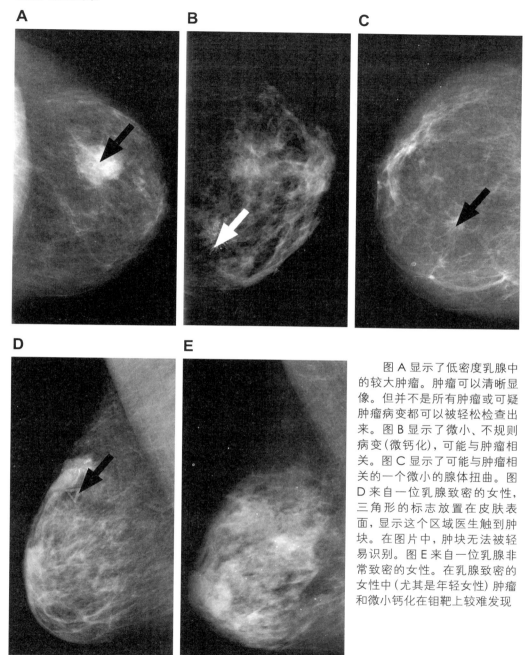

图 A 显示了低密度乳腺中的较大肿瘤。肿瘤可以清晰显像。但并不是所有肿瘤或可疑肿瘤病变都可以被轻松检查出来。图 B 显示了微小、不规则病变（微钙化），可能与肿瘤相关。图 C 显示了可能与肿瘤相关的一个微小的腺体扭曲。图 D 来自一位乳腺致密的女性，三角形的标志放置在皮肤表面，显示这个区域医生触到肿块。在图片中，肿块无法被轻易识别。图 E 来自一位乳腺非常致密的女性。在乳腺致密的女性中（尤其是年轻女性）肿瘤和微小钙化在钼靶上较难发现

超声

超声波检查是通过高频声波来对人体内部结构进行成像的检查。为了产生图像，发射探头需要产生高频声波，在人体组织中产生反射，反射的声波被探头捕捉记录而产生图像。通过分析图像，检查人员可以分辨经过乳腺钼靶或者体格检查发现的肿块是囊性还是实性。囊性肿块并非恶性组织，而实性肿块往往提示恶性。

超声常被用于鉴别经过乳腺钼靶或体格检查发现的肿块是囊性还是实性，或者对可疑的乳腺致密区域进行进一步的分辨。

核医学检查

乳腺的核医学检查又称为分子乳腺成像，通过探测主要被肿瘤细胞吸收的放射性示踪剂来进行成像。例如，定位快速生长的细胞或定位具有正常细胞没有的某些特性的乳腺癌细胞。示踪剂通过静脉注射，在局部聚集，并通过特殊的探头探测并成像。

核医学检查的副作用很小，因为使用的放射剂量低，且示踪剂可以在数小时内从体内排出。

第八章

乳腺癌的诊断

当发现乳房上有肿块，或者通过乳腺钼靶及其他检查方法发现乳腺异常时，你该怎么办？尽管这些情况下，你具有患乳腺癌的可能，但并不一定如此，但这种情况下通常需要进一步检查以明确肿块或者异常的性质，这个过程就叫鉴别诊断过程。

对新出现的乳房肿块进行评估需要数个过程，包括对临床表现及体征的收集、乳腺的查体、对影像学检查的分析，以及对可疑区域的乳腺细胞学检查或活检。如果确诊为乳腺癌，则需要进行另外几项检查，这些检查可以帮助医生明确有无转移及对肿瘤的性质进行评估，继而为下一步的治疗选择提供帮助。

鉴别诊断的过程需要数天的时间。在此期间，患者通常很焦虑。有时不知是否罹患乳腺癌的焦虑过程比知道罹患乳腺癌的痛苦更加令人难受。知识促使行动，不确定性却阻碍了计划及行动的能力，导致了患者的焦虑状态。

而这就是为什么明确诊断如此重要，一个准确的诊断是下一步治疗的关键，而获得正确的诊断通常需要数个检查。等待结果的过程令人十分难熬，在此期间尝试了解乳腺癌这一疾病及相关治疗方案可以帮助患者缓解焦虑不安的情绪。这样，一旦当确诊乳腺癌的结果到来时，你已经做好了更好的准备。不过要注意的是，良性肿物的发病率远远高于恶性肿瘤。

症状和体征

乳腺癌最常见的临床症状是可以触及的肿块或局部的组织增厚。通常，乳腺癌的肿块是无痛的，但有时也可伴有疼痛或压痛。癌性肿块通常质韧或质硬，边界不清，但有些肿块也可质软、圆形。大多数乳腺癌发生于乳腺的右上象限，腋窝下部。

可以触及的乳腺肿块通常是由女性自检时或偶然中发现，有时乳房不适感或表面突起可以引起女性自身的注意而发现肿块。有时，乳腺肿块由伴侣在性生活中发现或由医生在定期检查中发现。

即使是很有经验的医生也难以准确无误地仅通过触诊鉴别乳腺肿块为良性还是恶性。这就是为什么所有肿块或者异常改变都需要影像学的评估。

除了肿块之外，其他异常征象如下。
- 相较另一侧乳房大小或形状发生改变。
- 乳腺有广泛性肿胀。
- 自发性的乳头溢液（非乳汁，溢液为血性或浆液性）。
- 最近发生的乳头挛缩，不能复原。
- 乳头增厚或刺激，可能伴有发痒、

烧灼感或鳞屑性皮疹（乳头佩吉特病）。
- 一侧乳房表面出现的酒窝征、增厚或皱褶。
- 乳房表面出现橘皮征。
- 腋下肿大的淋巴结，或者较少出现的锁骨上淋巴结肿大。

在早期的乳腺癌，甚至某些晚期乳腺癌中，临床上并没有阳性的症状或体征出现，这时乳腺钼靶就发挥了重要作用，它可以发现临床触诊未发现的肿块或异常。

病史

当你的医生对你有任何罹患乳腺癌的怀疑时，他（她）最可能先做的几件事之一就是了解你的完整病史。大多数患乳腺癌的女性并没有乳腺癌的高危因素，但你的健康信息可以帮助医生评估你的病情。

你的医生也许会收集以下信息。
- 乳房最近的变化、新发生的症状体征。
- 既往的乳腺病史或活检结果。
- 既往的乳腺癌诊断结果及相关检验的检查结果。
- 子宫切除史，包括是否切除卵巢。
- 家族乳腺癌或卵巢癌病史。
- 是否雌激素替代治疗。
- 是否服用口服避孕药。
- 生育史，包括月经史、妊娠史及母

乳喂养史。

你的医生也许会通过 Gail 危险评估模型（见第四章）或其他危险评估模型来评估你的乳腺癌风险，并且通过比较既往的乳腺钼靶片及超声报告来获得综合全面的疾病状况评估。

体格检查

在完整详尽地收集完毕病史后，医生需要对你的两侧乳房进行体格检查，这个过程又被称为临床乳腺触诊。请面对医生就坐，医生会先对你的乳房进行视诊，记录下两侧乳房的不同点、瘢痕、皮肤发红或皮肤凹陷、乳头凹陷等情况。有时某些肿块并不能在正常坐位被发现，所以你有可能被要求把手放置腰间，然后将双手举过头顶，使医生可以从不同视角检乳腺异常。医生还会检查你的腋窝及锁骨周围区域来寻找有无肿大的淋巴结。

接下来，医生会要求你平躺，通过使用类似于乳房自检（见前述）的方法来检查你的乳房。这样，医生可以评估你乳房的大小、形状、性质及是否有可触及的肿块。医生还会检查你的乳头是否对称、内陷，有无皮疹或溢液。

如果发现可疑的乳腺癌征象，就算你既往的乳腺钼靶结果是阴性的，你的医生也很可能会安排进一步的检查来明确，对于 30 岁以上的女性，也许需要进行诊断性乳腺钼靶。

医生将根据乳腺钼靶的结果，来决定是否需要下一步检查。如果你是 30 岁以下的女性，因为你的乳腺腺体较为致密，你的医生可能会建议超声检查，以发现可能隐藏于致密乳腺中的肿块。超声有助于鉴别肿块是实性还是囊性。若肿块为实性，行细针穿刺活检明确。

如果你没有任何症状或体征，但乳腺钼靶有可疑的异常，也需要进一步检查，例如诊断性乳腺钼靶、乳腺超声或活检。

影像学检查

影像学检查的优势是可以发现定位深在的不能被触及的乳腺肿物。除此之外，还可以在可疑区域观察是否存在多个病灶。影像学检查也常被用来进行细针活检的定位。

最常见的用于鉴别乳腺肿块的影像学检查是乳腺钼靶和超声检查，除此之外，还有 MRI、核医学检查（MBI）。PET 检查较少用于诊断，但在明确诊断后使用较多。

诊断性乳腺钼靶

诊断性乳腺钼靶通常用于以下方面：评估具有乳腺癌症状体征的乳房，精确定位及评估乳腺钼靶可见的异常改变，以及对乳腺手术后患者的随访评估。

同筛查性乳腺钼靶一样，诊断性乳腺钼靶通过 X 线检查乳腺，但是具有更多的视角。举例来说，在行诊断性乳腺钼靶时，可以针对异常组织区域进行局部挤压，让局部乳腺组织更分散，获得肿块或病变区域更好的成像。也可以使用放大像来对小的肿块或细小颗粒钙化簇进行放大钼靶。

在进行诊断性乳腺钼靶的预约前，你的医生会标记病变区域以提示影像医生目标可疑区域。你的影像医生也会要求你指出有症状体征的区域。通常要进行双侧乳腺的钼靶进行左右对比。最新的乳腺钼靶结果可以与既往的钼靶影像进行对比以寻找小的病变。

乳腺钼靶平片上的恶性征象包括致密的肿块、不规则的边界、可疑的微小钙化、组织扭曲及不对称的乳房。通常，当检查结果是 BI-RADS4 或者 5 类时（见下页"乳腺钼靶结果解读"），进行乳腺活检。

乳腺超声

乳腺超声通常被用来对可疑病变，如乳房肿块，进行下一步的评估，以探究其性质。良性肿块，如囊肿或纤维腺瘤，在超声中具有独特表现，不需要进一步活检。

超声使用声波来对人体内部结构进行造影，乳腺超声对乳腺使用高频声波来获得图像，通过在不同组织中反射超声波，来获得不同的信号，继而转化成黑白的图像。

在乳腺超声检查中，一种叫作耦合剂的胶冻样物质会被涂在探头与乳腺皮肤之间，用于去除皮肤与探头间的空气气泡。探头是一种手持的可以发射声波并探测回声的装置。超声医师通过前后移动探头来对乳腺进行检查，收到的回声通过处理转化为屏幕上的黑白图像。

超声探查的弱点是其探测微小钙化的能力较差，而微小钙化与乳腺癌关系密切，这也是为什么乳腺超声不用于乳腺癌筛查的主要原因之一。但是乳腺超声在乳腺癌的鉴别中具有重要作用，概括如下。

- **评估可疑的乳腺钼靶阳性结果**。乳腺超声对乳腺钼靶中发现可疑异常进行进一步评估。

- **分辨肿块的囊性、实性**。囊肿是充满液体的良性囊变，声波在液体中通过更加容易，而在实性肿块中更加困难。囊性肿块通常并非恶性，在乳腺超声中的表现与实性肿块区别很大，如果超声明确诊断为囊性，通常不需要进一步检查。而如果囊肿具有复杂的特性，推荐下一步进行细针穿刺。如果肿块是实性的并且表现可疑，需要进行活检。

- **评估致密的乳腺组织**。在小于 30 岁的年轻女性中，乳腺组织较为致密。致密的乳腺可以影响乳腺肿块或可疑异常改变在乳腺钼靶中的成像。在这些情况下，需要乳腺超声来获得清晰的影像。这也

乳腺钼靶结果解读

美国放射学会设立了对乳腺钼靶的标准解读系统,使得医师具有了统一的报告书写标准,为患者提供一致的推荐。这降低了解读乳腺钼靶的差异,减少了错误的发生。这个系统叫作乳腺影像报告和数据系统(breast imagine reporting and data system,BI-RADS),其被临床广泛采用。BI-RADS 系统分为以下几类。

分类	描述
0 类 需要额外影像学评估	0 级通常用以描述乳腺钼靶中发现的可疑异常。单纯乳腺钼靶评估并不完全,需要进一步的影像学检查来对其进行诊断性的评估(BI-RADS1、2、3、4 或 5 类)。额外的检查包括局部压迫的乳腺钼靶、放大相、特殊方位的乳腺相及乳腺超声
1 类 阴性	没有明显的异常。双乳对称,无肿块、结构改变或可疑的钙化
2 类 非肿瘤性(良性)改变	乳腺钼靶为阴性结果,未发现恶性肿瘤,但影像医师发现乳腺存在良性病变,例如,囊肿、纤维腺瘤、脂肪瘤或其他良性病变
3 类 可能的良性改变,建议短期随访	发现的病变是良性的可能性大,但是影像医师为了谨慎起见,推荐在一定时间后进行乳腺钼靶随访,通常为 6 个月
4 类 可疑的异常;应考虑行活检	此类的乳腺钼靶片并不完全具有乳腺癌的表现,但是却具有部分恶性的可能性。此类情况下推荐活检
5 类 高度怀疑恶性;应进行相关处理	此类的乳腺钼靶片具有高度恶性可能,应进行活检
6 类 已有病理诊断明确恶性;应当进行相关治疗	此类乳腺钼靶片是在有病理明确诊断的时候进行的检查

改编自 the American College of Radiology Breast Imaging Reporting and Data System(BI-RADS), fourth editon,2003.

是在具有可触及乳房肿块的年轻女性中乳腺超声是首选诊断检查的原因。如果肿块是单一的囊肿，不需要进一步检查，如果是实性肿块，则需要进行乳腺造影来寻找是否存在钙化，或者进行活检以明确乳腺的良恶性。

- **评估具有植入物的乳房**。乳腺超声可以区分乳房植入物和正常的乳腺组织，在具有乳房植入物的女性中用来评估植入物是否破裂或新的可触及的肿块。

- **引导细针穿刺**。乳腺超声可以引导细针穿刺的过程，可以清楚地显示活检针的位置，以帮助医师穿刺进入合适的区域。

乳腺活检

活检是从组织中摘取一小份标本用于实验室分析。通常这是对可疑病变进行明确的最准确手段。通常在乳腺查体后，或者是影像学检查提高了患乳腺癌可能性的情况下进行。除了对乳腺癌进行明确之外，活检可以对乳腺癌的分型及相应的治疗方案提供重要信息，如抗雌激素治疗或针对 HER2 受体的靶向治疗。

临床常用的活检方式有 3 种：细针穿刺活检、粗针穿刺活检及切除活检。每一种都有其优劣，需要根据不同情况慎重选择。

以下详细阐述了不同的活检方式，如果你对你进行过的活检方式有所疑问，请咨询你的私人医生。

细针穿刺活检

这是活检中最简单的方式，也是在可触及的肿块活检中最为常用的方式。进行检查时，你需要平躺在检查床上。穿刺前可能需要进行局部麻醉，但有时因局麻可能比穿刺造成更多不适而无须进行局麻。检查医生一手固定肿块，另一手持细针（较抽血针略粗）对肿块进行穿刺。细针的另一端与真空针筒相连。细针穿刺就位后，一份标本细胞被收集至针筒，然后移除细针。

你的医生可能通过这种方式对乳腺肿块的囊、实性进行快速简易的鉴别，并不需要进一步的有创活检方式。

- **囊性肿块**。囊肿通常含有液体，医师常通过抽液检查。如果液体清亮，抽液后肿块消失，提示这是一个单纯性囊肿。如果液体是血性，抽液后肿块仍部分存在，需要考虑恶性的可能，这种情况下，医生将送抽出的液体进行实验室检查。

- **实性肿块**。如果肿块是实性的，穿刺时可以感觉有阻力，且抽不出液体。通过在真空抽吸下对肿块进行数次穿刺来获取足够的标本。收集到的细胞通过涂片送实验室进行病理检查。病理医师通过检查是否存在恶性细胞来获得诊断。若单次穿刺取样不足，可能需要多次穿刺。

影像介导下穿刺

若肿物不能被触及，医生可能通过超声或乳腺钼靶来辅助，以准确的穿刺至目标部位。有了乳腺超声的辅助，医生可以观察到针头的移动。使用乳腺钼靶进行定位穿刺的操作叫作立体定位活检。

立体定位方法通常使用更大的针头（粗针穿刺），但有时也可使用细针穿刺。从不同的两个方向进行乳腺钼靶，通过电脑对肿块进行定位，提供目标穿刺区域，本章有更加详尽的描述。

优点与缺点

细针穿刺的优点是穿刺迅速、价格较低且疼痛程度小。穿刺可以在医生诊室中进行，且结果可在数日内获得。

细针活检的准确性依赖于穿刺人员的经验。有研究表明经验丰富的医师可以获得很高的准确率，而经验不足的人员其结果并不十分准确。对标本的分析也需要丰富的专业知识。

细针穿刺的缺点是由于穿刺只能获得细胞，并非组织标本，鉴别浸润性乳腺癌和乳腺原位癌更加困难。因此，很多美国的医疗机构更倾向于使用粗针穿刺活检，因为其可以获得更加准确的结果。

粗针穿刺

粗针穿刺通常用于在乳腺钼靶及乳腺超声可见的肿块或可被医生触及的肿块的活检中。相较于细针穿刺，粗针穿刺的穿刺针更粗，所以其可以从肿块中获得一小针筒的组织标本，而非只获得细胞。这可以让病理医师获得更多的标本用以检验。大多数情况下，使用成像设备进行辅助引导穿刺。

大多数情况下，粗针穿刺可以获得确定性诊断，也是在发现新的肿块或在乳腺钼靶中发现可疑区域时的首要操作。所有的粗针穿刺都有不高的感染或出血的可能性。

穿刺前准备

在进行穿刺前，告诉你的医师你是否在服用阿司匹林或其他抗凝药物。这些药物可以阻止血液的正常凝集，造成更多的出血。你可能被要求暂时停用此类口服药物。除此之外，不要在穿刺当日使用除臭剂、爽身粉、乳液或香水，因为这些物质可能在穿刺过程中影响成像。此外，你可能在操作前被要求禁食一段时间。某些机构可能在穿刺后在内衣内放置冰袋来缓解肿胀和疼痛感。

穿刺

所有的粗针穿刺点都需要进行局部麻醉。穿刺前需要切 1/8 英寸到 1/4 英寸（5 毫米左右）的切口以方便穿刺针穿入皮肤。穿刺时你可以听到一声快速的弹击音，这是穿刺针穿刺组织的声音。通常需要穿刺数次来获得足够的组织标本。通常来说，穿刺过程中患者不会有

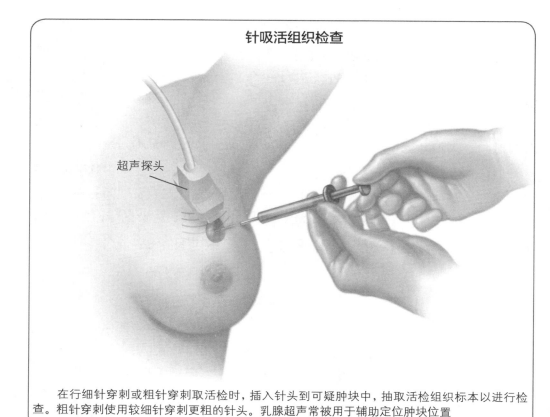

針吸活組織檢查

超声探头

在行细针穿刺或粗针穿刺取活检时，插入针头到可疑肿块中，抽取活检组织标本以进行检查。粗针穿刺使用较细针穿刺更粗的针头。乳腺超声常被用于辅助定位肿块位置

太多不适感。穿刺获得的组织标本将送给病理医生检查。

尽管穿刺组织标本只需约 15 分钟时间，但整个的准备过程可长达 90 分钟。

根据不同的穿刺步骤，穿刺过程有可能有些许改变。

立体定位粗针穿刺

在此过程中，患者需要面朝下趴在活检床上，使活检侧乳房穿过活检床上的孔洞。通常升高活检床，使放射医师坐在床下。有些机构使用类似拍摄乳腺

钼靶时的站立位进行穿刺。你的乳房将被两个平板紧紧夹住，进行乳腺钼靶以明确穿刺部位，在定位完毕后的穿刺过程中请保持静止以保证穿刺准确。

超声引导的粗针穿刺

在此过程中，你将平卧在超声检查床上。你会被要求将活检侧胳膊举过头顶以舒展乳腺组织来获得异常处更好的成像。然后，放射医师将使用超声探针来定位肿块位置。超声引导穿刺通常用于超声下可见的肿块的活检。

MRI 引导的粗针穿刺

此类型的粗针穿刺在 MRI 引导下进行，MRI 可获得乳腺多个层面的图像，进而通过电脑处理形成 2D 图像。在此过程中，你将面朝下平趴在检查床上，使患侧乳腺置于检查孔内。MRI 提供的影像可有助于获得准确的穿刺位点。

优点及缺点

相对于细针穿刺来说，粗针穿刺可以获得更大的组织标本，进而分辨是否为浸润性乳腺癌，具有更高的准确率，以及在活检的组织中寻找钙化点。有时，粗针穿刺并未穿刺到肿瘤组织（假阴性）或在很少见的情况下诊断非乳腺癌患者为癌症（假阳性）。粗针穿刺对比于细针穿刺来说更昂贵，尽管如此，其已是乳腺标本活检的标准方式。医患双方都愿意在手术前明确是否患有乳腺癌以规划更好的治疗手段。

通常在粗针活检后的穿刺部位置入一个很小的不锈钢或钛合金的金属夹来标记穿刺部位，以便再次查验。金属夹只能手术移除并只能在特定的检查设备中显影，其不会对患者造成不适，也不会在机场引发金属探测器。

手术活检

某些情况下，粗针穿刺获取的组织并不足够诊断，需要进行手术活检。或者可疑的肿块很小并且可以触及，你的

医生有可能建议你在同一次手术中活检并摘除肿块。某些情况下，不管粗针活检的结果，某些相对明显的肿块需要被手术切除时也可手术活检。当肿块处于特殊部位时，使其他活检方式不能实行的情况下，这时，也可手术活检。

正如其名字一样，手术活检包含了一个小的手术，但当日即可出院。

手术活检分为两种：切取活检和切除活检。

- 切取活检是切取部分肿块进行检查。
- 切除活检是切除整个肿块，若所有的肿瘤细胞都被移除，这个手段不仅作为诊断手段，也作为治疗手段。其也被称为乳房肿瘤切除术或扩大局部切除。

术前准备

手术通常于具有麻醉镇静的操作间中进行。告诉医师你是否在服用抗凝药物，例如，阿司匹林、非甾体消炎药等，这些药物可以阻止血液的正常凝集，造成更多的出血。术前你可能会被要求禁食。并且术前准备告知家属在手术后接送你回家。

导丝定位

在粗针活检后，放射医师可能通过一种叫作导丝定位的方式为外科医生进行定位。通常在手术前即刻进行。进行操作时，按照乳腺钼靶的姿势，将可疑肿物通过网格定位，然后把附着有导丝的细针按照网格定位深度插入乳腺中。

术前会进行局部麻醉，但是有时局部麻醉带来的不适感要比穿刺本身更大。

导丝的尖部处于肿块内或刚穿过肿块，穿刺后再次进行乳腺钼靶来保证穿刺针处于正确位置。如果需要，导丝位置可以调整。放置于正确位置后，除去针头，留下导丝。

在导丝的头部有一个倒钩，可以保证导丝的位置不动，拍摄此时的乳腺钼靶片送往手术室。某些机构使用放射性颗粒来代替导丝，医生通过使用放射性探测器来监测肿块位置。

有时，当乳腺超声比乳腺钼靶对肿块的成像更为清晰时，使用乳腺超声代替钼靶进行导丝放置的导航。

活检

当所有上述步骤完成时，外科医生会详细检查乳腺钼靶片来决定最好的手术入路。术中，医师会尝试切除导丝周围的整个肿块。外科医师会标记切除标本的切缘，缝合 12 点处用以标记方位，为病理医师提供方向。标本的边缘也可以使用墨水标记，以方便病理医师切开标本时明确是否切缘有肿瘤细胞。

切除标本后，外科医生通常会对切除标本进行 X 线检查来明确是否所有的钙化点都在切除标本内，然后才交予病理医师。如果切缘有肿瘤细胞（切缘阳性），意味着仍有部分肿瘤细胞残存于乳腺内，需要更大范围的切除。如果切缘为阴性，提示所有的肿瘤细胞都被切除了。

有时，只有通过切除整个乳房（全乳切除术）才能完整切除病变组织。

风险及术后护理

手术活检的风险与其他小手术相同，包括出血、感染、切口周围青肿等。你可以在手术当日休息放松来恢复。在接下来的 5~6 天中，避免会导致不适的活动。

在移除敷料后，你可以沐浴。通常在回访中移除敷料或在医生指导下在术后第 1 或第 2 日移除。术后的最初几天可能会有渗液。在乳罩内垫纱布垫可能会帮助渗液吸收，乳罩也可帮助支持切口。当你觉得伤口有感染可能时，例如，有异味的渗液、肿胀、发红、伤口压痛、发热等症状出现时，向你的医生电话咨询。

病理报告

当病理医生完成切除标本的病理学检查后，会书写一份针对标本的详尽病理报告。此报告也包含了相关的病史及特殊要求。

报告会描述肿物来源部位及肉眼所见。其大小、形状、颜色及柔韧度都会被记录，病理医生应记录切缘是否含有肿瘤细胞及非肿瘤区域的组织表现。

进行病理检查的组织切片数量也应被记录。

如果存在乳腺癌，病理医师会列出一些相关细节来帮助医师决定最好的治疗方案。包括癌症的侵袭性、组织学类型、恶性细胞分化程度、肿瘤细胞是否含激素受体及肿瘤细胞是否含 HER2 表面蛋白受体等。

癌症类型

通过检查标本中肿瘤细胞的异变程度，病理医生可以分辨肿瘤是否具有侵袭性。侵袭性生长的乳腺癌会突破腺管或腺叶的包膜，扩散至周围结缔组织中（见前述"浸润性肿瘤"图），继而扩散至全身其他组织器官。非浸润性乳腺癌（原位癌）局限于一个部位，但其也有转变为侵袭性的可能。原位癌较浸润性乳腺癌具有明显更好的预后。

浸润性乳腺癌

最常见的，占据浸润性乳腺癌 80% 的乳腺癌类型是浸润性导管癌，浸润性小叶癌约占 10%，剩余的 10% 为少见或特殊类型的乳腺癌。

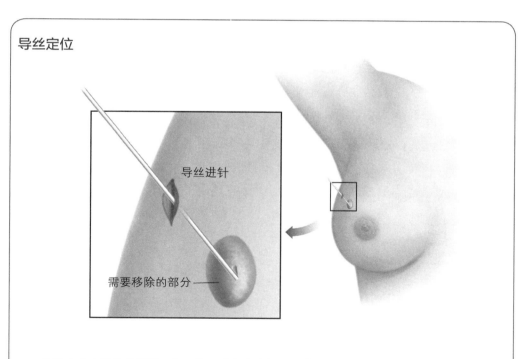

导丝定位

导丝进针

需要移除的部分

为防止术中肿物找不到，有可能通过在皮肤切开一微小切口，插入一根细导丝来定位。经过乳腺钼靶的辅助，导丝可以沿着乳腺组织插入直到其尖部到达目标区域，这样外科医生就可以准确地获得所切除的肿块位置

从定位到切除

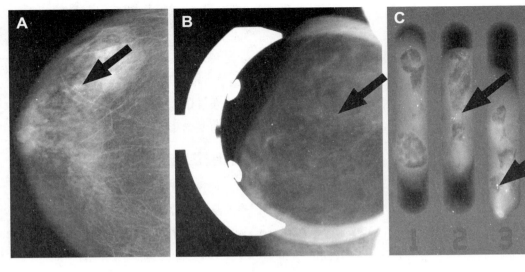

　　图 A 显示了乳腺钼靶片发现的可疑的、微小的、不规则的沉积灶，称为微小钙化。由于微小钙化不能被轻易地鉴定，对可疑区域进行了放大钼靶，如图 B 所示。这样钙化灶可以被更容易观测到。然后，对目标区域进行了粗针穿刺（如前述"针吸活组织检查"图）

　　有时通过乳腺钼靶，浸润性小叶癌很难被发现，并且在其肿块较大并可被触及之前很难被定位。

　　另外一些特殊类型的浸润性乳腺癌包括髓样癌、管状腺癌及黏液乳腺癌等。这些类型的乳腺癌相较于浸润性导管癌和小叶癌来说通常具有更好的预后，但其治疗也较一般的浸润性乳腺癌有所不同。化生癌是一种特殊类型的癌症，其发展较浸润性导管癌更加迅速。

非浸润性乳腺癌

　　非浸润性乳腺癌（原位癌）相较浸润性乳腺癌更加少见。导管原位癌（DCIS）是最常见的非浸润性乳腺癌，局限于乳管系统，并不侵犯乳腺结缔组织（见第十章）。

　　小叶性原位癌（LCIS）起源于乳腺小叶而非导管。大多数乳腺专业人员并不认为 LCIS 是真正的乳腺癌。但是患有 LCIS 的女性在全乳具有更高的患浸润性乳腺癌的可能（见第九章）。

　　经过规律的治疗随访，这两种非浸润性乳腺癌具有良好的预后。

肿瘤分级

　　为了确定目前存在的乳腺癌的类型，病理学医生根据镜下乳腺细胞的异

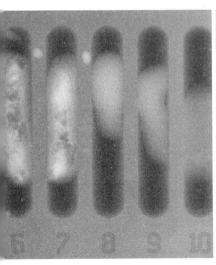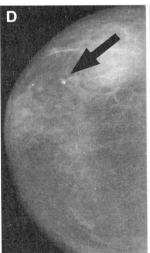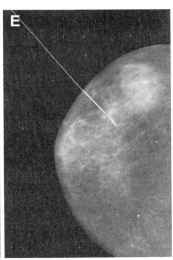

　　从目标区域抽取的组织标本可以经过 X 线检查以明确是否所有微小钙化都在其中,如图 C 所示。在活检过程中,在活检区域放置一个金属架以标记活检区域,如图 D 所示。以金属架作为标记,插入导丝至目标区域以帮助外科医师切除额外的组织,以保证所有微小钙化点都被切除,如图 E 所示

常程度对乳腺癌做了分级。级别越低,预后越好。

　　病理学家通常使用 Scrff-Bloom-Richardson 系统或类似系统来对浸润性乳腺癌进行分级。

　　按照医学术语来说,按照癌症细胞的表象来进行分级,其中包括 3 种类型的表象:管腔形成的形态、核分级及核分裂活动度,其中每个表象具有 1~3 的分数。

• **管腔形成**。正常的乳腺导管形状像小的导管细胞。肿瘤细胞随着肿瘤发展逐渐表现得越来越扭曲。含 75% 及以上的正常导管结构的标本为 1 分,含

10%~75% 的正常导管结构的标本为 2 分,如果正常导管结构小于10%,为 3 分。

• **核分级**。核分级反映了每个细胞的胞核表象。正常的细胞具有标准的胞核结构,且细胞小而均匀(分化良好)。肿瘤侵袭性越强,肿瘤细胞的胞核大小及结构越异常(分化差)。与正常细胞胞核相似度很高的为 1 分,2 分表明与正常细胞胞核具有部分差异,而 3 分为与正常细胞胞核具有显著差异。

• **核分裂活动度**。核分裂是细胞分裂的过程。核分裂的分数表明了处于分裂的肿瘤细胞的数量。通过比较处于分裂态的细胞数量与观察到的所有细胞的数量

> **问与答**
>
> 问：为什么我需要进行重复的检验？
>
> 答：不同检查的检验结果，例如体格检查、乳腺钼靶片或活检病理等有时结果并不一致。在这种情况下，一个或多个检查需要重新进行，也有可能加做一些额外的检查。
>
> 例如，如果医生在体格检查中发现了肿块但是乳腺钼靶并未看见肿块，需要再次进行乳腺钼靶或其他影像学检查；或者乳腺钼靶发现微小钙化但是活检病理并未有阳性结果，医生可能会推荐你再次进行活检来确保可疑区域确实被取到。

来确定分数。1 分表明缓慢的生长，2 分是中等程度的生长速度，而 3 分是迅速生长状态。

把以上 3 项分数相加即可得到肿瘤分级的总分数，介于 3~9 分。

- 总分在 3~5 分的为 1 级（低级别或者是高分化）。
- 总分为 6~7 分的为 2 级（中级别或中分化）。
- 总分为 8~9 分的为 3 级（高级别或低分化）。

1 级表明细胞的表象仍较正常，肿块也生长较为缓慢。如果肿物为 3 级，表明细胞失去了正常的结构与功能、细胞分裂较快或两者都有。2 级则介于两者之间。

激素受体状态

科学家发现两种雌性激素，雌激素

和孕激素会影响大多数乳腺癌的生长。对激素受体的检测常用于活检标本中。受体是细胞膜表面的一种特殊蛋白，它可以接受经血液传播的特殊化学物质、药物或激素的蛋白。

正常的乳腺细胞具有雌激素和孕激素受体。激素与受体结合后，与相关基因相作用，在青春期促进乳腺发育、在孕期促进乳腺合成乳汁。大多数乳腺癌细胞也具有这些激素受体。

如果病理医师在肿瘤细胞表面检测到雌激素或孕激素受体，则表明肿瘤细胞是 ER^+ 或 PR^+，或都为阳性。如果未检测到雌激素或孕激素受体，则表明肿瘤细胞是 ER^- 或 PR^-，或者都为阴性。

为了进一步检测乳腺癌是否具有雌孕激素受体，病理医师将会报告肿瘤细胞具有受体的百分比及受体的阳性度。这些信息可以帮助临床医师选择更有效的肿瘤药物治疗。

ER⁺ 或 PR⁺ 的患者可能从内分泌疗法中受益，其通过阻断刺激乳腺癌肿瘤细胞的激素与受体结合而发挥作用。激素受体阳性的乳腺癌一般会比激素受体阴性的乳腺癌生长缓慢。

HER2 状态

人表皮生长因子受体 2（human epidermal growth factor receptor 2，HER2）是一种通过 HER2 基因表达的受体蛋白。正常情况下，此受体的激活可以刺激细胞分裂。当过多的受体表达时，可以导致细胞的快速生长。有 20%~25% 的乳腺癌患者有着 HER2 蛋白的过表达。

有 2 种检测 HER2 受体的方法：一个是通过免疫组化的方式（蛋白过表达）及通过原位荧光杂交染色（FISH）的方法检测，也被称为基因扩增法。

• **免疫组化法**。这种方法较 FISH 法更早被人们使用，价格更为低廉，也是首选的检测方法。通过检测与 HER2 特异结合的可被探测的抗体的数量来确定 HER2 蛋白的数量。其程度可以分为 0 到 +++ 不等。0 或 + 通常视为阴性，表明肿瘤不具有过量的 HER2 表达。+++ 表明肿瘤过度表达 HER2 蛋白。而 ++ 是边界值，上述情况都有可能。

• **FISH 检测**。对于通过免疫组化法检测为 ++ 的患者，医生会推荐行 FISH 检测以进一步明确是否存在 HER2 过表达。FISH 检测通过检测与 HER2 基因相关

的荧光 DNA 标记的数量来检测 HER2 基因的数量。报告结果分为阳性或阴性。

为了更好的治疗，明确 HER2 是否过表达是很重要的。曲妥珠单抗（赫赛汀）是针对 HER2 受体的特效药物，通过绑定 HER2 受体以阻断其功能来发挥作用，减缓肿瘤的生长（见第三章及第十一章）。

分期

为了确定肿瘤的分期，医生可能会推荐你进行进一步的检查。这些检查包括血液学检测、胸片、骨扫描、MRI、CT 及 PET 检查。很重要的是，并不是所有女性都需要进行上述所有检查，因为对部分患者来说这些检查收益有限，对另外一些患者来说肿瘤转移、侵犯淋巴结的可能性较低。

分期检测

当医生了解到肿瘤存在时，他可能想知道肿瘤是局限在乳腺还是已经播散至身体其他部位。这些信息是通过分期获得的。分期是诊断过程的另一个方面，对于决定治疗策略非常关键。这也是预测预后的重要因素。

血液学检查

一份完整的血常规（complete blood count, CBC）可以帮助医生评估你的一

般身体状况。CBC 包括：

- **红细胞计数**。代表携氧能力。
- **白细胞计数**。代表抗感染能力。
- **血小板**。代表血凝能力。

血生化的检查评估了你的器官，例如，肾脏、肝脏等的功能。

血液中特定物质的异常水平也有阳性意义，例如，肿瘤标志物的升高表明可能存在肿瘤。但是除非有其他证据表明乳腺癌已远处转移，不针对这些肿瘤标志物进行检测，因为在此时其并不能提供足够的有用信息。另外，没有只针对乳腺癌的肿瘤标志物。

胸片

为了明确是否存在肺部转移，医生会建议你拍摄胸片。如果肿瘤很小且没有淋巴结转移，拍摄胸片并不必要。

骨扫描

通过骨扫描来明确是否存在骨转移。但是只有在有骨转移可能或证据的时候才进行此项检查，例如，有骨痛或血液检查异常。

在检查时，会注射很微量的放射性示踪剂，其被与骨重塑相关的细胞所吸收。在人的一生中，骨组织在持续不停地生成与分解，这个过程称为骨重塑。当肿瘤细胞转移至骨时，骨重塑的过程被显著加快。通过一种特殊的扫描设备，可以观察是否存在某个骨区域有示踪剂的浓聚。但是例如关节感染、关节炎等病症也可以造成骨重塑增加而使示踪剂浓聚。

CT 扫描

计算机断层扫描（computerized tomography，CT）是一种较新的 X 线扫描技术，相较传统 X 线扫描，其可以对内部器官提供更加详尽的影像学信息。

此操作包含了可以绕身体旋转的 X 射线管及可以对获得数据进行分析而产生断层 2D 图像的大型计算机。当结合观察这些图像时，医生可以获得肿瘤位置，大小及下一步进行活检的定位。此检查只有在医生怀疑有转移时进行。

磁共振

正如 CT 一样，磁共振（magnetic resonance image，MRI）也可以提供体内器官的断层数据，只不过它使用很强的磁场来代替 X 线。磁场通过作用于体内水分子使其振动释放出极其微弱的信号。然后用很敏感的接收器，一个类似无线电天线一样的设备来接收信号。最后用计算器处理信号得到图像。

不同的组织具有不同的化学组成，继而产生的信号也不相同，故而可以让医生从正常组织中分辨肿瘤组织。某些情况下，MRI 较 CT 更为敏感。一般来说，并不一定需要 MRI 来确定肿瘤分期。

正电子放射断层造影术

正电子放射断层造影术（positron

emission tomography scan, PET）不同于 CT 或 MRI，其通过检测组织活性而不是其结构来获得图像。不同于正常细胞，肿瘤细胞通常拥有较高的代谢活性。在 PET 检查时，你会被注射少量的放射性示踪剂，这些示踪剂是血糖的另一种形态。体内的大多数细胞会均匀地吸收少量的示踪剂，但一些代谢活性很高的区域会大量吸收。因为肿瘤细胞具有很高的代谢活性，会吸收更多的示踪剂，也会造成更高的显像。

PET 检查通常与 CT 检查同时进行以定位异常区域。当医生怀疑肿瘤已经转移但并不能确定转移位置时，他（她）可能会建议你行 PET 检查。

分期归类

在手术后，医生可能会开具一些其他的检查。在手术完毕及检查结果回报后，医生会根据现有信息告知你的乳腺癌分期。

理想状况下，分期应该在获得全部组织标本后进行，称为病理分期。但是分期也可以在病理检查前进行，这种分期称为临床分期，相比病理分期准确性更低。

最常用的分期方法是由美国癌症联合会（American Joint Committee on Cancer）提出的 TNM 分期系统，其包含三个关键方面。

• T（tumor，肿瘤）。肿瘤大小，是否侵犯皮肤或胸壁。

• N（node，淋巴结）。是否侵犯周围淋巴结。

• M（metastasis，转移）。肿瘤是否转移至身体的其他区域。

根据不同的情况给予上述三个方面不同的分期，按照不同的数字标示。T 分为 0~4 期，表明了肿瘤的大小及是否侵犯皮肤或胸壁。N 分为 0~3 期，表明了淋巴结转移的情况及淋巴结转移个数。M 分为 0 和 1 期，分别是未远隔转移和远隔转移。

数字越大表明肿瘤越大，进展越晚，反之亦然，也有些特殊标示有着特殊含义，例如原位癌表示为 Tis。举个例子，T1N0M0 表明肿瘤小于 20 毫米，并没有淋巴结转移及远隔转移。当取到术后病理后，上述分期或许会有改变。

当 TNM 分期确定后，医生可以根据其确定你的分期，分期按罗马数字标识。数字越小表示期别越早，数字越大则表示期别越晚。上述提到的 T1N0M0 为 I 期肿瘤。

0 到 IV 期肿瘤

乳腺癌分期很复杂，会随着对病情更加深入的了解而改变。135 页的表格（乳腺癌分期表）展示了最新的乳腺癌分期。医生会根据病情确定你的分期。以下是关于乳腺癌分期的一些基本信息。

0 期

这是非常早期（原位）的乳腺癌，并未在乳腺内转移，也未远隔转移。

I 期

IA 期是无淋巴结转移的小于 20mm 的乳腺癌的期别。当含有类似来自乳腺细胞的淋巴结小于 0.2mm 时，考虑其为阴性淋巴结，并无证据表明其有淋巴结转移。这是 IB 期的乳腺癌。

II 期

II 期可以进一步分为 IIA 和 IIB 期。II 期较 I 期乳腺癌更加进展，但并未到达 III 期的程度。IIA 期的乳腺癌为大小介于 20.1~50 毫米、转移至 3 个或以下的腋下淋巴结或锁骨下淋巴结，或两者

诊断基本检查

大多数乳腺癌的患者不需要进行所有的乳腺癌相关检查。除了活检之外，以下是常见的为明确肿瘤分期而进行的检查或检验。

- 病史。
- 查体。
- 乳腺钼靶。
- 胸片（并不总是需要）。
- 血液学检查。

分期定义总结

原始肿瘤情况

T0　没有肿瘤

Tis　原位癌

T1　小于 20 毫米的浸润性乳腺癌

T2　20.1~50 毫米的浸润性乳腺癌

T3　大于 50 毫米的浸润性乳腺癌

T4　侵犯胸壁、皮肤溃疡、皮肤结节或炎性乳腺癌

区域淋巴结 / 病理 情况

N0　未侵犯淋巴结，或含有小于 0.2 毫米的肿瘤细胞

N1　1~3 个腋下淋巴结转移，或者镜下有内乳淋巴结的转移（前哨淋巴结活检发现）

N2　4~9 个腋下淋巴结转移或临床可见的内乳淋巴结转移

N3　大于等于 10 个腋下淋巴结转移、锁骨下淋巴结转移、锁骨上淋巴结转移或腋淋巴结合并内乳淋巴结转移

远隔转移

M0　没有远隔转移

M1　远隔转移

基于 the American Joint Committee on Cancer's AJCC Cancer Staging Manual,7th edition,2010;published by Springer Science and Business Media LLC. Used with permission.

乳腺癌分期表

分期	T	N	M
0 期	Tis	N0	M0
IA 期	T1	N0	M0
IB 期	T0	N1mi	M0
	T1	N1mi	M0
IIA 期	T0	N1	M0
	T1	N1	M0
	T2	N0	M0
IIB 期	T2	N1	M0
	T3	N0	M0
IIIA 期	T0	N2	M0
	T1	N2	M0
	T2	N2	M0
	T3	N1	M0
	T3	N2	M0
IIIB 期	T4	N0	M0
	T4	N1	M0
	T4	N2	M0
IIIC 期	任何 T	N3	M0
IV 期	任何 T	任何 N	M1

From the American Joint Committee on Cancer's AJCC Cancer Staging Manual,7th edition,2010;published by Springer Science and Business Media LLC. Used with permission.

Tis: 原位癌
mi: 癌症小于 0.2 毫米，镜下可见
T0~4：指示肿瘤大小及侵犯范围
N0~3：指示淋巴结转移的程度
M0~1：指示是否存在身体的远程转移

都有。大于 50 毫米的肿物但没有淋巴结转移的乳腺癌为 IIB 期。

III 期

　　III 期可以分为三个分类：IIIA、IIIB 及 IIIC 期。III 期乳腺癌包含了很广泛的分类，也常被称为局部进展型乳腺癌。III 期乳腺癌一个关键的鉴别点是没有远隔的转移。

　　III 期乳腺癌的举例如下。

- 大于 50 毫米的肿物伴有至少 1 个腋下淋巴结转移（IIIA）。
- 肿瘤有锁骨上淋巴结转移（IIIB）。
- 肿瘤侵犯皮肤导致红肿，也被称为炎性乳腺癌（IIIC）。

IV 期

　　IV 期的乳腺癌已经侵犯超过乳腺及邻近淋巴结，向远处转移，常见的有肺、肝、骨或脑等。

预计生存

　　根据既往积累的乳腺癌女性的统计资料，统计学家们总结出了不同类型乳腺癌的 5 年生存率。简单地说，就是确诊 5 年后依然生存的乳腺癌患者的概率。

　　5 年生存率不是指诊断后只生存 5 年的时间，实际上，其中的大部分人都生存的比 5 年久得多。其也不是指患者初始治疗完毕后依然生存 5 年时间。在所有经历乳腺癌复发的乳腺癌患者中，不到 50% 的患者是在 5 年内复发的。

　　很明显，早发现早治疗可以显著延长乳腺癌患者的生存时间。如今，诊断为乳腺癌的患者比 20 或 30 年前的乳腺癌患者生存时间长得多。

　　但是需要铭记的是，并不能只看统计数据，其给医生提供了宏观的标准数据，但不是永远适用于每个个体。每个女性的情况都是独特的。如果你对你的预后有所疑问，请与你的医疗团队咨询探讨，他们会与你讨论哪些统计数据适用于你的情况，哪些不适用。

　　更多的关于乳腺癌的预后信息在后面的章节中会有讨论。

第九章
乳腺癌的癌前病变

有时医生在体检时并没有发现肿瘤，但是发现可以导致肿瘤的病变，这种乳腺异常改变被称为不典型增生，伴有一些令人担忧的细胞过度增长。乳腺不典型增生通常被认为是癌前病变，这不是癌症，但是，患有不典型增生的女性在未来乳腺癌的发病风险增加。

不典型增生可以进一步分为导管上皮不典型增生（异形细胞起源于乳腺导管）和小叶不典型增生（异形细胞起源于乳腺小叶）。另一种癌前病变小叶原位癌被认为是更广泛的小叶不典型增生。值得注意的是，小叶原位癌虽然被称为癌，但实际的生物学状态仍需要进一步确定，大部分医生并不认为这是真正的癌。

研究者有很多关于不典型增生和小叶原位癌的问题需要解答。例如，现在不能确定某些癌前病变是否是发生肿瘤的提前阶段，或者只是肿瘤发生的标志，提示乳腺癌患病风险增加而不能确定肿瘤将会发生。

不典型增生

一位女性患者在钼靶检查发现可疑病灶后行活检手术，可能诊断为乳腺不典型增生。这包括两种形式，导管不典型增生及小叶不典型增生，两者在形态上不同但在生物学行为上类似。这两种病变都不属于癌变，但都可以增加乳腺癌患病风险。

患有导管不典型增生或小叶不典型增生的女性双侧乳腺发生乳腺癌的风险是正常女性的 4 倍。在实际工作中，通过活检发现不典型增生 10 年后，超过 10% 的患者出现乳腺癌；15 年后，超过 15% 的患者出现乳腺癌。

患有导管不典型增生或小叶不典型增生的女性既可以发展为导管癌也可以发展为小叶癌。也就是说，不典型增生的类型不能预测乳腺癌的类型。

当被诊断为不典型增生并具有乳腺癌家族史时，乳腺癌患病风险是否意味着更高？研究者并不这么认为。科学家相信不典型增生的发展是由一些潜在的风险导致，比如家族史。因此家族史导致的患病风险增加等同于不典型增生。

如果针吸活组织检查发现不典型增生，需要手术切除来确认是否有乳腺癌。手术后也可选择药物治疗。使用抗雌激素药物预防乳腺癌的临床试验发现不典型增生患者使用他莫昔芬后发生乳腺癌风险显著降低。雷洛昔芬也可以降低风险，但效果不如他莫昔芬。

第六章有关于高风险人群预防乳腺癌的更多内容。

小叶原位癌

小叶原位癌是指病变位于末段乳导管的乳腺小叶内。小叶原位癌在钼靶上通常无法显像，但可以通过活检等方式发现。

经过多年研究，大部分肿瘤专家认为小叶原位癌不是癌症，他们认为小叶原位癌提示双侧乳房发生浸润性癌的风险增加。

与导管原位癌不同，小叶原位癌不常见，因此，能够长期观测乳腺癌患病风险的临床研究并不充分。通常认为患有小叶原位癌的患者一生中患有浸润性癌的风险为 20%~25%，然而支持这个结论的数据相对薄弱。相比之下，没有患小叶原位癌的女性一生中发生乳腺癌的风险约为 12%。

你的选择

在决定不典型增生和小叶原位癌如何治疗时，需要考虑以下因素，包括个人选择。

导管不典型增生

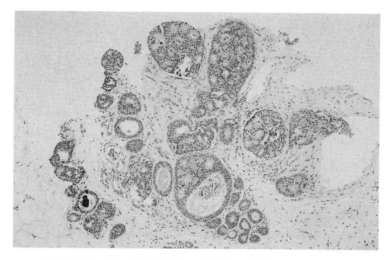

乳腺导管在切片上出现异常，不再为正常的单层细胞，取而代之的是大量异形细胞。图片左下部深染部分提示导管内钙化

小叶原位癌

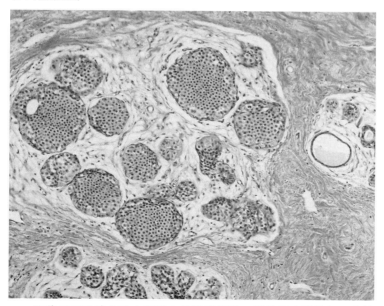

图像显示乳腺小叶内充满大量异形细胞。活检标本类似但程度较轻时称为小叶不典型增生

观察随诊

在诊断为上述情况的前几年内，一些女性选择密切观察。这需要每年进行乳腺钼靶检查，每月进行乳房自检，规律地去医院检查乳腺。

对于乳房相对容易进行查体和钼靶检查的女性，这种方法效果不错。而对于致密型乳房的女性效果一般。

还有一些女性选择采取预防手段降低患癌风险，比如服用预防类药物，或者手术切除双侧乳房。

预防性药物治疗

两种选择性雌激素受体调节药（SERM）被证实可以降低浸润性乳腺癌的风险。

第一种是他莫昔芬，可以用于绝经前或绝经后女性。他莫昔芬通常需要服用 5 年。另一种药物是雷洛昔芬（EVISTA），也被证实能够降低高风险绝经后人群乳腺癌患病风险，包括不典型增生和小叶原位癌患者。

另一种类型药物为依西美坦（AROMASIN），也可以降低浸润性乳腺癌风险。依西美坦是一种芳香化酶抑制药。

以上药物都具有一定的副作用，因此选择药物时应谨慎权衡获益及风险。

预防性手术

不典型增生患者不推荐接受预防性手术（双侧预防性全乳切除术），而小叶原位癌患者可考虑接受手术。

为了达到最佳的预防性获益，双侧乳房都需要切除，因为小叶原位癌会增加双侧乳房的患癌风险。然而大部分小叶原位癌患者都不会发展为乳腺癌，是否需要行预防性切除一直存在争议。

最终，这是一种个人选择，建议与医生商讨后做出决定。小叶原位癌不需要紧急处理，因此患者有充分的时间权衡利弊。

关于乳腺癌预防策略的更多内容参见第六章。

第十章
导管原位癌

导管原位癌是乳腺癌的一种常见类型，每年新发乳腺癌病例数中导管原位癌约占 1/5。对于一些女性，导管原位癌的诊断较为困惑，因为她们被告知患有 0 期肿瘤，但仍需接受外科治疗，甚至可能需要进一步治疗。

为什么这种 0 期肿瘤需要积极治疗呢？原因是如果不进行治疗，肿瘤将可能从原发乳腺导管中播散，当然，也有可能不会播散。与第九章的小叶原位癌不同，导管原位癌更可能发展为浸润性癌。

导管原位癌的名称也使一些女性感到困惑，她们无法确定原位的定义。并且，她们的医生可能使用 DCIS 或者 0 期之类的术语，使得这些患者无法明确是否患有真正的乳腺癌。

"原位"意味着肿瘤位于原始或正常的位置。在导管原位癌中，"原位"指肿瘤局限于起源的乳腺导管中。其他同义的术语有导管内癌或非浸润性癌。小叶原位癌被认为是乳腺癌的一个危险因素，而导管原位癌是一种早期肿瘤。

研究者们目前尚未明确但希望研究出哪种类型的导管原位癌患者更易进展为浸润性癌或更易复发，

通过识别高风险人群，医生们能够给予相应精准的治疗。

诊断

导管原位癌通常由乳腺钼靶筛查诊断，但较难发现。在钼靶摄像上，导管原位癌常表现为多发簇状钙化，又称为微小钙化，一些病例可伴有乳房肿块。

近年来，由于乳腺筛查的普及，导管原位癌的诊断率明显增加。导管原位癌的诊断主要为核芯针活检或开放活检。核芯针活检是通过粗针取出肿瘤的一小部分标本进行检查，而开放活检则需要外科切除肿瘤组织。第八章有活检方式的细节。

幸运的是，导管原位癌的预后非常好。根据现有报道，生存率接近100%。不同的治疗方式都可以采用，理想的治疗方案是既没有过度治疗，也没有治疗不足。

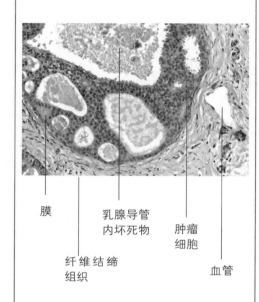

导管原位癌

膜　　乳腺导管　　肿瘤
　　　内坏死物　　细胞

纤维结缔　　　　　血管
组织

图片显示一个大导管内部充满肿瘤细胞，可见凋亡细胞产生的坏死物。最重要的是，导管周围的膜结构是完整的，肿瘤没有向周围组织浸润

关键因素

一些关键因素可能会影响导管原位癌的临床表现及侵袭性，然而这些因素产生的准确效应仍处于研究阶段。导管原位癌的治疗主要依据以下因素。

• **病理切缘**。切除标本组织切缘或邻近切缘处镜下可见肿瘤细胞，则肿瘤残存的可能性极大。此时需要进一步行扩大切除术或全乳切除术。

• **肿瘤大小**。在行肿物切除术时，小肿瘤更容易被完整切除。

• **肿瘤分级**。导管原位癌肿瘤分级的判定主要依据细胞核型。如果显微镜下细胞核型与正常细胞核型相似并且仅有少量细胞处于分裂状态，则肿瘤为低级别。如果细胞核形态与正常细胞差异显著，细胞分裂显著，则肿瘤为高级别。高级别肿瘤具有较高的复发率。

- **细胞结构**。依据细胞结构将导管原位癌分为两种亚型。其中一种亚型细胞体积大、异形性明显，并且内含坏死物或凋亡细胞。另一种亚型缺乏以上特征。具有粉刺样坏死表现通常提示导管原位癌侵袭性强，肿瘤复发率较高。

具有粉刺样坏死的高级别导管原位癌患者推荐行前哨淋巴结活检术（详见第十一章），在某些无粉刺样坏死的导管原位癌患者中也可使用。

前哨淋巴结活检是寻找肿瘤转移途径中第一站淋巴结并进行病理检查。由于伴有粉刺样坏死的高级别导管原位癌更易发生浸润，前哨淋巴结活检术可以进一步确认是否具有淋巴结转移。如果淋巴结未见转移，则肿瘤可能只局限于乳腺。

- **年龄**。年龄低于 40 岁的导管原位癌患者复发风险较高。

治疗选择

导管原位癌患者治疗方案有以下 3 种。

- 外科治疗（乳腺肿物切除术或全乳切除术）。
- 放射治疗（乳腺肿物切除术患者需考虑放疗）。
- 他莫昔芬（药物治疗）。

手术

诊断为导管原位癌的患者需首先决定行全乳切除术或乳腺肿瘤切除术。

全乳切除术

全乳切除术指将乳房全部切除。对于导管原位癌患者，应行单纯全乳切除术而不是改良根治术。单纯全乳切除术的切除范围包括乳腺组织、皮肤、乳头、乳晕，不包括腋下淋巴结。改良根治术的切除范围包括上述部分及腋下淋巴结。

在钼靶筛查广泛使用之前，导管原位癌发现较晚，通常乳房肿物较大，单纯全乳切除术是标准治疗方法。随着定期乳房 X 线检查筛查的普及，肿瘤发现较早，乳腺肿物切除术广泛应用而全乳切除术越来越少。在以下条件下，全乳切除术比乳腺肿物切除术更适合。

- 相较于乳房体积导管原位癌较大，乳腺肿瘤切除术后美容效果不佳。
- 导管原位癌病变为多灶，通过肿物切除术无法完整切除全部病变。
- 切除标本组织切缘或邻近切缘处镜下可见肿瘤细胞，提示导管原位癌范围比预计更广，肿物切除术无法充分切除肿瘤组织。
- 不符合放疗适应证。乳腺肿物切除术后需辅助放疗，若患者处于妊娠期、既往接受过胸壁放射治疗或对放疗副作用

灰色地带

　　什么时候导管原位癌将进展为浸润性癌？这个问题难以回答。由导管原位癌发展为浸润性癌的过程，是一个细胞水平连续变化的过程。有时病理学家可能也很难断定一个具体的乳腺肿瘤是浸润性癌还是非浸润性癌。

　　一些诊断为导管原位癌的肿瘤也具有微小的浸润表现，这便是浸润性癌的早期阶段。面对这样的病例，外科医生推荐患者接受前哨淋巴结活检术，以便更好地确认肿瘤并未扩散至腋下淋巴结。

敏感的患者应避免放疗。

- 乳房腺体致密，乳腺钼靶无法检出肿瘤复发情况。
- **BRCA** 基因突变患者（见第五章）出现新发乳腺癌风险较高。
- 患者具有全乳切除意愿。

　　对于行全乳切除术的患者，乳房重建是一个常见选择，可以同期或延迟进行。具体见第十二章。

乳腺肿物切除术

　　乳腺肿物切除术，又称为保乳术，是指只切除一部分乳腺组织。这种手术方法可以保留尽可能多的乳腺组织，避免乳房重建。

　　当乳腺肿物切除术联合放疗成为浸润性乳腺癌的一种治疗方法时，医生们开始质疑全乳切除术应用于低风险乳腺肿瘤的合理性，例如导管原位癌。研究者发现乳腺肿物切除术也是导管原位癌的治疗方法，导致了现在的广泛使用。现在，乳腺肿物切除术联合辅助放疗已成为导管原位癌最常见的治疗方案。尽管目前没有官方研究比较全乳切除术和保乳术治疗导管原位癌的数据，但有研究显示肿物切除术联合放疗的患者总生存率与接受全乳切除术的患者相似。大部分导管原位癌患者适合行保乳术，而在某些情况下，全乳切除术更适合。

　　对于导管原位癌患者，乳腺肿物切除术通常不需要切除腋下淋巴结，因为导管原位癌并非浸润性癌，出现腋窝淋巴结转移概率非常低。然而，一些外科医生仍推荐对导管原位癌病变范围较大、活检提示可能有局部浸润的患者行前哨淋巴结活检术。肿物切除术及淋巴结切除术将在第十一章详细讨论。

放射治疗

　　乳腺肿物切除术后放射治疗可降低

导管原位癌复发率及进展为浸润性癌的概率。该结论由一项随机对照研究得出，对比只接受肿物切除术及肿物切除术联合放疗的导管原位癌患者，中位随访15年后，研究发现接受放疗组局部复发及发生同侧浸润性癌的风险均降低（见下表）。

一些学者认为上述研究中，正常乳腺组织切除量可能不足以保证所有导管原位癌病变均完整切除，导致只接受乳腺肿物切除术组患者复发风险高。他们认为如果正常组织切除范围足够大，可以不需要放疗。尽管如此，这项研究仍然奠定了基础——对于大多数行肿物切除术的导管原位癌患者推荐行放射治疗。

放射治疗通过高能 X 线杀伤肿瘤或损伤肿瘤细胞，导致其丧失生长增殖的能力。肿瘤细胞这类生长失去控制的细胞比正常细胞更容易受到放射的影响，因此更易被损伤。

放疗的两种主要方式为外照射及内照射。对于导管原位癌，外照射更常用。

第十一章内有更多放疗的内容。

他莫昔芬

他莫昔芬是一种人工合成抗雌激素药物，已被证实可以有效治疗浸润性乳腺癌，也可应用于乳腺癌高风险的预防。

由于成功治疗浸润性乳腺癌，医生们希望进一步研究是否可以使患导管原位癌的女性获益。NSABPB-24 研究通过纳入约 1 800 例行保乳手术及放疗的导管原位癌患者，随机分配服用他莫昔芬或安慰剂长达 5 年。该研究结果得到美国 FDA 认可，批准他莫昔芬为导管原位癌的治疗药物。

研究者们希望了解服用他莫昔芬的患者是否比服用安慰剂的患者肿瘤复发率低。

后面的表格显示了随访 15 年的研究结果。比较服用他莫昔芬 5 年及服用

导管原位癌复发及发生同侧浸润性癌的风险

	只接受乳腺肿物切除术	肿物切除术联合放疗
导管原位癌复发	15%	9%
浸润性乳腺癌	20%	11%

来源 Wapnir IL, Dignam JJ, Fisher B et al. Long-term outcomes of invasive ipsilateral breast cancer recurrences after lumpectomy in NSABP B-17 and B-24 randomized clinical trials for DCIS. J Natl Cancer Inst, 2011;103:478.

3 位女性，3 种选择

这个故事重点讲述了 3 位诊断为乳腺导管原位癌的女性根据自身的状况做出不同的治疗选择，每一位女性都认为自己的治疗决策是最佳的。

Geraldine 的故事

Geraldine 是一位 68 岁的女性，当她被诊断为乳腺导管原位癌的同时，她发现自己宫颈也存在异形细胞。她的乳腺钼靶检查提示右乳有一个小肿物，在行右乳肿物活检后，她接受了两个手术。外科医生对她进行了保乳术，并且切除了宫颈的异形细胞。

术后 Geraldine 知道自己需要做出一些决定。首先，她是否接受右乳保乳术后放射治疗。Geraldine 希望能够在做决定前深入研究这件事。通过阅读医学资料，Geraldine 认为放射治疗不适合她。她决定随诊，每 6 周复查一次乳腺钼靶检查，并且她定期进行巴氏检查监测宫颈的情况。

Geraldine 拒绝放疗主要依据以下因素。

• 导管原位癌较小，直径大约 0.5 厘米。

• 放疗的副作用可能导致放射性肺损伤。

• 每 6 周复查一次的时间间隔对放疗也是足够的。

在权衡利弊之后，Geraldine 认为放疗带来的获益并不显著，她的医生也支持这个决定。她的孩子们虽然担心，但是最终也支持她。正如 Geraldine 指出的，这是她自己的人生，需要由她自己做决定。

Geraldine 强调自己做主的重要性，不要让其他人和事干扰自己的生活。她做得非常好，并且总结说，"科学研究将你的手交到上帝的手中，做出对你自己最好的选择。"

Cathy 的故事

与 Geraldine 一样，Cathy 也是通过乳腺钼靶检查出导管原位癌，那年她 42 岁。她曾在 38 岁时做过基线乳腺钼靶检查，这次她认为应该再次复查。作为一个放射科执业医师，Cathy 可以接触到乳腺钼靶检查设备并接受检查，因为她的朋友从事此项领域工作。很快，她们看到了受影响乳房的更多图像。Cathy 发现一些簇状微小钙化，既不像典型的良性也不像恶性表现，这让她非常担心，所以她接受了活检。

活检结果提示至少 3 处微小钙化区域为导管原位癌。因此，Cathy 选择全乳切除术，同时接受了前哨淋巴结活检术确认肿瘤并未转移至淋巴系统。这保证了全部导管原位癌区域均被切除，并且没有淋巴结转移。术后通过钼靶及查体随访 6 个月后，她恢复了每年健侧乳腺筛查一次。

Cathy 拒绝行即刻乳房重建术，防止术后需要进一步治疗。她佩戴义乳，当孩子长大后有可能选择乳房重建术。

Cathy 一直很好，她推荐所有女性规律自查乳房，并且定期进行临床查体和钼靶检查。

Agnes 的故事

Agnes 是一位 72 岁的女性，通过活检被诊断为导管原位癌。她接受了保乳术联合术后放疗。Agnes 自己做了治疗决定，并接受了前哨淋巴结活检确认肿瘤并未转移至淋巴结。Agnes 的手术很顺利，并且术后接受了放疗，在放疗期间基本上没有任何副作用。

Agnes 之所以做这样的决定主要是因为她的两个朋友和嫂子都有相似的病情。一位朋友在保乳和放疗术后 8 年都没有肿瘤复发或转移，他支持 Agnes 做出这样的治疗选择。

Agnes 对自己的抉择很满意。同时，她也希望时间能够证明她的决定是正确的。

安慰剂 5 年患者，所有的乳腺癌事件（同侧乳腺导管原位癌或浸润性癌复发及对侧乳腺癌发生）发病率下降 6%。最显著的效应是降低了对侧乳腺癌的发病率。

研究本身并未强调激素受体状态是否为研究结果的重要影响因素（第八章及第十一章详细讲述雌激素受体）。一些学者回顾此项研究，发现 70% 的患者雌激素受体阳性，这些患者可以从他莫昔芬中获益，而雌激素受体阴性患者服用他莫昔芬无临床获益。因此，雌激素受体状态是决定治疗方法的重要因素。

对于接受全乳切除术的女性，他莫昔芬并无临床意义。因为全乳切除术后，剩余的乳腺组织几乎为零，发生浸润性癌或导管内癌的风险非常低。他莫昔芬仅用于预防对侧乳腺癌的发生。

他莫昔芬为导管原位癌患者提供了一种治疗选择。然而，并非所有患者都能获益，这需要与医生讨论治疗的利与弊。更多关于他莫昔芬的内容见第十一章。

做出治疗选择

所有的导管原位癌不完全相同，所以结合自身的情况制订适合自己的治疗方案是非常关键的。

如果决定做保乳手术或全乳切除术，第十一章详细列出一系列问题有助于选择治疗方案。如果决定接受保乳术后放疗, 则需要与医生探讨风险及获益。

最后, 如果没有做好准备, 建议阅读前述"3 位女性, 3 种选择"的故事。

每一位女性都可以依靠自己的个人情况, 做出不同的治疗选择。

他莫昔芬 vs. 安慰剂: 导管原位癌随访 15 年的研究数据

事件	安慰剂组	他莫昔芬组
所有乳腺癌	29%	23%
同侧乳腺原发肿瘤		
所有肿瘤	18%	16%
导管原位癌	8.3%	7.5%
浸润性癌	10%	9%
对侧乳腺肿瘤		
所有肿瘤	11%	7%
死亡		
乳腺癌	2.7%	2.3%
所有原因	17%	14%

修改自 Wapnir IL, Dignam JJ, Fisher B et al. Long-term outcomes of invasive ipsilateral breast cancer recurrences after lumpectomy in NSABP B-17 and B-24 randomized clinical trials for DCIS. J Natl Cancer Inst, 2011;103:478.

第十一章
浸润性乳腺癌的治疗

在听闻自己患有乳腺癌的消息后，大多数女性会有很多问题："发生了什么？""对此我该做些什么？""我是否有选择？""预后会如何？"

好消息是，乳腺癌对各种治疗敏感且具有很好的疗效。近年来，乳腺癌存活率不断提高，并且越来越多的科学研究致力于探索更好的治疗方法。但是，为了选择最恰当的治疗方法，可选择的治疗手段越多，需要的患者信息也就越多。以下几个章节的目标，是帮助你可以更好地选择适当的方法治疗乳腺癌。

本章重点研究治疗尚未转移的浸润性乳腺癌，即局部早期乳腺癌（Ⅰ期和Ⅱ期乳腺癌）。第十三章涉及局部进展期乳腺癌的治疗（Ⅲ期乳腺癌）。第十五章涉及对复发乳腺癌（经首次治疗后复发的乳腺癌）的治疗。第十六章重点研究已有远处转移的乳腺癌（Ⅳ期乳腺癌）。

在治疗方案确定之前，你大可不必对乳腺癌的诊断感到害怕，可以利用这些时间去充分了解病情。这是你一生中的重大事件，需要你不断去重新评估生活目标及优先顺序。这也是增强你与家人、朋友联系的重要时刻，在接下来的日子，你需要家人与朋友的支持。

当一切准备就绪，需寻找一个安静的环境分析相关信息。谨记，你需要一些时间（可能是几周的时间）去仔细衡量你的决定是否会改变结果。通过对你的价值观、生活方式及个人优先事件的充分考虑，你做出的不同决定，会对你有不同的影响。即使你决定尊重医生给予你的治疗意见，对疾病的充分了解也会减少你的恐惧。

治疗意见

局部早期乳腺癌的治疗目标是避免恶性肿瘤细胞存于体内。一般来说，实现这一目标有两种方法，即局部治疗和系统治疗。

• **局部治疗**。局部治疗的目标是肿瘤及其周围组织，局部治疗包括单纯手术治疗与手术治疗联合放射治疗。

• **系统治疗**。系统治疗的目标是治疗全身的肿瘤细胞，包括口服或静脉给药的药物治疗。系统治疗包括化疗、免疫治疗和内分泌（通常是抗雌激素）治疗。

如果你被确诊为局部浸润性乳腺癌，外科手术治疗通常为首选治疗方法。为了避免原发肿瘤细胞播散至机体其他部位，可于外科手术治疗后，再予全身系统治疗，这种治疗方法称为辅助系统治疗。

局部治疗及辅助系统治疗的目的均为治愈乳腺癌。

外科手术

对局部早期乳腺癌，手术切除肿瘤通常为首选治疗方法。除了需要切除癌肿组织，外科手术还需提供肿瘤组织的类型及大小等信息。这些信息有助于下一步治疗方案的确定。

对于某些女性，手术最困难的部分是决定手术方案。一般，有两种手术方式可供选择：仅切除肿瘤（乳腺肿物切除术）和切除所有乳房组织（全乳切除术）。乳腺肿物切除术常需联合放疗。我们称这种联合的治疗方法为保乳治疗，这种治疗方式，不仅可以使乳腺癌患者接受有效的治疗，也保留了这些女性的乳房。决定行乳腺肿物切除术或全乳切除术是十分困难的。下文将描述手术过程及每个选择的正反两方面，在你做决定的过程中会有所帮助。

乳腺肿物切除术

保乳手术（乳腺肿物切除术）仅切除肿瘤所在的部分乳腺，尽可能保留正常乳腺组织。目前，乳腺肿瘤通常在其早期及肿瘤较小时即被发现，并且多项研究已成功证明该术式的可行性，因此，近些年来，保乳术已越来越普遍。

行乳腺癌保乳术时，外科医生需要完整切除肿瘤及肿瘤周围足够的正常乳腺组织。切除该部分正常乳腺组织是为了增加肿瘤细胞被完全切除的概率。

正如第八章所提及的，保乳手术扮演了双面的角色，如果术前没有病理学诊断，保乳术时切除的组织需作为乳腺癌诊断的依据，此外，保乳手术可作为首选治疗方法。

保乳手术后通常需要再予放射治疗以消除可能存留于乳腺组织内的癌细胞。由于保乳术后保留了乳腺组织，如果术后未予放射治疗，乳腺癌的复发率会显著提高。根据一些研究结果，如乳腺癌保乳术后未行放疗，乳腺癌复发率可达 15%~30%。因此，对于浸润性乳腺癌，保乳术后通常需要放射治疗。但对于某些老年乳腺癌患者，通常不推荐保乳术后再行放射治疗。

如果行乳腺肿物切除及放射治疗后，乳腺癌复发，则需行全乳切除术。然而，大多数女性在接受保乳术后，不会于同侧乳腺发现乳腺癌复发。

在美国，有一种类似于乳腺肿物切除术的保乳术式，即乳腺部分切除术（象限切除术），但由于切除过多的正常乳腺组织，因此，并不推荐这种术式。

什么情况下不宜选择乳腺肿物切除术

大多数 I 期、II 期乳腺癌患者可行乳腺癌保乳术（乳腺肿物切除术），但在某些情况下，不推荐行乳腺肿物切除术。如：

• 肿瘤直径大于 5 厘米（约 2 英寸）。

• 肿瘤占乳腺体积相对较大，在行乳腺肿物切除术时，无法保留足够的乳腺组织，无法满足美容要求。

• 肿瘤位于乳头下方，行乳腺肿物切除术时要求切除乳头，对于某些女性，切除乳头后无法达到其美容要求。

• 在乳房的不同象限存在多发肿瘤。

• 存在广泛恶性微钙化。

• 由于怀孕、胸壁放疗史或相关组织疾病（如系统性红斑狼疮或硬皮病），无法接受术后放射治疗。

• 乳腺癌高危患者，且计划预防性切除双侧乳腺。

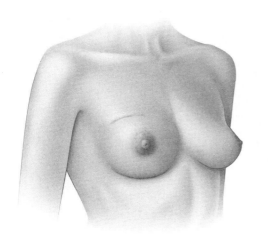

乳腺肿物切除术时需要完整切除肿瘤及肿瘤周围足够的正常乳腺组织

全乳切除术

当患者要求或不可行乳腺肿物切除术时，可行全乳切除术。

至 20 世纪 80 年代，全乳切除术一直是乳腺癌治疗的推荐术式。但是，不断有研究证明，更小的手术方式联合放射治疗可达到与全乳切除术相同的效果。这些研究得到的最重要的结论为不管选择何种手术方式：乳腺肿物切除术后联合放疗或全乳切除术，两者生存率在确诊为乳腺癌后的生存期是一致的。也就是说，对于大多数乳腺癌患者，即使为了达到成功的治疗效果，全乳切除术也并不是必需的。

在全乳切除术时，为了切除全部乳腺组织，手术切口长度通常占半个胸壁，

并且，如果有必要，需清扫腋窝淋巴结。乳腺切除包括以下几种术式：乳腺癌根治术、乳腺癌改良根治术和乳腺单纯切除术。

乳腺癌根治术

目前，乳腺癌根治术已十分少用。这种术式切除了大部分组织，包括乳腺、部分胸壁肌肉、所有的腋下淋巴结和部分额外的脂肪及皮肤。从 20 世纪初期到 20 世纪 70 年代，这种术式为乳腺癌患者的标准治疗方法。现在，这种术式已十分少用，除非局部浸润性乳腺癌已侵及胸壁肌肉。

乳腺癌改良根治术

在 20 世纪的最后 30 年间，治疗浸润性乳腺癌最常用的全乳切除术式为乳腺癌改良根治术。这种术式需切除全部乳腺，包括皮肤、乳晕及乳头，同时，需切除腋下淋巴结。这种术式免除了胸壁肌肉的切除，因此，相较于乳腺癌根治术，乳腺癌改良根治术保留了更多正常的胸壁组织。

乳腺单纯切除术

乳腺单纯切除术需切除乳腺组织、皮肤、乳晕及乳头，不包括淋巴结。当腋下淋巴结不需切除时，如前哨淋巴结活检未见转移（见后述"前哨淋巴结活检"），通常应用该种术式。乳腺单纯切除术可用于非浸润性乳腺癌，如导管原

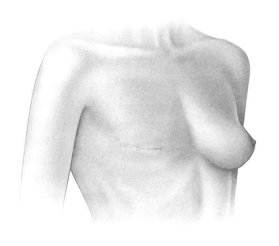

乳腺癌改良根治术需切除全部乳腺及部分腋下淋巴结，胸壁肌肉予完整保留

位癌。这种术式有时可用于乳腺癌高危患者的预防性切除（见第六章）。

淋巴结切除

淋巴结是一种免疫系统的细胞聚集而成的小而细密的结构，它们由淋巴系统中细小的淋巴管相互连接。淋巴结通常聚集在身体的某一部位。淋巴管的作用是引流不能被血管吸收的多余的液体。淋巴结可过滤外源性物质，如细菌和癌细胞。淋巴结也是机体免疫系统的第一道屏障，当有像细菌及癌细胞这样的外源性物质时，机体可以识别并触发免疫反应。当肿瘤组织生长时，癌细胞可能扩散到邻近的淋巴结。一些癌细胞可能越过淋巴结转移到身体的其他部位。

乳腺癌转移的早期部位为腋下淋巴结，这是某些浸润性乳腺癌患者需要手术切除及评估这些淋巴结的原因。如果你的外科医生没有计划切除及评估腋下淋巴结，你要确定你充分了解外科医生这样做的原因。原因之一可能为你患乳腺癌的类型为非浸润性乳腺癌，癌细胞并未侵及淋巴结。

外科医生有两种方法检测腋下淋巴结是否受侵：前哨淋巴结活检和腋下淋巴结清扫术。

问与答

问：什么是阳性切缘？

答：外科医生切除恶性肿瘤组织时，他（她）会尽量确保所有的肿瘤均被切除。切除组织的边缘即为切缘。病理科医师会对这些切缘进行检测，明确这些切缘是否有癌细胞残留。如果在组织样本的边缘发现癌细胞，这一样本即为切缘阳性标本。意味着在肿瘤切除的残腔位置，癌细胞存留的可能性非常大。在这种情况下，需再次切除额外的乳腺组织，直到获得阴性切缘。

前哨淋巴结活检

前哨淋巴结活检的最初设计目的是为了减少腋下淋巴结清扫相关的淋巴水肿。近些年，前哨淋巴结活检已成为标准操作。前哨淋巴结活检致力于检测乳腺肿瘤引流的第一站淋巴结，即收集癌细胞的第一站淋巴结。如果这些淋巴结检测未见转移癌，也就没有必要再行腋下淋巴结清扫。

外科医生通常有两种方法检测前哨淋巴结，一种是在肿瘤周围注射蓝色染料，这种染料被淋巴管吸收，出现一枚或几枚染色的前哨淋巴结。在这项技术应用的早期，染料注射于肿瘤周围。然而，近期的实验显示染料注射于患侧乳腺的任何位置，均会到达前哨淋巴结。

另外一种经常应用的方法为向乳腺注射小剂量的放射性溶液，用专用的伽马探测仪探测聚集了放射性溶液的淋巴结。两种方法同时应用可更好地确保切除正确的前哨淋巴结。

识别并切除前哨淋巴结通常与乳腺肿物切除术或全乳切除术联合进行。为了在乳腺肿物切除术时切除前哨淋巴结，外科医生会在患者腋下制造一个单独的切口。在全乳切除术时，一般于同一切口切除乳腺及前哨淋巴结。

腋下的手术和乳腺的手术可以任意组合。也就是说，手术方式的选择并不完全取决于前哨淋巴结活检的结果。即使前哨淋巴结发现转移，仍可进行乳腺

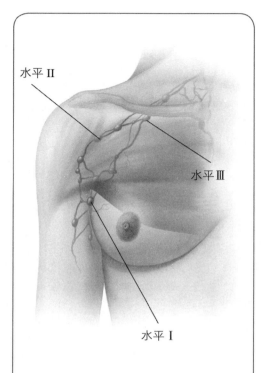

腋下淋巴结主要有 3 个水平：水平 I 淋巴结毗邻胸小肌外侧缘，如图所示；水平 II 淋巴结位于胸小肌后方；水平 III 淋巴结毗邻胸小肌内侧缘。在传统的腋下淋巴结清扫术中，水平 I 及水平 II 淋巴结通常被切除

肿物切除术（乳腺癌保乳术），而非一定进行全乳切除术。

在进行某些大型手术时，术中切除的组织，如前哨淋巴结，由病理科医师进行检验，而此时，手术仍在进行。这种技术称为冰冻病理分析，可提供即时的分析，外科医生可立即知道结果。

虽然冰冻病理分析技术可帮助分析切缘及前哨淋巴结，这些组织仍需保留并在接下来的几天内进行再检测以得出决

定性的评估结果。有些时候，病理科医师会在再检测的过程中发现额外的癌组织。这意味着可能行进一步手术以切除更多的乳腺组织或淋巴结。

当于前哨淋巴结中发现转移癌时，普遍的做法是行腋下淋巴结清扫。这一做法于 2011 年发生了改变，一项临床试验显示：如果乳腺癌患者接受了保乳手术并且预计会接受全乳房放射治疗，当有 1~2 个前哨淋巴结转移时，该患者并不能从腋下淋巴结清扫中获益。

如果前哨淋巴结未见转移癌，在余下的腋下淋巴结中发现转移的机会非常小，因此，不需要再进行腋下淋巴结清扫。这使得很多患者免除了进一步的手术治疗，从而极大降低了淋巴水肿等并发症的发生率。

前哨淋巴结活检的副作用包括切口附近的青肿、尿液中染料残留数天、染料注射部位疼痛或敏感可能会持续 1~2 周，染料注射部位的皮肤染色可能会存在数周或数月。

淋巴结清扫

当乳腺癌转移至腋下淋巴结时，需行腋下淋巴结清扫术。在行腋下淋巴结清扫术时，为了发现并切除由原发肿瘤转移至淋巴结的癌细胞，外科医生会清扫腋下大部分淋巴结。

这些淋巴结会在显微镜下进行观察，如果在淋巴结中发现癌，则增加了肿瘤细胞逃脱并转移至身体其他部位的可能性。医生可能会建议你进行术后辅助治疗以消灭这些转移的癌细胞。对此，后续章节会进行详述。

腋下淋巴结清扫的并发症之一是破坏了上肢的淋巴回流系统。结果会造成患者上肢等部位出现或轻或重的淋巴水肿。

其他不常见的并发症包括患侧手臂皮肤的周期性感染、麻木、疼痛，上臂及胸部运动受限。这些并发症可能为暂时性或永久性的。关于淋巴水肿及更多潜在并发症的内容，详见第二十章。

期望

不管之前是否接受过其他手术治疗，择期手术治疗都会令人紧张。我们希望接下来的内容可以让你大概了解，在进行乳腺癌手术时你可以期待什么。如果有任何问题，一定要向医生或健康团队的其他成员进行咨询。此外，关于你将要接受的手术和术后恢复时你应有何种期望等问题，你需要阅读一些医生或医院提供给你的资料。

术前

在手术之前，你需要与主治医生及麻醉师讨论手术方式、回顾病史、确定麻醉方式——局麻、区域麻醉或者全麻。局麻和区域麻醉会使患者手术区域麻木，但并不会进入睡眠状态，患者可能还会接受一些镇静药。也就是说，在手术中，你是清醒的，但不会感受到任何不适。而全麻是通过给药使你失去知觉和手术的记忆。就像人们通常所说的一样，接受这种麻醉时你就像睡着了。

术前，通常会要求签署手术知情同意书，你会被问到一些有关过敏、是否有其他慢性疾病、是否服用药物及是否每天吸烟、饮酒的问题。某些药物，如阿司匹林、非甾体消炎药、血液抗凝药，可导致术中过量出血。其他药物和中草药保健品可能会与麻醉药相互反应而导致严重问题。医生可能会要求围术期停用这些药物及保健品。

此外，你可能需要进行血液检测和心脏功能评估。在术前，你会被要求禁食禁水 6~12 小时。

手术当天护士会为你做术前准备，并告知你的家人和朋友于何处等候。

术中

在接受麻醉并经过足够的时间使麻醉药起效后，外科医生会在肿瘤区域切开皮肤，切除肿瘤及周围组织。不同的手术方式（乳腺肿物切除术或全乳切除术）决定了切除组织的多少。

在切除组织后，外科医生会在切除的乳腺组织区域或腋下放置 1~2 根塑料引流管。这个管道用来引流伤口产生的液体，减少肿胀。将其固定，末端连接

梅奥医生的想法改变手术术式

在 20 世纪初，一项重大的发现使手术室发生重大变革。外科医生不想再花费整夜甚至是几天的时间去等待手术切除组织标本的病理学分析结果。外科医生认为当患者仍处于麻醉状态时，即刻知道病理结果可改善手术及预后结果。针对这一问题，梅奥医学中心的病理科医生 Louis Wilson 博士决定对一个想法进行测验——并且 Louis Wilson 博士给了外科医生一直想要的工具。

据说在明尼苏达州的一个寒冷的冬天，Wilson 博士将一个组织标本放在了室外的窗台上。在标本冻住后，他将标本切开并在显微镜下观察。显微镜下冷冻标本的图像为手术团队提供了足够的信息。这是梅奥医学中心对手术标本进行冷冻病理分析的起点。

冷冻病理分析的优点是允许病理科医师对组织标本进行即刻分析。今天，为了进行冷冻病理分析，标本可以用冷冻剂进行快速冷冻并切成薄片，用彩色染料对这些组织切片进行染色以便更好

引流装置。

乳腺肿物切除的手术时间通常不超过 2 小时。一般情况下，术中需同时切除淋巴结。未行乳腺重建的全乳切除术一般用时 1~4 小时，如果有进行乳房重建的要求，手术时间会更长。

术后

术后，你会被送入恢复室，护士会检查生命体征，确定你是否已经从麻醉状态下恢复。你的一只手臂上会有一个静脉输液给药通道，手术切口上会缠有绷带。如果放置了引流装置，护士会检查该装置是否引流通畅并指导你引流装置的使用方法及注意事项，通常包括怎

样倒空及测量引流液体体积，以便让医生或护士及时了解有无问题。当引流少于 1 盎司／天（约 30 克／天）时（通常在术后 1~2 周），就可以拔除引流管了。

如果清除了淋巴结，医院的护工会建议你尝试移动患侧手臂，避免僵硬。手术区域除会有疼痛感之外，在腋下区域还会出现麻木及刺痛感。这是由于在手术中切断或牵拉了感觉神经。通常在几个月后，一些感觉会恢复。在某些病例中，患者的感觉会下降，但是并不用担心这些麻木的区域，因为手臂的功能不会受到影响。

外科医生或者护士会给你一些关于如何照顾自己的建议，重点包括：关于

地观察，并将染色的切片置于载玻片上。病理科医师在显微镜下对其进行观察，重复观察数分钟后，病理科医师会带着分析结果返回手术室。

外科医生可能会请求进行冷冻病理分析以确定前哨淋巴结是否有转移或乳腺癌保乳术的组织切缘是否有癌细胞残留。如果淋巴结或者切缘为阳性，为切除所有癌细胞，外科医生会在同一台手术中切除更多的淋巴结或组织。

对于诊断困难的病例，病理科医师可能会推迟最终的诊断结果，直到完成

传统的组织病理学分析过程，诊断结果通常在第二天得出。对于某些病例，冷冻病理分析不能发现癌细胞，而传统的组织病理学分析可发现这些确实存在的癌细胞。对于这些病例，需要再次手术以达到切缘阴性或进行腋下淋巴结清扫。

尽管在一些医疗机构，冷冻病理检查已成为常规检查，但是，这项技术需要昂贵的设备及经验丰富的专家。因此，并不是所有医疗机构都能进行冷冻病理检查。

手术切口及引流的注意事项，如何意识到诸如伤口感染等问题，何时开始恢复使用内衣或假体，需要避免何种活动，以及怎样用药等相关问题。住院期间，会有人就关于手术的心理问题及情感因素等给你一些意见及建议。

在住院期间或出院之后，会有肿瘤科医师与你讨论病理学结果，以及是否需要进一步手术治疗。

如果你进行的是乳腺肿物切除术（乳腺癌保乳术），你可能会于术后当天出院，如果你进行的是全乳切除术，你需要在医院进行密切观察。全乳切除术后即刻乳房重建术则需要更长的住院时间。乳房重建术将在接下来的章节介绍。

放射治疗

放疗是用高能量的 X 线去"杀死"癌细胞或导致癌细胞失去生长及转移的能力。癌细胞等快速生长的细胞对放射治疗的敏感性要远高于生长较慢的细胞。

几乎所有的乳腺癌均可应用放射治疗。对于 I 期及 II 期的早期乳腺癌，放疗作为一种局部治疗方法，广泛应用于保乳术后的患者。在某些情况下，全乳切除术后也会推荐进行放射治疗。

该部分主要介绍放疗作为早期乳腺癌的一种治疗方法，放疗也可以用于治疗局部进展期乳腺癌（III 期乳腺癌）。在一些情况下，对已有远处转移的晚期乳腺癌（IV 期乳腺癌），也会推荐对其进行放射治疗。III 期及 IV 期乳腺癌的放射治疗将分别于第十三章及第十六章介绍。

乳腺肿物切除术后放疗

如果只行乳腺肿物切除术，不予术后放疗，数月至数年后，同侧乳腺癌复发率会较乳腺肿物切除术联合术后放疗的乳腺癌高。称为乳腺内复发。

在乳腺肿物切除术（乳腺癌保乳术）后，如不行放射治疗，不同类型的乳腺癌，其复发率会分别达到 15%~30%。乳腺肿物切除术后联合放射治疗，复发率会减低 2/3。

对于年龄大于 70 岁的女性患者，是否也会从放射治疗中获益？ 2011 年的一项临床研究对大于 70 岁的女性患者接受乳腺肿物切除术后行放射治疗进行了分析。这些高龄患者接受术后放疗可降低其同侧乳腺癌复发率，但是在生存率上并无差异。如果放射科医师认为你是属于无法从放射治疗中获益的一类人群，他（她）会与你讨论你是否有必要行放射治疗。

当有如下情况时，不宜行放疗，而需行全乳切除术。

• 妊娠患者。
• 患侧乳腺已接受过放射治疗。
• 红斑狼疮或硬皮病等相关结缔组织疾

病患者。

全乳切除术后放疗

如果你接受全乳切除术，并且有胸壁复发的高风险，医生会建议你接受放疗以降低胸壁复发风险。会增加胸壁复发风险的因素包括：

- 腋下淋巴结出现转移。
- 肿瘤直径超过 5 厘米（约 2 英寸）。
- 切缘不足或切缘阳性。
- 肿瘤侵及皮肤、乳头或胸壁肌肉。

如果仅有少数几个淋巴结转移，行胸壁放疗的价值是有争议的。一些研究显示，在全乳切除术后行放射治疗会降低乳腺癌死亡率，但是会增加其他原因的致死率，如心脏相关疾病，因为放射

线会损伤心血管。一些研究者推测这些非乳腺相关的死亡与放疗设备的老旧相关，但是这一因素的影响已不再显著。另一项研究对 20 世纪 70 年代至 80 年代全乳切除术后接受放疗的患者进行了研究，结果显示，这些患者肺癌的发生率有所上升。有报道称接受放疗后，吸烟者的肺癌发生率要高于非吸烟患者。

今天，得益于放疗设备及放疗计划的优化，使得心脏及肺脏暴露于放射线的机会明显减少。最近，多项研究显示，淋巴结有转移时，全乳切除术后联合放射治疗提高了生存率。全乳切除术后，关于哪些人群接受放疗会更受益的研究正在进行。如果病理结果显示淋巴结转移，那么你需要与医生讨论接受放疗后可能的获益是什么。

癌症治疗中的质子治疗学

质子治疗是放射治疗的一项新技术，是从带正电的粒子中获得能量去治疗肿瘤。一直以来放射治疗是利用 X 线治疗恶性及良性的肿瘤。

质子治疗已经对几种癌症有效。研究显示，与传统的放疗相比，质子治疗的副作用更低，可避免肿瘤周围正常组织的损害。由于尚无研究直接比较质子治疗与 X 线放疗，所以目前尚不能确定其远期疗效是否更佳。

将质子治疗作为乳腺癌及其他几种癌症的治疗方法的临床试验研究正在进行。目前，质子治疗并没有在美国得到广泛应用。然而，梅奥医学中心正在明尼苏达州和亚利桑那州进行其质子束治疗计划。

放疗原理

乳腺癌的放射治疗可以通过几种不同的方式进行。放射线来自于外部放射源，直接照射于整个乳腺及其周边淋巴结的放疗方式最常用。这种方式称为远距离放射治疗。

另外一种方法为短距离放射治疗。这种方法是将小剂量的放射物质贮存于管道中，并将其放置于乳腺组织中，通常需要放置数天时间，并且只能将其放置于病变组织内。远距离放射治疗和短距离放射治疗可联合序贯应用，但这种方法很少见。

远距离放射治疗

远距离放射治疗一般于手术后数周开始进行。如果你需要进行化疗，放疗需在化疗结束后 3~4 周进行。远距离放射治疗需进行 5~6 周时间，每周的放疗时间为周一至周五。

每次治疗的时候，你需平躺在治疗床上，周围是放疗仪器，从不同的角度直接照射乳腺，治疗过程类似于接受 X 线，但剂量更密集。某些情况下，锁骨上淋巴结、内乳淋巴结或腋下淋巴结也会作为放射靶区。

每次治疗都是无痛的并且只需几分钟时间，在很多治疗中心，你可以在每天治疗的同时进行预约，使治疗成为你每天生活习惯的一部分。一般，为你提供治疗的团队包括几位健康专家，这些

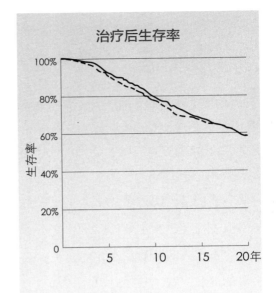

治疗后生存率

纵轴：生存率（100%、80%、60%、40%、20%、0）
横轴：5、10、15、20年

—— 乳腺肿物切除术后联合放疗
----- 根治切除

就生存率而言，全乳切除术和乳腺肿物切除术后联合放疗两种治疗方法是无差异的。大量临床试验对浸润性乳腺癌患者接受这两种不同的治疗方法进行了研究，并对两组的术后结果进行对比。经过超过 20 年的随访后，两组的生存率未发现差异。上图摘自其中一项临床研究

摘自 New England Journal of Medicine, 2002; 347: 1237.

成员包括：

• **一名放射肿瘤学医师**。该名医师的专业是应用放射技术进行治疗，他（她）为你制订最合适的治疗方案，追踪你的治疗过程，并且，在必要的情况下调整治疗方案。

• **一名放射物理学医师和放射剂量测试员**。他们负责进行特殊的计算和评估，制定最合适的放射剂量。

- **一名放射治疗医师**。这名医师负责你每日的治疗。

放射治疗前

在第一次治疗前，你将接受一个模拟治疗过程，在这一过程中，放射肿瘤学家会在你的乳腺上描绘出精确的治疗位置。在模拟过程中，放射治疗医师会帮助你摆好体位使肿瘤靶区位于最合适的位置。有时，会用护具或者其他设备帮助你保持位置。

应用 CT 扫描，放射肿瘤学家可以确定需要治疗的区域。在 CT 进行扫描的时候，你会听到一些噪声。有时，这会造成你的紧张，但是，你要尽量放松并且在模拟过程中保持下去，这会帮助你接受持续、精确的治疗。

在治疗区域被确定后，会在你的皮肤上做一个墨水标记或提前做好文身标记点，在进行治疗的时候，这些标记会成为放射治疗医师的参考点。在医师允许你洗掉这些标记之前，要确保这些标记清晰。如果标记不清晰，会重复定位工作。

剂量测量员、放射物理学医师和放射肿瘤学医师会为你制订你需要接受的放射剂量及为了达到正确剂量你需要接受多久的放射治疗。

放射治疗中

在模拟计划完成后，就可以开始治疗了。当你到达医院或治疗中心时，会进入一个专门进行放射治疗的特殊房间。医生会要求你脱去腰部以上的衣服，在治疗过程中，你会穿着医院提供的衣服。放射治疗医师会帮助你摆好正确的体位。然后治疗医师会离开房间并启动机器。尽管治疗医师不在房间内，他（她）仍可通过监视系统看到你，你们可以通过对讲机进行交流。

治疗本身仅持续几分钟，但是每次治疗的整个过程可能需要 10~30 分钟。放疗的计划一般为每周 5 天，持续 3~6 周。有时会进行瘤床加量治疗。一般需要进行额外的 5~8 次治疗。瘤床加量治疗是为了进一步降低早期乳腺癌高危患者的复发率。这些高危患者可能包括年轻女性或切缘阳性的患者。

放射治疗后

在治疗结束后，你可以进行日常活动。一般来说，没有特殊的注意事项。

短距离放射治疗

短距离放射治疗是将植入性放射物质埋进细小的线圈或管道中，在机体的小范围内，比如部分乳腺，提供高浓度的放射剂量。

短距离放射治疗的目的是将放射源尽可能接近切除的肿瘤部位。这种方法将放射线集中于乳腺癌复发的高风险部位，并试图降低对周围正常组织（如肺、心脏及正常乳腺组织）的损害。短距离放射治疗的用时较少，通常为 3~5 天。

在乳腺肿物切除术中或术后，装有放射物质的导管或其他容器会被植入被切除的肿瘤区域（瘤床），然后装有放射性物质的容器会对周围细胞进行照射。

通常，短距离放射治疗是利用高剂量放射机（HDR），每天治疗 5 次，共治疗 5 天。

副作用

放射治疗是一个累积的过程。随着治疗的进行，远距离放射治疗的副作用会逐渐凸显。疲劳是最常见的副作用，你需要提前做好准备，以便在需要的时候随时休息。有时，将双脚抬起 15~20 分钟就足够了。

其他的副作用包括皮肤过敏，如皮肤发痒、红肿、疼痛、脱皮、水疱、肿胀及感觉下降或感觉过敏等。这些症状类似于阳光灼伤。在治疗结束之后，这些症状会逐渐消失。为了减少治疗期间的皮肤过敏，要尽量避免放疗部位暴露于阳光下。

少部分患者会出现更加严重的并发症，如手臂肿胀、肺部损伤、神经损伤、心脏损害及肋骨的易损性增加。这些并发症有可能是暂时的，也有可能是长期的。

放疗后某些乳房的改变可能是永久的。包括皮肤颜色的变化、乳房沉重感、乳房质地甚至是大小的变化。

短距离放射治疗很少引起皮肤的反应，然而，这种治疗方式会造成乳腺肿胀，可能会引起植入物部位的感染。

如果在放射治疗期间或治疗后出现任何不适的症状及体征，需要与你的医生进行交流。

辅助治疗

由于外科治疗和放射治疗只针对于乳腺进行治疗，所以，属于局部治疗方法。然而，医生并不能确定在手术中完整切除了所有癌细胞，也不能确定放疗可以"杀死"癌细胞。无论何种治疗方法，都具有遗留癌细胞的可能。在手术切除肿瘤的过程中，癌细胞可能掉落并通过血液及淋巴系统播散至全身。这些细胞在早期可能不会被发现。但是，随着时间的进展，肿瘤细胞会成倍增殖并达到一定的大小，这时可以通过 X 线或体格检查发现肿瘤。

为了根治任何可能的微转移，医生可能会建议你进行全身的辅助治疗。这种治疗方式称为辅助系统治疗。辅助系统治疗的目的是消灭任何可能存在的癌细胞，维持无瘤状态，延长生存期。大多数浸润性乳腺癌患者会接受某种辅助治疗。

哪些患者需要接受全身性辅助治疗

如果你需要接受辅助系统治疗，则需要考虑几个关键问题。首先你要考虑预后因素，肿瘤的特征及个人体质决定了这些预后因素。淋巴结转移状态、肿瘤大小、患者年龄、肿瘤分级等预后因素可以帮助你评估乳腺癌的预后结果。将各种预后因素综合考虑，结合每种治疗方法的优缺点，医生就会为你制订最适合你的治疗计划。

决定是否需要接受辅助系统治疗的因素包括如下几个方面。

肿瘤转移情况

肿瘤转移至腋下淋巴结是决定你的预后及接受何种治疗的重要信息。正如之前讨论的一样，在手术中，外科医生会对前哨淋巴结进行活检，或者切除部分腋下淋巴结以明确是否有来自于乳腺的癌细胞。如果在淋巴结中发现癌细胞，就会增加癌细胞转移至身体其他部位的概率。

肿瘤大小

肿瘤大小是决定预后的另一个重要因素，乳腺肿瘤较小的患者比肿瘤较大（尤其是肿瘤大于 5 厘米）的患者预后要好。

年龄

年轻女性患者，尤其是年龄低于 35 岁的患者，与年龄较大但其他肿瘤特征相似的患者相比，通常有较高的肿瘤侵袭性和更差的预后。

最新研究

探索改善放射治疗的方法

医生和研究者们仍然在继续研究放射治疗的可选方案。他们研究的目标是找到一种副作用更低、更有效、更方便的治疗方法。

• 对于早期乳腺癌患者，研究者正在研究用远距离照射的方法照射部分乳腺，来代替照射全部乳腺。

• 研究者正在研究，当乳腺肿物切除的手术切口仍处于开放状态时，对其进行大剂量的远距离照射是否安全有效。目标是希望这种方法可以减少术后放疗的剂量。

• 研究者正在评估对整个乳腺实施加量治疗，而不是仅对瘤床加量，这可能会允许进行短期、集中的治疗。

• 科学家正在研究短距离放射治疗是否可以作为远距离放射治疗的一种替代治疗方法。由于短距离放射治疗所需时间短，对于不能接受连续几周内每天进行治疗的患者，可以选择该治疗方法。

决策：乳腺肿物切除术 vs. 全乳切除术

选择行乳腺肿物切除术或全乳切除术并不是一件容易的事情。有很多问题需要考虑，包括肿瘤分期、复发风险、全乳切除术后你的感觉及你对乳腺肿物切除术后放疗的相关反应。

对于大多数女性患者来说，即使同侧乳房的乳腺癌复发率会轻度增高，她们也可能倾向于保留乳房。对乳腺癌复发感到十分恐惧的患者，会选择行全乳切除术以降低局部复发风险。两种选择都是正确的，这是一种个性化的选择。

后面的表格列举了乳腺肿物切除术和全乳切除术的优缺点。此外，我们列举了一些常见问题来帮助缓解你的紧张情绪，最后，我们采访了 3 位接受乳腺癌手术的患者，讲述了她们是如何做出了治疗决定及目前她们对该决定的想法。

我们希望这些内容可以帮助你做出决定，但是，与医生就你目前的情况进行讨论也是十分必要的。如果你对你的诊断、治疗及预后有任何的疑问，你可以要求医生对此做出详细的解释，并确保你充分理解了医生的解释。

考虑因素

为了做出对治疗乳腺癌最好的选择，需要对每个因素进行充分衡量。下面的内容会帮助你了解该过程。

你通常如何进行健康护理

你是否要求感觉到为了与疾病抗争，已用尽所有可能的方法？如果是，选择更激进的治疗方法可能会使你感到更舒适。如果你对医疗干预的想法并不激进，你可能会选择避免激进的治疗方法所带来的危险和不便。

一旦治疗结束，你是否还会继续担心

如果你选择乳腺肿物切除术联合放疗，在以后的生活中，对曾经患有乳腺癌的乳房，你会有何种想法？尽管科学研究证实，乳腺肿物切除术后联合放疗与全乳切除术两种治疗方法的总生存率是一致的，但一些患者仍会担心保留乳腺组织后的复发风险。如果在治疗后，依然保留了部分乳腺组织，是否会增加你的忧虑？如果是，完整切除乳腺组织会显著减轻你的忧虑吗？这些问题属于心理学范畴而不是医学范畴，但这些问题都需要你提前考虑。

失去一侧乳房，你会有何种感觉？

对于一些女性，与癌症造成的死亡相比，失去乳房就显得不那么重要了。对于其他人，乳房与自我形象联系十分

密切，在不能提高整体生存率的情况下，切除乳房就会造成巨大伤害。

你的决定会对你的伴侣造成怎样的影响？

你会自己做出决定，但是你应该考虑到你的决定对伴侣会造成怎样的影响。这对多数夫妻来说是一个艰难的选择，要求夫妻双方进行坦白和公开的讨论。无论选择全乳切除术或乳腺肿物切除术联合术后放疗，你的伴侣对待你的两性态度都可能受到影响。对于某些夫妻，失去乳房对夫妻双方来说都将是对癌症永久的记忆。另一方面，在放疗期间，很多患者都会感到疲倦，一些患者的乳房会高度敏感而不想被碰触。如果选择乳房重建，感觉的变化可能对你的性生活产生影响。从医疗团队获得的信息可能会帮助你考虑这些问题。

你的生活习惯可以适应放射治疗的规律吗？

你可以接受为期 3~6 周、每周 5 天的放射治疗吗？你的体能允许你每天去治疗中心接受治疗吗？一些患者还需要家人的陪伴，另一些患者需要照顾孩子。还有一部分患者，无论她们选择乳腺肿物切除术还是全乳切除术，均需接受放射治疗。

你的决定会对你的家庭产生怎样的影响？

同样，接受何种治疗方案是由你自己做出决定，而不是你的家庭，但是你需要考虑时间成本并且考虑花费这些时间会对你的家庭产生怎样的影响。

- 你需要时间进行术后恢复。
- 如果你选择放疗，你需要制订 3~6 周、每周由周一到周五的放疗计划。

不同的治疗选择会有不同的影响。你的家庭是否可以适应你的治疗要求？所以，你需要与家庭的每个成员讨论这个问题，当你在接受治疗的时候，他们可以了解，作为你的家人，他们应该有何种期望及扮演何种角色。

你的决定会对你的工作造成怎样的影响？

如果你在外工作，你的工作是否可以适应你的治疗计划？在 3~6 周的时间里，每个工作日均需要进行放射治疗。也许你可以在工作以外的时间，比如上班或下班路上的时间接受治疗。与你的老板讨论你每天需要的时间，考虑你的工作地点与治疗中心的最近距离，以及你往返两地所需要的时间。如果你需要计划以外的时间，你的同事是否可以帮助你。

乳腺肿物切除术 vs. 全乳切除术：优点及缺点

下表列出了乳腺肿物切除术后联合放疗与全乳切除术的优缺点。有关乳腺癌复发的详细内容，见第十五章。

治疗过程	优点	缺点
乳腺肿物切除术后联合放疗	**保留乳房** • 这对某些女性来说具有很高的心理价值 **接近正常的外观** • 你的乳房可能与术前的外观一样 **相似的治愈率** • 尽管该治疗方法切除的乳腺组织较小，但与全乳切除术相比，两者的治愈率相似	**乳腺癌复发风险** • 与全乳切除术相比，该治疗方法的复发率略高。年轻患者的复发风险更高 **需二次手术** • 如果第一次手术不能切除所有肿瘤组织，可能需要第二次乳腺肿物扩大切除或全乳切除术 **美容效果不满意** • 如果切除了大量的乳腺组织，患者可能对术后美容效果不满意 **需放射治疗** • 需要进行 3~6 周的放射治疗，放疗的副作用可能包括乳腺的肿胀及疼痛、疲劳、一过性的皮肤损害，以及长期的乳腺皮肤及组织的改变
全乳切除术	**不需放疗** • 在全乳切除术后，大多数患者不需放射治疗 **不需第二次手术** • 由于切除了全部乳腺，除非希望进行乳房重建术，否则，几乎不需要再次手术治疗 **降低乳腺癌复发率** • 相较于乳腺肿物切除术，全乳切除术的局部复发率相对较低，然而，在术后伤口处，仍可能出现乳腺癌。数年后，在胸壁出现新发肿瘤的概率非常小	**失去了乳房** • 失去乳房后，患者会经历很长时间的悲伤。手术后的瘢痕会每日提醒你是一名乳腺癌患者 **性生活的自我定位** • 乳房的缺失会增加你对性生活的自我定位及女性特征的疑问 **感觉失衡** • 拥有较大乳房的女性会有感觉失衡的问题。感觉失衡会造成背痛，大多数患者会习惯这种感觉，其他患者则需要乳房重建 **感觉异常** • 一些患者会长期感觉伤口处紧张感及疼痛感 • 规模较大，较复杂的术式通常会导致更多的并发症，更具破坏性的外科手术

肿瘤分级

肿瘤的分级代表在显微镜下肿瘤细胞的浸润性。与正常乳腺细胞类似的肿瘤细胞成为高分化状态，或者说分级较低（1 级）。明显异常的肿瘤细胞通常代表分化较差，或者说分级较高（3 级）。中分化（2 级）的肿瘤细胞介于两者之间。分级较高的乳腺癌在诊断后的最初几年对化疗的反应较好。如果 5 年内没有复发，那么 5 年后的复发率就很小了。

细胞增殖程度

需要检测肿瘤细胞的增殖程度，肿瘤细胞的增殖程度越高，意味着肿瘤的浸润性越高，也就越需要辅助治疗。

HER2 状态

体内特定基因的角色是帮助限制细胞生长、监测细胞分裂及组织修复。当这些基因发生突变，它们就会被标记为致癌基因。致癌基因是一种变化了的基因，会导致不可控的细胞生长。致癌基因会产生可使正常细胞变为癌细胞的蛋白质。如果没有新的治疗方法控制 HER2 基因的过表达，肿瘤就会更具浸润性。

治疗选择

辅助系统治疗包括化疗、内分泌治疗、抗 HER2 治疗及联合治疗。很多激素受体阳性的乳腺癌患者接受 2~3 种治疗。联合应用不同的治疗方法可以帮助消灭任何残存的癌细胞。内分泌治疗通常在化疗后，抗 HER2 治疗可以与其他两种治疗同时进行。

化疗

化疗药物是一组对癌细胞有毒性药物的专业术语。化疗药物首先干扰不受控制细胞的增殖，这是癌细胞的一个共同特点。不幸的是，化疗药物也可以对快速增殖的正常细胞起作用，导致大量的副作用。然而，相较于癌细胞，化疗药物对正常细胞的影响相对较小。绝大多数正常的健康细胞并没有增殖，因此，也并没有像癌细胞那样对化疗药物敏感。

化疗需每 1~3 周给药，共给药 3~6 个月。通常为静脉内给药，但有时也可口服。有时，为了从不同的方面对肿瘤细胞进行打击，2~3 种不同的化疗药物需要同时给药。完成一个治疗周期后需要经过一段时间的恢复后再开始下一个治疗周期。例如，如果进行了 1 轮化疗，下次接受治疗的时间应该在 1~3 周后。对于乳腺癌患者，通常不需要住院接受化疗，你可以去一家接受门诊患者的诊所接受治疗。

一些常用的化疗药物和联合化疗方案如下。

患者故事

每位患者都是独一无二的，她们做出治疗决定的过程也不尽相同。但是，有时，听一听别人的经历对自己也是有益的。可能会为你做出决定提供帮助。

这里有 3 位患者的故事，她们选择了不同的治疗方法，并且每位患者都对其做出的选择十分满意。这些患者的选择并不代表最典型的治疗方法，她们的故事也不能代表普遍的治疗选择。3 位患者仅仅是分享她们的经历。

Jan 的故事

Jan 在 29 岁时被确诊为乳腺癌。她选择了切除双侧乳房（双侧全乳切除术），并相继接受乳房重建术、化疗和放疗。在当时，并不认为这种治疗是激进的方式。

我是那种想知道所有信息的人，我并不想这些信息被粉饰。我希望我的健康团队可以开放并诚实地与我交流。否则，就没有帮助做出正确决定所需要的信息。

那年我 29 岁，几年间我和我的丈夫一直在尝试要一个孩子。我去了一家治疗不孕的诊所进行体检评估。在进行基本体格检查时，医生在我的右侧乳房发现了一个肿块。她确定地告诉我这个肿块会是个良性病变，但是她还是为我进行了乳腺钼靶检查。最终，右侧乳房确定没有问题，但是在左侧乳房却发现了一些令医生担心的钙化。

在 1 小时的时间里，我看见外科医生在讨论选择何种治疗，整形科医生在讨论乳房重建问题。外科医生告诉我，在我这个年纪发现一侧乳腺癌，另一侧发展为乳腺癌的概率为 25%~30%。对我来说，这个概率已经非常高了。

当病理确诊为乳腺癌后，我决定进行双侧全乳切除术。做出这个决定的原因之一是，我了解到如果行双侧乳房切除，进行乳房重建后，双乳会更加对称。护士向我展示了乳房植入物并向我描述了重建术后的乳房外观，这些对我做出决定是非常有帮助的。乳房重建首先使用充注式乳房假体，然后使用硅胶假体。做出所有这些决定的时间在周五，手术计划在下周一。

事实上，我非常期待手术，我本来可以有更多的时间去考虑，但我明白，根据 X 线显示，乳腺癌的可能性极大。同时，我意识到，如果诊断无误，我生孩子的计划已经耽搁了。

周一的手术，医生们发现了一个 4 厘米大小的肿瘤，所有的淋巴结均是良性的。周二，我就出院回家休养。

不久后，我见到了肿瘤医师。他回顾了我的病史，浏览了我所有的检查结果，跟我讨论了正在进行的化疗试验，并且告诉我，我可能会从放疗或化疗或者两者同时进行治疗中获益。最终，我决定同时接受化疗和放疗。

术后 6 周，我回归了工作，每天从上

午8点工作到下午3点，结束工作后，我去医院进行化疗。化疗期间，我并没有出现严重的副作用。我尝试保持积极的状态，我将治疗视为我的同盟者，帮助我延长生命。

结束化疗后的几周内，我就开始进行放疗，放疗大概进行了五六周的时间。每天结束放疗后，我会用一个大大的微笑告诉所有人：我很好。

我对整个患病及治疗过程均进行了记录，这个记录对我来说非常有帮助，我可以记录我的情感，回忆我的曾经。有时，我在回顾这些记录时，会有一些美好的记忆。整个过程并不都是糟糕的记忆。从某个方面来说，在29岁的年龄患乳腺癌对我来说是个礼物，因为它让我明白了生命中什么事、什么人对我最重要，这次经历给我带来了一些精神方面及其他各方面的问题，对于某些人来说，这些问题可能直到生命的最后几年才会出现。

我做出的决定对我来说是十分正确的，我对这些决定十分满意，我非常高兴我见到了不同的医生，他们给我的建议对我做出正确决定十分有帮助。

从我诊断乳腺癌以来，我已经有3个孩子了，现在，我的重点是如何成为一个漂亮女孩和一对双胞胎男孩的好妈妈。

Golleen 的故事

Golleen 在45岁的时候被发现乳腺癌，在衡量各种治疗方案后，她选择了全乳切除术。

我的一个好朋友刚刚诊断为乳腺癌，所以我决定，我也应该去检查一下。我有乳腺纤维囊肿的病史，我每次检查乳房时都会发现囊肿。所以，当在我的右侧乳腺发现肿物的时候，我认为它可能是一个囊肿。乳腺钼靶和超声都确定这是一个囊肿，我被告知在1年后再来复查。

1年多的时间过去了，在一个早上，当我还躺在床上的时候，我感觉在我附近有人在轻推我，提醒我应该去检查乳腺了。当我睁开眼，并没有人在附近。但是那天，我与医生谈及此事，并且我感觉，囊肿变大了。医生为我预约了钼靶及超声检查。

超声显示，囊肿已经发生变化并且增长了。医生建议我立即做细针穿刺活检或在1周或稍晚一些时间进行手术治疗。我选择了细针穿刺活检，因为我可以更快地知道结果。第二天，医生告诉我，我需要再次进行预约，我被检查出患了乳腺癌。我在周一的时候约见了外科医生，周三接受了手术。

外科医生给我两个选择，即乳腺肿物切除术联合放疗和全乳切除术。我的丈夫与我进行了讨论，最后证明我们的想法一样，我希望进行全乳切除术，这样不需要再进行其他治疗。

我很快做出了决定，并没有想太多，直到我等待进入手术室时，我才意识到这对我的巨大打击。我满脸泪水地躺在等候区的床上，护士一直在安慰我。

医生并没有发现淋巴结转移，乳腺癌分期为Ⅱ期。后来医生告诉我，由于肿瘤的位置比他们估计的位置更深，全乳切除术应该是最好的选择。

我的家庭对于我患乳腺癌这件事处理得非常好。最开始，我上大学的女儿感到非常沮丧，但当她知道淋巴结并没有转移时，就感觉好多了。一个儿子刚刚参加了海军新兵训练营，直到治疗完成后，我们才能联系到他。我的大儿子非常支持我。我的丈夫也非常理解我。我的姐妹们也同样很亲密地支持我。

我醒来的时候并没有感觉到多少疼痛。因为切断了一根相对较大的神经，所以疼痛出现得比较晚。我也感觉到腋下是麻木的。对此，我并没有准备，我几乎用了3年时间恢复臂力，这对我是极大的鼓励。

我接受了5年的他莫昔芬治疗，因为医生希望我经常复查，所以我4~6个月复查一次。我想说这对我没有困扰，但困扰又确实存在。你想要去进行检查，因为你想听到检查结果没有问题。但你又害怕去进行检查，因为你怕真的发现什么。

一旦你与癌症有了紧密接触，你就要做好最坏的打算。我知道可能有一天，我可能会再次发现癌症，但我也知道，我会十分仔细地进行检查，这意味着我会更早地发现癌症。我试着去享受每一天，因为我不知道接下来会发生什么。

Rosemarie 的故事

当 Rosemarie 发现乳腺肿物的时候，她48岁，她决定行乳腺肿物切除术联合术后放射治疗。

当时，我正站着与某个人聊天，我双手交叉放在胸前，就能感觉到这个核桃大小的乳腺肿物。我并没有过分担心，因为我的朋友告诉我即使为乳腺癌，也不会有伤害，我能感到肿物有些疼痛。我联系了我的妇产科医生，他帮我预约了乳腺钼靶检查，当我到达医院的时候，还做了超声检查。放射科医生认为肿物可能是个囊肿。当她试图用细针抽吸的时候，却发现肿物很硬。然后她告诉我要进行穿刺活检。但是，我已经计划要进行一个旅行并且决定先完成旅行，所以，直到1个月后我才进行穿刺活检。

1周之后我的妇产科医生联系我，让我在周六早上去他的办公室并且建议我带一个朋友。他告诉我，我患了乳腺癌。在活检过程中切除的乳腺并没有达到切缘阴性，所以我的医生告诉我，我需要进行全乳切除术。我患有的乳腺癌并不是浸润性乳腺癌，所以我需要一些时间考虑。

让我非常兴奋的是，在我49岁生日的时候，我与一名乳腺专家见了面。他告诉我，我可以选择行乳腺肿物切除术。这就是我选择的治疗方法。在12月26日，我进行了手术治疗。医生切除了较大的乳腺组织和21个淋巴结，结果证明均为阴性。我想，如果我之前知道前哨淋巴结活检，这样就没有必要切除那么多淋巴结了。

关于手术，唯一没有预料到的部分是术后引流装置，这让我觉得有些负担，但是幸运的是，我的母亲帮助了我。

我的肿瘤医师告诉我，如果进行化疗，生存率会提高 20%，如果进行放疗，会额外增加 10% 的生存率。最终，我决定进行化疗和放疗。

我首先进行了化疗，4 个治疗周期，21 天一个周期。关于化疗我最大的恐惧是掉头发，这就在我身上发生了。第一次治疗 14 天后，再一次洗澡的时候，头发几乎完全脱落，仅仅留了几块有头发的地方，我也将它剪掉了。有将近 1 周的时间，我戴上了我最讨厌的假发。然后，我尝试用不同的方法在头上缠绕头巾。再过一些天后，我可以不戴任何东西出门。相较于掉头发，最让我困扰的是掉睫毛和眉毛，因为这让你看起来更像一个癌症患者。

对我来说，最难过的是每次治疗的前 7 天。我感觉很虚弱，真的不想起床，感觉很恶心，事实上，我并没有吐出东西。我一直坚持工作，对我来说，做一名普通人可以帮助我对抗癌症。

一旦化疗结束，放疗就开始了。放疗并没有很糟糕，我享受午餐，下午 3 点左右我会感到一点累。在放疗的中途，在乳腺的下面出现了放射灼伤，这非常不舒服，最后，医生在灼伤部位缠了绷带防止与内衣摩擦。

从治疗开始，我就有一些淋巴水肿。我尝试不用患侧手提重物，当我旅行的时候，我戴着加压袖套。这些多少都有点令人沮丧。并且，在胸壁和肋骨间出现了关节炎，医生告诉我是放疗的结果。有一段时间，因为疼痛我不能触碰胸壁，另一段时间，我又没有感觉。

有一个互助团队很有帮助，你可以得到很多信息及有帮助的暗示。当我疼痛时，当我与团队进行交流时，另外一些人也有同样的问题，然后，我就不会太担心了。

现在，已经过了 5 年，我每年去复查一次。我没有忘记我曾患乳腺癌。我知道它随时可能复发，但我不会让这件事困扰我。虽然达到这种境界花费了一些时间，但我更加感激生活。我会发现可以令我开心的任何小事情，并且，任何令我开心的事情，我都会去做。

环磷酰胺

环磷酰胺是最早期用于辅助系统治疗的药物之一。该药物是通过阻止癌细胞复制 DNA 来干扰癌细胞的生长。常见的副作用包括恶心、呕吐、脱发、较低的血象、疲劳、发热和药物所致的更年期。

多柔比星

多柔比星属于蒽环霉素类。业已证实，包含蒽环类化疗药物的化疗计划与不包括蒽环类化疗药的计划相比，复发率更低。常见的副作用包括恶心、呕吐、脱发、较低血象和疲劳。其他一些少见的副作用包括白血病和心脏损害。药物剂量无误时，这些长期的危险可以控制在最小，但是，当应用多柔比星进行治疗时，仍需考虑这些因素。

表柔比星

表柔比星是一种与多柔比星工作原理相似的抗肿瘤药物。表柔比星的心脏毒性小于多柔比星。

卡铂

卡铂与另外一种常用于治疗癌症的药物顺铂有关。相较于顺铂，卡铂的耐受性更好，但会引起过敏反应。

氟尿嘧啶

氟尿嘧啶，也叫 5－氟尿嘧啶（5-FU），是一种抗代谢药物，是通过阻止

预后及预测工具

医生可以用一些工具来判断哪些女性乳腺癌复发的风险较高，并从辅助治疗中获益。一个名为"辅助"的计算工具，可以综合患者的个体预后因素和总体健康状况进行分析，来预测不同治疗方法的可能获益。这一程序可以比较接受辅助治疗和不接受辅助治疗，患者因乳腺癌死亡和 10 年生存率的变化。

最近研究较多的是名为"基因表达特征工具"，研究基因数据进行预后分析。这一工具也能帮助预测哪种治疗可能有更好的获益。一个名为 21 基因复发评分的检测计划，是为雌激素受体阳性的乳腺癌患者设计的。将从癌组织中获得的材料送到实验室进行分析，决定患者除了内分泌治疗，是否会从化疗中获益。评分较低的患者从化疗中获益的可能性更低，评分较高则更可能获益。

这一类型检测的缺点是价格昂贵，然而，很多保险公司会承担这些费用，因为它可以判断哪些患者不需要进行价格更加昂贵的化疗。

DNA 合成所必需的酶来干扰癌细胞的生长。氟尿嘧啶的副作用包括口疮和腹泻。

紫杉醇类

紫杉醇和泰索帝均属于紫杉醇类药物，这类药物是通过干扰细胞分裂过程扰乱细胞增殖。副作用包括肌肉疼痛、脱发、手指或足趾的麻木及刺痛感，以及较低的血象。过敏反应也会出现。

副作用

化疗会带来可以影响你生活质量的短期或长期副作用。

短期副作用

血液中正常的健康细胞、毛囊和消化道细胞是体内分裂最为迅速的细胞。很多抗肿瘤药物的靶细胞都是分裂迅速的癌细胞。但是，这些药物也会损害如毛囊细胞、骨髓和血液细胞及消化道细胞等分裂较快的正常细胞。这是产生大量副作用的原因。

对于不同的患者，不同的化疗药物、不同的给药剂量会造成不同的副作用。一些患者会脱发、没有食欲，另一些患者食欲会增加。也会出现如恶心、呕吐、腹泻、低血象和口疮等副作用。

化疗药物对于血细胞的影响可能会使你更易感染、挫伤和流血。此外，在治疗前后，你的精力会大不如前。不可能在治疗前提前预知你可能出现的全部副作用。大多数短期副作用会在治疗结束后消失。

例如，在你完成化疗后，头发会重新生长出来（颜色和质地可能会不一样），化疗不会对你的头发造成永久性的伤害。

对于化疗造成的恶心及呕吐，可以用药物给予治疗。有时，可以改变化疗药物的剂量或调整化疗方案来抵消副作用。如果化疗药物造成白细胞过低，医生会建议你避免与患病人群接触以免发生感染。医生会在下个治疗周期，给予一种刺激骨髓快速造血的药物。对于化疗药物造成的副作用，详见第二十章。

长期副作用

化疗的长期副作用之一可能为绝经前患者卵巢功能紊乱。这可能会造成闭经，有时是永久性闭经。若为永久性闭经，则称为化疗相关更年期。该副作用的发生率取决于化疗药物的种类和患者接受化疗的年龄。环磷酰胺比其他放疗药物更易出现闭经。

对于 40 岁以上的女性患者，更易发生化疗相关更年期。对更加年轻的女性患者，在化疗期间会出现停经，治疗结束后会恢复月经，某些病例中，月经会于治疗结束后几个月恢复。对于大多数 40 岁以上的患者，尤其是 45 岁以上的患者，化疗会导致闭经。

卵巢功能紊乱会导致其他副作用，包括更年期综合征，如潮热、失眠、情绪

做决定

为了帮助你决定术后应接受何种辅助治疗，你需要考虑以下问题。

1. 充分了解如果不行辅助系统治疗，治愈的概率有多少。

2. 充分了解就增加治愈率而言，辅助系统治疗会起到多大的作用。

3. 充分了解不同的辅助系统治疗可能带来的危险（副作用）。

4. 充分权衡利弊。

5. 与健康团队进行讨论，做出一个明智的个人决定。

波动和阴道干燥。此外，与真正的更年期会出现的症状相似，可能会出现骨质流失，导致骨质疏松症并增加骨折风险。需进行定期的骨密度检测并考虑为预防骨质流失而进行治疗。

一些药物，如紫杉醇，可以导致手指和足趾的神经末梢损伤，引起麻木、刺痛或疼痛感。

在少数病例中，包含蒽环霉素的化疗可以导致心脏损害（充血性心力衰竭）及第二癌症，如血液系统的癌症（白血病）。然而，辅助化疗最常见的给药剂量使这些情况出现的概率不超过 1%。

内分泌治疗

当乳腺癌的雌激素和（或）孕激素受体为阳性时，内分泌（抗雌激素）治疗通常是很重要的一种治疗方式。内分泌治疗的目标是抵抗雌激素（被认为是大多数乳腺癌的刺激因素）的作用。通常，雌激素通过血流进行循环，然后与受体的细胞蛋白结合。大多数乳腺癌细胞包含这些受体，研究人员认为雌激素可以帮助癌细胞生长和进展。

实验室检测的内容之一，是病理科医师（通过组织样本诊断疾病的专家）检验肿瘤细胞的激素受体（包括雌激素受体和孕激素受体）是否为阳性。

如果癌细胞的激素受体为阳性，内分泌治疗可以控制肿瘤生长，你可以从中获益。如果癌细胞激素受体为阴性，你可能不会从内分泌治疗中获益。

辅助内分泌治疗可能会应用 3 种不同方法中的 1 种。

• 应用抗雌激素药物，如他莫昔芬。

• 对绝经前女性，可以抑制卵巢功能（卵巢去势治疗）。

• 对绝经后女性，应用芳香化酶抑制剂。

他莫昔芬

抗雌激素药物是通过攻击受体阳性癌细胞的雌激素受体并阻止激素与受体结合，从而阻止癌细胞的生长（详见后述"雌激素受体阳性细胞"）。

治疗乳腺癌最常见的抗雌激素药物是他莫昔芬。他莫昔芬可能是过去几十年研究最多、应用最广泛的抗肿瘤药物。他莫昔芬在降低乳腺癌死亡率方面有重要意义。

他莫昔芬最初用于已有广泛转移的进展期乳腺癌（转移乳腺癌）。后来研究显示他莫昔芬还能降低早期乳腺癌患者的复发风险和死亡率。

早期乳腺癌试验合作组（Early Breast Cancer Trialist Collaborative Group）公布其第三次有关他莫昔芬作为辅助治疗的临床随机试验的研究数据（数据来自55个临床试验中心的37 000例患者），这些研究数据显示，事实上，他莫昔芬可以降低乳腺癌复发率，并提高绝经前或绝经后雌激素受体阳性患者的10年生存率。

通常，他莫昔芬应每天服用一次，连续服用5年。研究显示，长期（5年）用药比短期用药更能帮助女性患者延长生存时间和无病生存时间。研究也显示，服用他莫昔芬超过5年与服用该药物满5年后停药相比，并不能提供任何更多的益处，可能会增加癌症复发率及副作用。这可能是由于当长期用药时，药

术前药物治疗

对于某些患者，为了缩小肿瘤体积、使保乳术替代全乳切除术成为可能，医生会建议在术前予抗肿瘤药物治疗。术前给予药物的这种治疗方式称为新辅助治疗。在术前，最常应用的是化学治疗，然而，也会应用内分泌治疗和抗HER2治疗。

此外，也有研究针对肿瘤相对较小的乳腺癌患者应用术前化疗。一个大型的临床试验随机挑选了Ⅱ期乳腺癌患者接受术前化疗或术后化疗。两组患者在生存率及复发率方面并未发现差异。然而，术前接受化疗的患者有更高的可能性行乳腺肿物切除术，这是由于药物治疗缩小了肿瘤的体积。

由于新辅助化疗十分有效，并且允许医生观察药物治疗是否可以缩小肿瘤体积，尤其是在医生为发现更新、更有效药物的研究中，新辅助化疗已得到越来越广泛的应用。

联合化疗

多年的证据显示联合应用化疗药物可以降低癌细胞的抗药性，增加治愈率。通常情况下，患者会接受两种或以上的药物联合化疗。

通常用药物首字母缩写的组合代表联合用药。下面列举几种常用的辅助系统化疗用药组合。

• AC：多柔比星（A 代表阿霉素，是之前使用的商品名）与环磷酰胺。

• AC+ 紫杉醇：多柔比星（阿霉素），环磷酰胺和紫杉醇。

• CAF：环磷酰胺、多柔比星（阿霉素）和氟尿嘧啶。

• CEF：环磷酰胺、表柔比星（类似于多柔比星）和氟尿嘧啶。

• CMF：环磷酰胺、甲氨蝶呤和氟尿嘧啶。

• TAC：多西他赛（泰素帝）、多柔比星（阿霉素）和环磷酰胺。

• TC：多西他赛（泰素帝）和环磷酰胺。

为了选择最适合的治疗方案，医生会综合很多因素，包括任何之前患者存在的情况，以及医生和患者是否能接受与处理不同药物带来的副作用。

物可能开始表现为类似于雌激素并作用于癌细胞（详见后述"他莫昔芬的双重作用"）。

副作用

他莫昔芬最常见的副作用是发热和阴道分泌物增加。这种药物也会增加子宫恶性肿瘤的风险（子宫内膜癌或子宫肉瘤）。对于没有行子宫切除的女性，子宫相关癌症的风险增加了 3 倍。即使这听起来像是增加了很多风险，但是，对于绝经后的女性来说，这只是意味着她发展成子宫相关癌症的风险从 1/1000 每年上升到了 3/1 000 每年。

有将近 80% 他莫昔芬所致的子宫相关恶性肿瘤可以经子宫切除治愈，子宫切除术后可行或不行放疗。

对于绝经后的女性，最常见的子宫相关肿瘤的表现为阴道流血，即子宫出血后流经阴道。如果这种现象发生，应该对子宫内膜取检并进行妇产科的评估。但是，如果在你服用他莫昔芬期间出现阴道出血，也不要慌张。阴道出血并不仅意味着一定为恶性肿瘤，有很多子宫良性疾病也会导致阴道出血。

如果你并没有进入绝经期，可能仍然会有月经周期。对于某些服用他莫昔芬的患者，她们的月经周期可能紊乱或停止，但是，对于大多数服用他莫昔芬的绝经前女性患者，卵巢仍然有功能。事实上，他莫昔芬可能导致绝经前女性

如果你仍然想生育孩子

　　乳腺癌可能对你的整个生活产生影响。由于需要做出与疾病做斗争的决定，你可能会感觉压力很大，但是，最重要的是，在诊断了乳腺癌后，你不能忘记生活。早期发现和治疗乳腺癌可以提高生存率。如果你是一名年轻女性，这意味着除了治疗，你可能还需考虑在未来，是否生育孩子或生育更多孩子。

　　在这样一个紧张和困难的时刻，为什么还要考虑孩子？因为乳腺癌的治疗可以从多个方面影响生育。"杀死"癌细胞的治疗也会影响身体的其他细胞、器官和激素水平。你接受的治疗，尤其是接受了化疗等系统治疗，你可能会短暂性或永久性不孕。对于年轻女性，即使肿瘤较小，没有淋巴结转移，医生也会推荐进行化疗以确保治疗成功。

　　接受低剂量化疗的年轻女性患者在治疗后更可能恢复月经周期。年长的女性患者恢复生育能力的可能性更小。如果月经周期可能恢复，但也不会立刻恢复。

　　如果你想拥有一个家庭并在将来增添家庭成员，为了保存你生育孩子的能力，你需要在抗肿瘤治疗之前采取措施。如果医生并没有考虑到你的生育能力，你需要尽快让他们知道在将来你希望生育一个孩子。

　　为了保存生育能力，最常见的选择是进行胚胎冷冻：为了在以后进行胚胎移植，需要从女性体内取得卵子，与从男性体内取得的精子进行受精，并冷冻起来。另外一种方法是将单身女性的卵母细胞进行冷冻，即冷冻未受精的卵子。这两种方法均需要两周左右时间的卵巢刺激，从女性月经周期开始时进行刺激。这些措施，意味着推迟了乳腺癌开始治疗的时间，所以，这些举措非常令人担忧。此外，为了促进多级卵母细胞的生长和发育，这一过程通常需要应用促进生育的药物。目前并不知道这会产生什么影响，如果有，激素可能会作用于癌细胞。目前还有另外一种方法，切除并冷冻卵巢组织，在完成乳腺癌治疗后，将其移植回卵巢。

　　目前正在研究的方法包括，在女性患者接受化疗的同时，给予一种促性腺激素释放激素（Gn-RH）的药物。应用该药物的目的是试图通过阻止化疗药物对卵巢的损坏保持卵巢的功能。目前这一研究的结果尚未明确，仍需进行更多研究。

　　这些治疗可能非常昂贵，所以明确这些治疗的费用，以及你的健康保险是否能够覆盖这些费用至关重要。

产生更多的雌激素。在服用他莫昔芬期间要避免怀孕，因为药物会影响胚胎。

他莫昔芬也会影响骨密度。对于绝经后的女性，由于类雌激素作用，他莫昔芬会帮助保存骨密度。对于绝经前女性，他莫昔芬会与雌激素竞争来结合骨细胞的雌激素受体。由于他莫昔芬对于骨生长的刺激作用没有雌激素强烈，所以，他莫昔芬可以导致绝经前女性骨质流失。

他莫昔芬也会导致凝血风险增加。当血栓进入肺时，称为肺栓塞。尽管很罕见，但是与他莫昔芬相关的血栓可以导致严重后果。他莫昔芬也会导致白内障和其他眼部疾病。

卵巢去势治疗

卵巢去势治疗是绝经前早期乳腺癌患者最年代悠久的系统治疗。包括抑制卵巢功能以减少雌激素的生成。这可能需要手术、放疗或激素治疗——黄体化激素释放激素（LH-RH），促性腺激素释放激素（Gn-RH）。

一项对 12 个临床试验的回顾性研究显示，通过手术或放疗进行的卵巢去势治疗可以提高绝经前女性的 15 年生

激素受体状态

作为女性最主要的激素，雌激素与乳腺肿瘤的生长和发生发展相关。正常乳腺组织细胞包括雌激素、孕激素和其他女性激素受体。受体是与血液中的特殊物质，如激素，相结合的一种细胞蛋白。可以把受体和激素想象成锁和钥匙。如果激素与受体结合，就打开了细胞生长的门。

很多乳腺癌细胞有雌激素和（或）孕激素受体，称为激素受体阳性。在实验室，医生会分析乳腺癌细胞是否含有激素受体。激素受体阳性的乳腺癌可能对内分泌治疗（抗雌激素治疗）敏感。激素受体阴性的乳腺癌则可能不敏感。

即使激素受体的状态并不能准确判断长期治愈率，但可以帮助医生判断激素治疗是否可能有效。激素受体的状态称为预测因素，可以帮助预测治疗是否有效。

不管你是否进入更年期，激素受体状态均是治疗效果的预测因素。在更年期，卵巢产生很少的雌激素和孕激素直至绝经。这可能会使治疗方法发生改变。例如，如果已经进入更年期，则抑制卵巢功能使你的获益不会很大，但是芳香化酶抑制剂可能效果更好（该部分内容详见后述"他莫昔芬的双重作用"）。

存率。但是，对于绝经后女性，卵巢去势治疗并不能获益。这是由于绝经后女性的卵巢已经不再产生雌激素。

但是，目前卵巢去势治疗已应用得越来越少，尤其在北美，化疗应用得越来越多。然而，欧洲肿瘤医师将卵巢去势治疗和化疗进行比较，结果显示，卵巢去势治疗与一些化疗的效果类似。这一结论受到广泛讨论。目前，观察卵巢去势治疗联合化疗和（或）他莫昔芬治疗对年轻女性患者是否有额外获益的研究正在进行。

副作用

卵巢去势治疗的副作用与过早绝经类似，包括停经、不孕、阴道干燥、潮热和骨质疏松症。

芳香化酶抑制剂

卵巢是雌激素最主要的产生部位，但是，即使在绝经后，身体其他部位也可以产生雌激素。肾上腺可以产生几种激素，包括雄激素。有一种主要存在于脂肪、肝脏、肌肉和大脑中的酶，名为芳香化酶，该酶也存在于正常乳腺组织和

雌激素受体阳性细胞

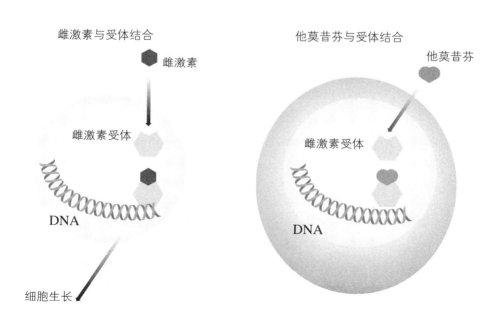

左图显示了雌激素是怎样与细胞内受体相结合并刺激细胞生长的。他莫昔芬也可与受体结合（右图），并可阻止雌激素与受体结合，抑制癌细胞生长

赫赛汀提高生存率

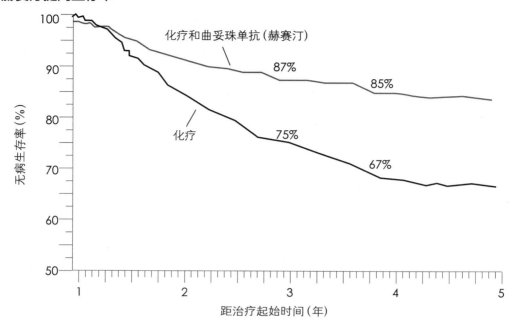

对于 HER2 阳性的乳腺癌患者,在一项研究发现化疗后接受赫赛汀治疗相较于仅接受化疗的患者,乳腺癌的复发率降低了18%。联合赫赛汀(曲妥珠单抗)治疗后,患者的 4 年无病生存率提高至 85%

来源 Piccart-Gebhart, Martine J., et al. Trastuzumab after Ajuvant chemotherapy in HER2-Positive Breast Cancer. New England Journal of Medicine, 2005:353:1659.

他莫昔芬的双重作用

他莫昔芬因其抗雌激素作用而被用于治疗乳腺癌。但是,对于身体的某些组织,他莫昔芬的作用类似于雌激素。因此,可以说,他莫昔芬既是雌激素激动剂又是雌激素拮抗剂。

这意味着在机体的不同部位,他莫昔芬的作用机制并不相同。对于一些乳腺细胞,例如雌激素受体阳性的乳腺癌细胞,他莫昔芬会与乳腺癌细胞的受体结合,阻止雌激素与受体结合并发挥作用,此时,他莫昔芬表现为雌激素拮抗剂。对于另外一些组织,如子宫和骨骼,他莫昔芬与受体结合,促进细胞生长,其作用类似于雌激素。此时,他莫昔芬的作用是雌激素激动剂。由于雌激素作用于子宫时表现为类雌激素作用,因此,可以使子宫相关癌症的发生率轻度增高。同时,对于绝经后女性,他莫昔芬可以帮助维持骨骼的强健。

帮助决定如何治疗的工具

患者信息

年龄：	60
伴随疾病：	小问题 ▼
ER 状态：	阳性 ▼
肿瘤分级：	3 级 ▼
肿瘤大小：	1.1~2.0 厘米 ▼
阳性淋巴结：	1~3 ▼
计算目的：	疾病复发 ▼
10 年复发危险：	52 预测 ▼

辅助治疗效果

内分泌治疗：	应用 5 年芳香化酶抑制剂 ▼
化学治疗：	第 3 代方案 ▼
内分泌治疗：	56
化学治疗：	43
联合治疗：	75

无辅助治疗

- 10 年无病生存率为 43.5%
- 50.1% 疾病复发
- 6.4% 死于其他原因

内分泌治疗：受益 =22.8% 无复发

化学治疗：受益 =16.7% 无复发

联合治疗：受益 =32.7% 无复发

医生使用互联网工具评估辅助治疗的受益情况。在该病例中，输入乳腺癌患者的个人信息，程序会预测该患者的乳腺癌复发率。无辅助治疗，10 年无病生存率为 43.5%，复发率为 50.1%，非乳腺癌病因死亡率 6.4%；联合内分泌治疗，10 年无病生存率可接近 66% (43.5% +22.8%)；联合治疗 (内分泌治疗 + 化学治疗)，10 年无病生存率可达到 76% (43.5% +32.7%)

修改自 Adjuvant! for breast cancer, version 7.

决策：辅助系统治疗

除了手术或手术联合放疗，不管想用何种辅助治疗，都不会是一个简单的决定。为了选择对你最佳的治疗方案，需要考虑很多问题。

考虑因素

下面会列举有关辅助治疗的几个常见问题。也会为你提供两例女性患者的故事，她们会讨论如何决定进行何种辅助治疗及之后感觉如何（见后述"患者的故事"）。我们希望这会帮助你做出决定。如果你对诊断、治疗或预后有任何问题，需与医生进行讨论。

你会希望应用所有方法去预防乳腺癌复发吗

如果是，那么如果你做出比较激进的治疗决定时，在未来，你会感觉比较安心。

如果答案是否定的，你可能会更倾向于选择不激进的治疗方法，你可能会避免激进的治疗所带来的危险和副作用。

是否有证据证明辅助系统治疗会帮助像你一样的乳腺癌患者获得更长的生存期

辅助系统治疗会使很多患者获益，但是，依据每位患者不同情况，如年龄、原发肿瘤大小、淋巴结状态和激素受体状况等因素，每位患者的获益情况可能不同。应用数学模型的方法，医生会根据你的情况，评估你可能的获益。

这些工具在前文已讨论过，如果你想知道这些信息并且医生并没有提供，你可以就你本身的情况，与医生讨论复发率和生存率。

与危险相比，辅助系统治疗的获益更大吗

辅助化疗、内分泌治疗和 HER2 治疗可以提高很多患者的生存率。但是，这些药物也会导致很多副作用。你是否评估过利与弊？相较于治疗可能带来的副作用，你从这些药物中获益的可能性有多大？

你是否希望生育孩子

辅助系统治疗可以使卵巢停止产生雌激素，并可导致不育。详见前述"如果你仍然想生育孩子"。

癌组织中，可以将雄激素转变为雌激素。

名为芳香化酶抑制剂的药物可以通过抑制芳香化酶将睾酮转变为雌激素而发挥作用。这类药物仅对绝经后患者有效。对于绝经前女性患者，由于卵巢仍能产生雌激素，芳香化酶抑制剂并不能显著降低雌激素，因此并无作用。

避免对绝经前女性应用芳香化酶抑制剂的另外一个原因是芳香化酶可以促进排卵，并因此导致怀孕。

芳香化酶抑制剂包括阿那曲唑（瑞宁得）、来曲唑（弗隆）和依西美坦（阿诺新）。

芳香化酶抑制剂 vs. 他莫昔芬

芳香化酶抑制剂阿那曲唑，曾在一项大型乳腺癌药物试验中接受研究，该临床试验有超过 9 000 名女性患者参加。在该临床试验中，给予早期乳腺癌的绝经后患者阿那曲唑、他莫昔芬或联合给药 5 年，研究结果显示，与他莫昔芬相比，阿那曲唑更能提高无病生存率，但是仅提高约 5%。

尽管该项研究的结果为阳性，但是，仍需更多的研究，尤其是因为他莫昔芬可以增加血栓和子宫相关癌症的风险。阿那曲唑也会相应增加某些副作用的发生风险，如关节和肌肉疼痛。并且，阿那曲唑会增加骨质疏松的风险。

阿那曲唑研究的随访结果提示，接受阿那曲唑治疗的患者并不会比接受他莫昔芬治疗的患者生存期更长。原因可能是阿那曲唑会导致更多的心脏问题，他莫昔芬则刚好相反，可以降低心脏问

阳性或阴性：哪种更好？

考虑到 HER2 阳性的乳腺癌患者有可选择的治疗方法，你可能想了解，究竟 HER2 阳性还是 HER2 阴性更佳。

如果不进行特殊治疗，HER2 阳性的乳腺癌患者比 HER2 阴性的乳腺癌患者预后更差。因此，HER2 阳性的乳腺癌患者需要额外的治疗，这些治疗很昂贵并可能带来一些副作用。但是，大多数患者，可以较好地耐受抗 HER2 药物。

然而，由于对 HER2 阳性乳腺癌的治疗十分有效，事实上，治疗抵消了这种特殊类型乳腺癌的弊端。但是，目前尚不清楚，相较于 HER2 阴性的乳腺癌患者，治疗是否会改善 HER2 阳性乳腺癌患者的预后。

底线是：相较于 HER2 阴性乳腺癌，HER2 阳性乳腺癌既不会更好也不会更糟。

题的发生率。

另外两种芳香化酶抑制剂，来曲唑和依西美坦，其药理作用和结果均与阿那曲唑相似。

他莫昔芬治疗后应用芳香化酶抑制剂

其他与芳香化酶抑制剂相关的研究正在进行，旨在研究他莫昔芬治疗后应用芳香化酶抑制剂的可行性。

在一项研究中，5 000 名患者在接受5 年他莫昔芬治疗后，再予芳香化酶抑制剂来曲唑（弗隆）或安慰剂治疗 5 年。结果显示对于接受来曲唑治疗的患者与接受安慰剂治疗的患者相比，乳腺癌复发率明显降低。

另外一项超过 5 000 人的研究，该研究中所有患者仅服用他莫昔芬 2~3年。患者被分为两组，一组继续服用他莫昔芬直至满 5 年。另一组改为服用芳香化酶抑制剂依西美坦 2~3 年，激素治疗的总治疗时间为 5 年。这项研究的结果支持他莫昔芬联合依西美坦组，其乳腺癌的复发率降低了 5%。

依据目前所知，对于绝经后女性，在接受 2~5 年他莫昔芬治疗后，可以考虑再进行芳香化酶抑制剂治疗。

抗 HER2 治疗

人类表皮生长因子受体 2（HER2）是一种存在于某些乳腺癌细胞表面的蛋白质。这种蛋白质对细胞的生长和存活十分重要。HER2 阳性的乳腺癌患者在其癌细胞表面有大量的 HER2 蛋白。如 HER2阴性，则仅有少量或没有 HER2 蛋白。

接近 20%~25% 的乳腺癌患者过表达 HER2。这种过表达不仅出现于乳腺癌中，也存在于其他类型的癌症中。

问与答

问：什么是三阴性乳腺癌？

答： 这是一种雌激素受体、孕激素受体和 HER2 受体均为阴性的乳腺癌类型。三阴性乳腺癌"名声很坏"的原因是，如果不进行治疗，其预后很差。即使治疗，其预后也不如 HER2 阳性的乳腺癌。

好消息是，针对三阴性乳腺癌的化疗比激素受体阳性的乳腺癌的化疗更加有效。此外，相较于激素受体阳性的乳腺癌，如果 5 年内三阴性乳腺癌没有复发，则 5 年后乳腺癌复发的概率会更低。这是由于三阴性乳腺癌的复发通常发生在5 年内。同时，激素受体阳性的乳腺癌可以在诊断数十年后复发。

HER2 阳性的乳腺癌比其他类型的乳腺癌更具侵袭性,可以用一种名为曲妥珠单抗的药物进行治疗。如果没有针对 HER2 蛋白的药物治疗,则 HER2 阳性的患者比 HER2 阴性的患者预后更差。幸运的是,针对 HER2 蛋白的治疗非常有效。

曲妥珠单抗

曲妥珠单抗(赫赛汀)可以抑制依靠 HER2 过表达而抑制的乳腺癌细胞的生长。曲妥珠单抗通常与化疗联合应用,但是也可以与内分泌治疗联合应用,如芳香化酶抑制剂或他莫昔芬。

单独应用化疗与化疗联合曲妥珠单抗的比较研究显示,对于 HER2 阳性的患者,接受联合治疗后,乳腺癌的复发率会降低,生存率会提高(见前述"郝赛汀提高生存率"图)。

目前仍在研究曲妥珠单抗应给药多长时间。通常推荐给药 1 年。一些数据显示,服用该药更长的时间可能会更受益,但是,另一些数据显示,用药时间可以缩短至 3 个月。

曲妥珠单抗通常有很好的耐受性,但是也会有一些潜在的副作用,如心力衰竭。同时服用多柔比星的情况下,心力衰竭的概率会上升 5%。曲妥珠单抗也会导致过敏反应。

拉帕替尼

拉帕替尼(泰立沙)是另一种专门针对 HER2 过表达的药物。对曲妥珠单抗治疗无反应的 HER2 阳性乳腺癌患者,拉帕替尼可能有效。拉帕替尼与化疗药物卡培他滨(希罗达)和芳香化酶抑制剂来曲唑(弗隆)联合用药。目前正在研究拉帕替尼与曲妥珠单抗联合用药,观察是否获益。

其他

研究者正在研究其他可以治疗 HER2 阳性乳腺癌患者的药物。研究希望这些药物可以比曲妥珠单抗的获益更多,或者产生更少的副作用。

化疗

标准化的化疗周期对 HER2 阳性的乳腺癌有效,即使这些药物并不专门针对 HER2 蛋白。

观察等待

对于肿瘤较小,淋巴结阴性的患者,单纯手术或术后放疗就会提供较好的预后,可能不需要其他辅助治疗。依据患者的特殊情况,观察等待是一个理性的选择。一些患者可能认为与其潜在的危险和副作用相比,辅助治疗不会带来足够的长期获益。一些患者未接受任何辅助治疗,也能在乳腺癌术后获得长期、健康的生存质量。

观察等待不等于什么都不做。如果拒绝辅助治疗或不推荐进行辅助治疗,

患者故事

　　这里是 Nancy 和 Jane 的故事。关于辅助系统治疗，她们做出了不同的选择。

　　即使年龄相差超过 20 岁，这两位女性均是在 30 岁左右（30 岁和 36 岁）被诊断为乳腺癌的。她们选择的治疗方法并不相同，但是适用于她们自己的情况。记住，你必须要学会做出选择。对于所有患者，没有统一的、正确的选择。

Nancy 的故事

　　Nancy 在 30 岁的时候发现了乳房肿物。检查显示她有两个不可触及的肿物。较大的肿物直径 2~3 厘米，并且，有一个前哨淋巴结出现了转移。Nancy 就她本人的年龄等情况，寻找了很多资料。她决定接受 AC 方案联合化疗——A 代表多柔比星，即阿霉素，C 代表环磷酰胺。Nancy 在化疗后，应用了他莫昔芬进行了内分泌治疗。她在完成化疗 4 个月、恢复工作 2 个月后分享了她的故事。此时，她已经开始接受他莫昔芬治疗。

　　在她发现肿物之前，用 Nancy 的话说，她"正处于生活的巅峰，正做着想做的事"。她 30 岁，已婚，有一个健康的刚刚断奶的小女儿。她也是一名正在接受培训的医生——一名外科住院医师。"我感觉我的生活有一些脱轨。"

　　通过一些检查，Nancy 在她的乳房内发现了肿物。她当时有过几次发热，考虑是否是病毒感染。由于她刚刚给她的女儿完成了哺乳，医生为她安排了检查以明确是否有乳腺炎症，乳腺炎可以发生在哺乳后。当她回到家，进行乳腺自检时，她发现了肿物。她记得感觉有些坚硬、比其他乳腺组织厚、直径为 1/2~3/4 英寸（1~2 厘米）。Nancy 没有感觉到疼痛，也没有其他不适感。

　　乳腺钼靶未见明显异常，所以又进行了超声检查。超声显示有 2 个肿物，其中一个 Nancy 并没有感觉到。还进行了病理检查，2 个肿物均被证实为浸润性癌。

　　Nancy 考虑到自己的年龄、钼靶的不准确，发现两个肿物但是其中一个并不能触及等因素，决定即使在对侧乳房并未发现异常的情况下，也要进行双侧乳腺的切除。

　　当 Nancy 知道乳腺癌已转移至淋巴结时，她有些绝望。她记得她问过自己："我认为我已经在乳腺癌早期就发现了它，为什么会转移？"Nancy 认为，如果你患有乳腺癌，并且已经转移，你的感觉一定不会很好。

　　Nancy 早就知道，就相对较小的年龄和肿瘤大小而言，她需要辅助系统治疗。知道已有淋巴结转移后，她就决定要进行辅助治疗。"除了手术之外，有能力做一些其他治疗令我多少有些安慰。"

　　Nancy 利用统计学来帮助她做出决定。她的医生考虑了她的年龄、肿瘤大小、淋巴结状态，以及她的肿瘤细胞激素受体为阳性等因素。Nancy 和她的医生利用这些因素评估像 Nancy 一样的患者是否接受辅助治疗及将会出现什么情况。她也仔细分析了辅助治疗的风险。最后，她认为，接受化疗和内分泌治疗能获得的益处要比她失去的多。

在化疗期间，Nancy 出现了恶心、呕吐、疲劳、脱发等副作用，以及了解到自己可能无法再生育。对她来说，精力是最大的问题。她回归了要求严格的工作岗位，每隔一天就需要值班。化疗后，Nancy 开始他莫昔芬治疗。开始，她出现了潮热，但最终，这些症状都消失了。

不幸的是，这场战争 Nancy 并没有获胜。最终，她死于癌症。但是 Nancy 知道，她已经做了所有她能做的来抗击疾病。

Jane 的故事

Jane 有很多的时间对其健康史的"毁灭性打击"保持平静。Jane 分享她的故事的时候，距她第一次诊断为乳腺癌已有 17 年，距她第二次诊断为乳腺癌已有 14 年。是的，Jane 经历了两次与乳腺癌的抗争。

对于乳腺癌，Jane 并不是一直保持冷静："在我 30 多岁的时候，我能想到的唯一一件事就是，这是对我的死亡宣判。"她说，一旦你患有癌症，你就会对你的健康状况有一些偏执。"在第一年（首次诊断乳腺癌后），每次疼痛你都会担心。第二年，这些症状仍会引起你极大的关注，"她回忆"第三年，我就感觉自信多了，然后突然间，我又被诊断为乳腺癌。但是，这一次我依然挺了过来，到现在，已经过了 14 年。"

这两次，Jane 均选择行乳腺肿物切除术联合放疗，并且均拒绝行辅助系统治疗。

Jane 说她对两件事不确信。她对辅助系统治疗应用于像她一样肿瘤较小、淋巴结没有转移的乳腺癌患者后的获益情况不能确定。她也不能确定获益是否会比可能的伤害更多——尤其是从长期来看。她说她并不担心脱发、恶心呕吐或疲劳。治疗本身可能导致其他癌症才是 Jane 最大的担忧。

作为国际技术教育公司的前副主席，Jane 多年来对很多人进行了分析。她曾经教授统计学课程。所以，当她需要做出这项重要的有关健康的决定时，她并没有感到害怕。对她来说，并没有支持她接受辅助治疗的理由，因此，她很有自信地拒绝了治疗。她做出了决定，从不后悔。

但是，Jane 非常警觉。在第二次诊断为乳腺癌后的第一年，她每 3 个月拜访一次外科及放疗科医生。然后，她逐渐降低了这些拜访的频率。她每年均会行乳腺钼靶治疗。她的医生会与之前的检查进行仔细对比，详细检查是瘢痕还是其他肿物。

因为她有结肠癌家族史和她自己的乳腺癌病史，所以她的医生不仅检查她的乳腺健康，Jane 还接受了结肠镜检查。

"我认为我的乳腺癌已经治愈，但是，其他相关问题的发生率要更高，"她解释"我非常有自信与癌症斗争，对于医学科学将会发生什么，我是真的很激动、很乐观。"

她对乳腺癌的宣传工作非常积极，并且非常乐于向患者传输"你可以自己做决定，你可以痊愈"的思想。

医生会鼓励你进行乳房自检并进行钼靶检查。定期去医疗机构进行随诊复查也非常重要。

观察等待的主要危险是增加了乳腺癌转移的风险。然而，对于预后良好的患者，复发转移的风险很低。

临床试验

对乳腺癌的治疗尤其是辅助治疗的大量研究正在进行。对乳腺癌的研究集中于找出在副作用尽可能小的情况下，可以成功治疗癌症并延长生存期的更新、更好的方法。

目前应用于乳腺癌中的治疗是依据之前的临床试验（几千名患者参加）。很多之前进行的临床试验为今天的治疗提供了方法。

如果你患有乳腺癌，可以考虑加入临床试验，这样你可能接受最尖端的乳腺癌治疗方法。与医生讨论参加临床试验的利与弊十分重要。对于临床试验更多的内容，见第二章。

第十二章
乳房重建

许多女性患者在考虑外科治疗时都非常关心乳房外观，尤其是考虑全乳切除术的患者。当收集治疗方案的信息时，别忘了关注乳房重建。

部分患者在全乳切除术后拒绝乳房重建，这种选择是可以接受的。并且，一些患者拒绝佩戴义乳。她们对自己的选择也非常满意。

选择乳房重建的女性，需要考虑以下观点。乳房重建是全乳切除术后将乳房恢复锥形形态的外科手术，通常由整形外科医生完成，比单纯全乳切除术需要更长的恢复时间。一部分患者认为重建手术能够改善体态，比单纯全乳切除术更容易被人接受。

即刻 vs. 延迟

重建手术既可以与全乳切除术同时完成（即刻重建），也可以在之后完成（延迟重建）。总的来说，即刻重建外观效果更好。并且，一些女性认为联合重建手术醒来后比单纯全乳切除术心理感觉更好。即刻乳房重建术通常需要肿瘤外科医生和整形外科医生共同完成。

选择即刻重建或延迟重建的关键在于是否需要放射治疗。如果需要放疗，最好在术前与医生协商乳房重建方案。

对于肿瘤较大、伴有腋下淋巴结转移的患者，推荐全乳切除术后接受放疗。由于术后需要过一段时间才能知道淋巴结转移情况，而术前无法确定是否需要辅助放疗，因此无法选择即刻重建。

即刻重建术后可以接受化疗，但需要术后恢复 2~3 周后开始治疗。外科医生和肿瘤科医生会确定开始化疗的正确时间。

外科医生通常推荐放化疗结束后数月，伤口充分愈合后进行延迟乳房重建手术。

不同方法

乳房重建，有以下 3 种方法。

- 假体植入术。
- 自体组织转移手术（皮瓣）。
- 佩戴义乳。

乳房重建手术是一种复杂的外科手术，通常需要至少 2 名外科医生完成正确而对称的乳房塑形手术，一些女性可能需要乳头乳晕复合体重建。术前需要组织扩张，即扩张剩余的胸壁皮肤，获得放置假体的空间。

如果想要双侧乳房大小形状对称，则需要考虑双侧乳房整形手术。如果是单侧乳房重建手术，大小和形状可能与健侧乳房不同。并且，随着时间的推移，重建乳房与正常乳房会发生一些不同的变化，最后导致两侧外观差异。

组织扩张器

大部分患者全乳切除术后无法立即将假体放入胸壁。首先，需要组织扩张步骤，使剩余皮肤扩张，获得放置假体的空间。扩张期既可以在全乳切除术后立即放置，也可以延迟重建时再放置。扩张器通常放在胸肌和皮肤下。

在接下来的数月内患者需要一系列

问与答

问：乳房重建后肿瘤复发会变得难以发现吗？

答：非常确信，这个答案是否定的。因为大部分的肿瘤复发都位于皮下组织，而重建手术中人工乳房就位于皮下深部，将皮下组织向上抬起，更接近表层。因此，通过自查和临床乳腺查体可以发现肿瘤复发。

假体之前的组织扩张器

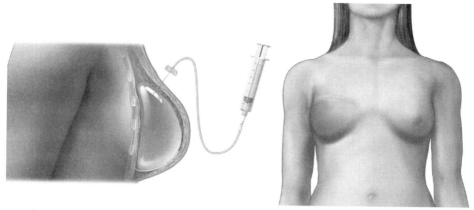

组织扩张期间，暂时性植入物（扩张器）被放置在胸肌下，逐渐注射生理盐水以充分扩张胸肌和皮肤直到足以放置较大的永久性假体

定期复诊，由外科医生或医务人员向扩张器内注射生理盐水，扩张胸肌和皮肤。注射的过程是循序渐进的，皮肤和肌肉在间隔的时间内充分扩张，达到覆盖假体的要求。

组织扩张结束后几个月内需要再次行手术，移除扩张器，换为永久性乳房假体。永久性假体内填充生理盐水或硅胶，医生将根据情况选择合适的假体。

假体

假体的形状类似于乳房，通常放置于胸肌下方。身材纤细、乳房较小的女性无法使用腹部或身体其他部位的组织进行修复时可以采用假体植入方法。

假体具有两种类型，盐水假体和硅胶假体。在 20 世纪 90 年代，人们认为硅胶假体可能对身体带来损害。然而，现在经研究证实，这种顾虑已经被消除。硅胶假体之所以被用于乳腺整形手术，是因为其触感与乳腺组织更相似。

假体植入既可以与全乳切除同时进行，也可以在之后进行。假体会引起疼痛、肿胀、淤血、感染等并发症，也可能出现假体破裂、缩小、移位等情况。另一个重要的并发症是假体包膜挛缩，是由围绕假体周围的瘢痕组织缩紧所致。这将导致乳房坚硬、固定，感觉异常。是否需要外科手术改善挛缩情况取决于上述症状的严重程度。

如果有放射治疗史或有感染、血肿等并发症，出现包膜挛缩的风险会增加。此时整形外科医生应建议行其他方式的乳房重建术。

乳头可以用重建乳房的皮肤进行修复，一般在乳房重建完成一段时间后进行。乳头重建后可以用文身法对乳头及乳晕染色。

组织皮瓣

这是一种利用女性自身组织的重建手术，过程比较复杂，医生从身体的某一部位去除部分皮肤、脂肪、肌肉和血管，移至胸壁，形成乳房形状（见下页图）。

选择组织皮瓣重建的女性通常偏好使用自体组织重建乳房的理念。对于接受放疗的女性，这也是唯一的重建手术选择，因为放疗后皮肤的延展性下降，较难扩张皮肤放置假体。

最常见的是下腹部组织皮瓣，也称为横向腹直肌皮瓣（**TRAM** 皮瓣），腹直肌是指"六块腹肌"。

重建手术中常用的 TRAM 皮瓣分两种：带蒂皮瓣和游离皮瓣。在使用带蒂皮瓣时，外科医生使用完整游离的腹直肌及覆盖上方的脂肪皮肤重塑乳房形状。皮瓣通过皮下隧道转移至胸壁的手术切口区域。

在使用游离皮瓣时，外科医生只取腹直肌的一部分及皮肤脂肪组织，通过显微外科技术将组织与胸壁进行血管吻合。这种皮瓣也称为保留肌肉皮瓣，因为大部分腹直肌保留不变。

一些女性接受了 DIEP 皮瓣重建，这是指外科医生只取腹部的皮肤和脂肪进行重建。DIEP 皮瓣的选择取决于腹部血管的粗细情况，只适用于部分女性。

对于腹部组织不足以进行手术的患者可以选择背部组织，即背阔肌皮瓣，皮瓣转移的方式与带蒂 TRAM 皮瓣一致。

大部分女性的背阔肌太薄弱，不足以重建自然形态的乳房，一般使用扩张器或假体放置于背阔肌下方进行重建。如果使用扩张器，则需要二次手术置换永久性假体。

在某些情况下，如果腹部和背部皮瓣都不足以完成手术，则可能利用臀部或大腿内侧皮瓣。

皮瓣最主要的好处是使用自体组织进行修复。重建后的乳房依旧柔软，不会像假体一样发生包膜挛缩。并且，使用腹部组织也同时使腹部整形。但是，皮瓣是人体组织，需要充足的血供，如果血供不足，皮瓣可能无法存活。这将导致严重并发症和令人失望的结果。

重建乳房愈合后，可以用皮肤重建乳头，并通过文身法进行染色。

在某些情况下不能选择皮瓣修复。如果患者吸烟，医生可能会反对皮瓣进行修复，因为吸烟会损伤移植组织的血液循环。既往有腹部手术史者也不能使用腹部皮瓣。

带蒂 TRAM 皮瓣手术

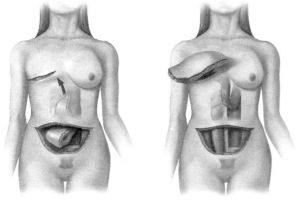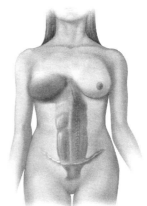

带蒂 TRAM 皮瓣包括腹部的部分皮肤、肌肉、脂肪和血管，通过皮下隧道重建乳房形状

游离 TRAM 皮瓣手术

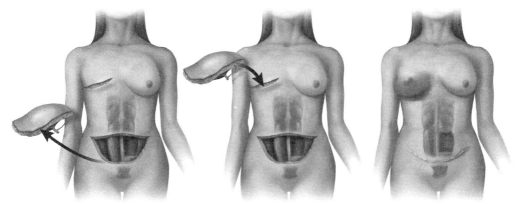

使用游离 TRAM 皮瓣时，外科医生游离部分腹部组织，包括皮肤、脂肪和肌肉，然后通过显微外科技术将组织和胸壁血管吻合

背阔肌皮瓣手术

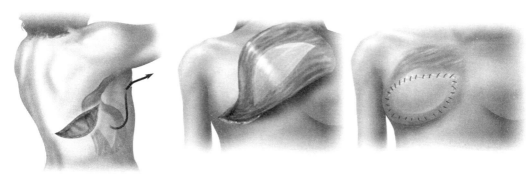

背阔肌皮瓣手术与 TRAM 皮瓣手术步骤相似，只是用于修复的组织来自于背部而不是腹部

乳头重建

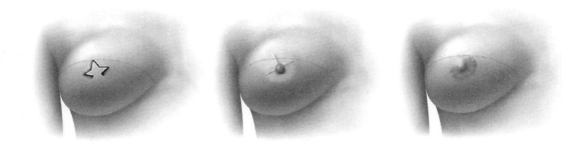

重建的乳房愈合良好后,整形医生可以重建一个新的乳头及乳晕

义乳

一些患者选择义乳替代重建手术。义乳又称人工乳房,放置在特制的文胸内部佩戴,通常由尼龙、橡胶、硅胶或达克龙纤维填充。在手术结束后可以立刻佩戴义乳,患者根据自身情况选择合适大小的义乳。为了长时间使用,患者可能会考虑定制永久性义乳。

建议患者与保险公司核对医疗保险是否可以购买义乳。有时,医生开具的义乳处方可以帮助患者获得医疗保险。

需要考虑的问题

在决定是否做乳房重建、选择哪种类型的乳房重建时,需要考虑以下问题。

• 你是否能够接受乳房重建的并发症,比如假体破裂,或需要进行多次手术使双侧乳房对称。

• 若选择即刻乳房重建,可能会出现感染等并发症,延迟化疗和放疗开始的时间。

• 外科医生需要了解你对乳房重建的喜好,决定哪一种方式更适合你。

• 你是因为自身原因选择重建,还是因为别人的压力?虽然你可能希望满足你的伴侣或家人,但是你无须因为要缓解他们的压力来接受自己不喜欢的手术。

• 你是否希望通过乳房重建来忘记自己曾患乳腺癌?遗憾的是,这不现实。即使在身体外形上你看起来跟之前差不多,但情感和精神方面仍然需要妥善处理。

• 你是否给自己足够的时间去做出让自己感觉舒服的决定?女性在被诊断为乳腺癌后会备受打击,她们希望尽快手术,

乳房重建的获益与局限

人们对乳房重建有很多误解。所以，逐步实现切实的愿望并及时提出问题是非常重要的。

乳房重建可以带来：

- 永久的乳房外观。

- 双侧乳房对称，在穿泳衣或者不穿衣服时外观看起来基本一致。

- 不需要佩戴义乳。

乳房重建可能会做到：

- 改善你的自尊心和体态。

- 消除一部分因患病导致的身体损伤。

- 需要更多的手术消除整形带来的问题。

乳房重建无法做到：

- 你的外形和感觉与全乳切除术前一模一样。

- 重建的乳房与正常乳房感觉一样。

将肿瘤取出。这是可以理解的，但是最好经过几周的时间充分考虑再做决定。有时，整形科医生会建议延迟重建手术，以免干扰癌症治疗方案。

如果你有任何关于重建的问题，应该咨询你的医生或整形科医生。他（她）会向你解释清楚。

决策技巧

当你考虑乳房重建时，以下建议可能会帮助你做出决策。

- 在全乳切除术后收集关于做乳房重建手术机构声誉的信息。你可能会联系到的机构有美国整形外科协会、美国肿瘤协会、美国国家癌症中心等。

- 在决定前与外科医生充分交流，确保你所有的问题都得到解答。记下你的问题，在与医生会谈时进行讨论。与医生建立开放、透明、诚实的关系。

- 寻求不同手术的效果图。

- 与接受不同手术方式的患者交流，她们可能会告诉你一些你想知道的个人资料。

第十三章

乳腺癌的特殊情况

多数乳腺癌女性患者均为常见病理分型，并处于疾病早期，但有些女性患者属于少见情况。这些患者可表现出特殊的症状和体征，根据肿瘤的分型和诊断时病情的不同，治疗也会有所不同。

一些女性罹患第二原发癌的风险高于他人，她们的治疗策略就要有所不同。妊娠期乳腺癌也是一种特殊情况，鉴于其病情的不同，往往需要改变治疗策略。

如果你患有罕见分型的乳腺癌，或属于第二原发癌高风险人群，或属于其他特殊情况，咨询资深乳腺外科专家尤为重要。与了解你情况的专家交流，可以帮助你获得更准确的诊断和适当的治疗。

本章将讨论乳腺癌的特殊情况，与常见乳腺癌比较，并列出治疗策略的不同之处。

局部进展期乳腺癌

有 5%~10% 的乳腺癌诊断时已处于局部进展期。

局部进展的乳腺癌总体上看属于 III 期乳腺癌，需至少满足以下 1 个条件。

• 直径大于 5 厘米（约 2 英寸）。

• 肿瘤广泛扩散至区域淋巴结。

• 扩散至胸壁或皮肤，有时致开放性溃疡。

此外，III 期乳腺癌还必须满足没有肿瘤转移至全身其他部位的证据。

局部进展期乳腺癌有时见于初次发现乳腺肿物而没有及时就医的女性。这可能是由于她们讳疾忌医的恐惧心理造成。乳腺钼靶摄影上无法清晰显像的肿瘤亦可导致局部进展乳腺癌，多为乳腺浸润性小叶癌。这类肿瘤即使体积很大，

也可能无法通过自检、查体或钼靶摄影发现。这可能是因为它们倾向于在正常的乳腺组织内弥漫性浸润（而非形成肿块），使得病变组织看上去类似正常乳腺组织，而不是形成大的肿块。

治疗

III 期乳腺癌的预后总体上不及 I 期和 II 期，但这并不意味着没有治愈的希望。经典的治疗方式包括药物治疗（化疗、内分泌治疗或两者联用）、手术和放疗。

I 期和 II 期乳腺癌的治疗大多需首

炎性乳腺癌

炎性乳腺癌是一种只在极少数女性中发病的局部进展乳腺癌。肿瘤除向乳腺内纤维结缔组织浸润外，还会向乳腺皮肤淋巴管浸润，导致明显的皮肤改变。

典型的乳腺癌会在乳房上形成肿块，但在炎性乳腺癌中肿块可不明显。炎性乳腺癌的常见症状、体征包括：

• 乳腺表面皮肤呈红色、紫色、粉色或似有青肿。

• 乳腺肿胀，大于正常乳腺。

• 乳腺发热。

• 瘙痒。

• 皮肤皱缩，呈酒窝状，与橘皮相似，称为"橘皮征"。

• 腋下、锁骨上、锁骨下区域淋巴结单发或多发肿大。

尽管被称为"炎性乳腺癌"，但它并不是炎症或感染造成的，而是由于乳腺皮肤下淋巴回流途径被肿瘤细胞阻塞引起。炎性乳腺癌通常进展迅速，皮肤改

先手术，但对于 III 期乳腺癌，化疗缩小肿瘤往往是治疗的第一步。蒽环类药物（如多柔比星、表柔比星）和紫杉烷类药物（如紫杉醇、多西紫杉醇）是常见的选择。化疗通常需进行 4~8 个疗程，持续 3~6 个月。HER2 阳性者可联用曲妥珠单抗（赫赛汀）治疗。

对雌激素（伴或不伴有孕激素）受体强阳性的部分患者抗雌激素治疗可替代化疗作用。

假设肿瘤在初始药物治疗后缩小，下一步通常为手术治疗。全乳切除术是清除肿瘤的最常用方法，区域淋巴结根据前哨淋巴结活检结果决定是否需切除。对某些局部进展期乳腺癌，也可选择乳腺肿瘤切除术（保乳手术），但保乳手术不适用于炎性乳腺癌。

根据术前化疗的强度和肿瘤对药物的反应，医生可能会建议加用术后化疗。放疗也是清除胸壁或周围淋巴结残余肿瘤细胞的常用方式。对雌孕激素受体阳性者，术后可继续加用内分泌治疗。

各个分型的治疗方案及其实施过程详见第十一章。

变在数天或数周之内明显进展。

虽然炎性乳腺癌不是由感染导致的，但该病常被误诊为乳腺感染（急性乳腺炎）。乳腺感染常见于哺乳期妇女，常伴发热，且抗生素治疗有效。炎性乳腺癌很少导致发热，对抗生素治疗反应较差。

如果出现炎性乳腺癌的症状或体征，你的医生很可能希望你行乳腺活检。活检可明确是否有肿瘤存在。在某些情况下，乳腺的红、肿及发热可能不是由肿瘤或感染引起的，而是由既往手术或

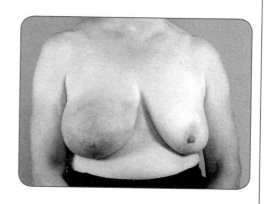

放疗累及乳腺外侧或腋窝导致的。这些治疗也会导致部分淋巴管阻塞，淋巴液和坏死物在淋巴管中积聚，乳腺组织肿胀（水肿），表面皮肤颜色变粉。

易于罹患第二原发癌的女性

对乳腺癌高危女性治疗较低危女性更加复杂，因为她们同侧或对侧再发乳腺癌的风险明显增高。

关于各类高危女性的讨论详见第六章。在本章我们讨论两组高危人群——BRCA 携带者和霍奇金淋巴瘤患者，以及她们的治疗方法。

你需要知道的是，目前没有证据证实，在肿瘤特征相同的情况下，乳腺癌高危女性较低危女性出现疾病复发的风险更高。

BRCA 携带者

如果被确诊乳腺癌且遗传学检查提示你带有 BRCA1 或 BRCA2 突变基因，那么你可能需要考虑行患侧（或双侧）全乳切除术，以减少同侧或对侧再发乳腺癌的风险。但全乳切除术并不是必需的。如果保留乳房对你很重要，保乳手术联合放疗也是一种选择。

如果确诊乳腺癌，并且你的医生怀疑你带有 BRCA1 或 BRCA2 突变基因但并不确定，那么你的治疗会更加复杂，因为正式的基因风险评估，包括家族史、基因咨询、可能的基因检测，可能会持续数周。

一些女性会选择在等待基因检测结果的同时行保乳手术切除肿瘤并行腋下淋巴结活检判断肿瘤是否扩散。直到基因检测结果回报后，她们才会考虑行范围更广的手术。另一些女性最初即选择大范围手术，如全乳切除术，这样可避免未来二次手术的可能。

一旦遗传检测结果明确，你和你的医生将决定如何采取可能的治疗手段预防新发乳腺肿瘤。由于 BRCA1 和 BRCA2 基因也可增加患卵巢癌的风险，你和医生可能也需要讨论如何预防卵巢癌的发生。

关于 BRCA 基因的更多内容详见第五章。关于肿瘤预防措施（如预防性全乳切除术）的内容详见第六章。关于卵巢癌的更多内容详见第十七章。

霍奇金淋巴瘤患者

霍奇金淋巴瘤女性患者接受胸壁淋巴结放疗后，乳腺癌的风险有所升高，尤其对于接受放疗时年龄较轻者。

影响霍奇金淋巴瘤女性患者患乳腺癌风险的因素如下。

- **年龄**。青春期接受放疗的霍奇金淋巴瘤女性患者患乳腺癌的风险更高，因为此时射线暴露对正在生长的乳腺细胞影响更大。随着女性的成长，其风险下降。30 岁及以上接受胸壁放疗的女性患乳腺癌的风险与普通人群相似。

- **时间**。乳腺癌通常在霍奇金淋巴瘤放疗后约 15 年发生。因此，霍奇金淋巴瘤女性患者需在放疗后约 10 年（或更早）开始监测。一些研究者认为，监测需在放疗后 5 年即开始。

- **放射剂量。**过去的放疗方法常用更高的剂量和更大的放疗范围。放射剂量越大，患乳腺癌的风险越高。近年来，霍奇金淋巴瘤的治疗方法明显进步，目前应用的方法为针对目标淋巴结区域的低剂量高效放疗，这使得周围乳腺的暴露面积明显减小。

治疗

对霍奇金淋巴瘤患者治疗后再发乳腺癌者，全乳切除术是标准治疗方式。放疗往往不再可行，因为正常乳腺组织已不能耐受更多射线。但是，由于低剂量放疗目前已用于治疗霍奇金淋巴瘤，一些女性可选择保乳手术联合术后乳腺放疗，只要前后放射总剂量在可接受的范围内。

由于对侧乳腺癌发生的风险也会升高，一些女性选择在接受患侧乳腺全切的同时，接受预防性对侧乳腺切除。

双侧乳腺癌

只有很少一部分女性在诊断时即发现双侧乳腺癌，这种情况即"同时性双侧乳腺癌"。由于乳腺癌很少在早期由患侧扩散至对侧，故双侧的两个病灶很

有可能是两个不同的原发灶。

双侧乳腺癌在具有明显乳腺癌家族史的女性中更为常见。患有双侧乳腺癌并不意味着预后更差。和单侧乳腺癌相似，双侧乳腺癌患者的预后取决于两个肿瘤的特点，包括其大小和是否转移至腋下淋巴结。

在这种情况下，总体预后由预后较差的那一侧肿瘤决定。

治疗

同时发生的双侧乳腺癌的治疗取决于两个肿瘤各自的特点——大小、分级和淋巴结转移情况。治疗选择包括双侧保乳手术联合术后放疗或双侧全乳切除术。有时，根据两侧前哨淋巴结活检情况，一侧腋下淋巴结需要清扫而另一侧淋巴结可保留。

如果你选择接受保乳手术，就需要接受术后放疗。是否需行其他辅助治疗（如化疗和内分泌治疗）取决于肿瘤的特点及其是否具有复发的高危因素。

第十一章详细介绍了前哨淋巴结活检的步骤和辅助治疗。

起病时只有单侧乳腺癌，随后出现对侧乳腺癌者被称为"异时性双侧乳腺癌"，其治疗取决于肿瘤的特点。治疗第二原发癌时，经治医生很可能会考虑首发乳腺癌的治疗方式和一些其他因素，如家族史等。

原发灶不明的恶性肿瘤

一种很少见的情况是，患者腋下淋巴结肿大而医生无法找到乳腺原发灶。如果肿大淋巴结活检提示肿瘤细胞存在，则需在显微镜下仔细检查活检组织，判断其是否为乳腺癌。病理医生需尽可能确定淋巴结中的肿瘤细胞是否来源于乳腺以外，如黑色素瘤或淋巴瘤。如果其他来源没有明确，那么肿瘤即被认为来源于乳腺，其治疗方式如下。

受累淋巴结邻近的乳腺会被仔细检查，以期发现隐匿的肿瘤。这通常涉及全面的查体、乳腺钼靶摄影和超声检查。如果这些方法均未找到肿瘤，其他可选方法包括磁共振（MRI）或正电子发射断层显像（PET）等。

如果通过上述方式已确定乳腺存在肿瘤，那么其治疗方式取决于肿瘤大小、分期和转移淋巴结数量。如果没有发现乳腺原发灶且淋巴结活检提示乳腺来源可能，那么腋下淋巴结和患侧乳腺都需要治疗。

过去的治疗方式通常为全乳切除术。近50%不能被术前检查发现的肿瘤，病理医生可在乳房全切标本中找到。但是，即使在没有发现乳腺肿瘤细胞的女性中，其临床表现总体上仍类似乳腺癌。现在，全乳切除术外的另一选择是乳腺放疗，而后密切监测肿瘤的进展。

几乎在所有的病例中，腋下受累淋巴结都需行腋下淋巴结清扫术。经典的治疗通常还包括辅助治疗——化疗、内分泌治疗或两者联合。

原发灶不明恶性肿瘤的预后与 II 期或 III 期转移至腋下淋巴结的乳腺癌的预后类似。

化生性乳腺癌

大多数乳腺癌分类为腺癌——一种来源于腺体或腺组织（包括乳腺）的恶性肿瘤。

化生性乳腺癌是一种罕见的乳腺癌，它们经历了一个叫作"化生"的转化过程。肿瘤细胞起初看上去像腺癌，而转化后呈无腺管样生长方式。这种转化可能发生于肿瘤内的全部细胞，也可仅发生于一小部分细胞。化生细胞在显微镜下的经典表现是腺癌样细胞和非腺癌样细胞的混合。

和其他乳腺癌一样，化生性乳腺癌最明显的表现是乳腺肿物。此类乳腺癌常见于年龄大于 50 岁的女性，也可见于年轻女性。总体上看，这类乳腺癌不会转移至腋下淋巴结，并且其雌孕激素受体多为阴性。

虽然化生性乳腺癌总体上不会转移至淋巴结，但此类肿瘤往往浸润性较普通腺癌更强，复发的风险也更高。

此类肿瘤总体上需保乳手术或全乳

切除术。你的医生还可能建议你化疗。由于化生性乳腺癌常为雌孕激素受体阴性，内分泌治疗多无效，化疗也是一种可行性选择，有利于预防复发，但是从经验来看，此类肿瘤化疗效果不佳。目前，尚无药物被证实对化生性乳腺癌治疗有益。

淋巴瘤和肉瘤

正如上文所提到的，大多数乳腺癌都起源于乳腺组织，比如导管和小叶。也有很小一部分乳腺肿瘤（约1%）起源于淋巴或乳腺结缔组织。

起源于淋巴组织的恶性肿瘤被称为"淋巴瘤"，起源于结缔组织的被称为"肉瘤"。淋巴瘤和肉瘤在身体的其他组织中，比在乳腺中更常见。

乳腺淋巴瘤

乳腺淋巴瘤是一种罕见情况。和乳腺癌一样，乳腺淋巴瘤也常常形成一个肿块，但是其生长速度明显比乳腺癌迅速。淋巴瘤可能形成多发肿块或累及双侧乳腺。在偶然情况下，这种肿瘤还会伴发盗汗、发热和体重下降，其确诊需要病理活检。

总体上看，乳腺淋巴瘤需行化疗和放疗。手术通常不是一个很好的选择，除非是必要时为明确诊断。常选的联合化疗方案名为"R-CHOP"（利妥昔单抗、环磷酰胺、柔红霉素、长春新碱、泼尼松）。一个关于乳腺淋巴瘤的综述分析了一个医学机构的病例，发现20位经过R-CHOP方案治疗的女性中，有11位诊断后平均无瘤期为80个月（接近7年）。

乳腺肉瘤

最常见的乳腺肉瘤是叶状肿瘤。叶状肿瘤大多数是良性的，但也可为恶性。在乳腺钼靶摄影上，表现类似良性的肿物，如纤维腺瘤。叶状肿瘤的好发年龄较乳腺癌轻。

为了获得准确诊断，病理活检是必要的。如果病理活检提示为恶性叶状肿瘤，那么其预后取决于分期、大小和组织来源。

乳腺肉瘤的治疗主要为手术切除肿瘤并切除边缘较宽的正常组织。

根据肿瘤的大小以及它与乳腺的关系，医生可能建议你行保乳手术或全乳切除术。

因为恶性叶状瘤一旦发生转移，则倾向于血行转移，故总体上没有必要检查腋下淋巴结。若叶状肿瘤复发，则倾向于复发于局部乳腺或扩散至肺。

除手术外，有时化疗和放疗也是可考虑的治疗方式。但是，不同于经典乳腺癌，放化疗在乳腺肉瘤中的疗效证据不多。

佩吉特病

乳腺佩吉特病是一种罕见的乳腺癌，起源于乳腺导管，扩散至乳头和乳晕（乳头周围的深色皮肤）。乳腺佩吉特病与骨佩吉特病（一种骨代谢性疾病）无关。

乳腺佩吉特病多发于中年女性，其症状、体征如下。

- 乳头和乳晕表面皮肤粗糙变硬、鱼鳞状改变、颜色发红。
- 乳头有分泌物，如流血或流脓。
- 乳头区域烧灼感或瘙痒。
- 乳头区域肿物。
- 早期发现佩吉特病很重要。如果乳头区域发现肿物或表面皮肤刺激感并持续超过 1~2 个月，则有必要就诊。你的医生可能会通过化验乳头分泌物或局部病理活检寻找瘤细胞，明确癌症的诊断。
- 由于乳腺佩吉特病和乳腺癌的潜在联系，需行乳腺钼靶摄影明确乳腺是否有肿物或异常。佩吉特病同时与浸润性和非浸润性乳腺癌相关。
- 佩吉特病的预后和治疗取决于肿瘤的大小及周围组织和淋巴结的转移情况。一个体积较小的非浸润性肿瘤需要切除乳头区域和一些周围组织，之后行放疗。一个大的、浸润性肿瘤或需行全乳切除术。

乳腺癌和妊娠

孕期妇女被诊断为乳腺癌是一件很困难并且很难接受的事。幸运的是，这并不常见，在孕期妇女的发生率仅为 1/3000。孕期患有乳腺癌女性的年龄多为 30 余岁。

女性乳腺中的导管和小叶会在孕期增殖，血管扩张增加血流量，乳腺的重量会增加至原先的 2 倍。这些改变都使得乳腺致密成块。因此，通过体格检查发现乳腺癌较为困难，乳腺钼靶摄影假阴性率也会增加，这意味着它可能无法发现乳腺癌患者的肿瘤。

我们推荐初次产前检查时请你的医生仔细检查乳腺，这样他（她）可以尽早警惕未来可能发生的异常。

如果妊娠期乳腺发现肿物，医生可能要行超声检查明确肿物是囊性或实性。如果乳腺钼靶摄影或其他放射性手段是必须的，检查时通常会安全地将你的腹部和盆腔隔离至射线范围外。即使乳腺钼靶摄影正常，仍有临床可疑乳腺肿物，那么需行肿物活检。活检是判断肿物是否为恶性的最可靠方法。活检通常通过粗针穿刺完成（详见第八章关于活检的描述）。

如果你在哺乳期发现肿物，那么你的医生可能会建议你在活检前停止哺乳，以减少并发症的发生。可以放心的

放疗和肉瘤风险

个别病例的研究和报道提示,采用放疗治疗乳腺腺癌——最常见的乳腺癌,可增加未来放射区域骨骼和结缔组织发生肉瘤的风险。

为了深入研究这一问题,两组研究人员回顾了美国国家癌症机构检测、流行病学和最终结果项目(SEER)的数据。SEER是一个从美国9个区域收集癌症相关信息的数据库。这些区域总体上代表了几乎10%的美国人口。

研究人员发现既往放疗史确实增加了女性患肉瘤的风险。但是这种微弱的增加程度(15年中1000名女性里约有1人发生),不足以掩盖放疗对治疗乳腺腺癌的益处。

是,没有证据证实肿瘤可通过哺乳扩散至婴儿。

妊娠本身不会使乳腺癌预后变差。大多数研究提示妊娠期乳腺癌女性患者的预后与非妊娠期患者年龄及分期相似的乳腺癌患者类似。但是由于妊娠期女性乳腺的变化使得恶性肿瘤较难发现,诊断可能会延后。如果未能及时发现,乳腺癌在诊断时可能已是晚期,治疗成功的可能性大幅下降。

没有研究发现终止妊娠可改善预后,故一般没有终止妊娠的必要。

治疗

孕期乳腺癌的治疗与非孕期类似,方案基于肿块的大小、分期和淋巴结受累情况。但需要做一些调整以保护胎儿,

这取决于你处于妊娠的哪一阶段。孕早期是胎儿器官发育时期,这是影响胎儿的高危时期,大多数药物治疗都应尽可能避免。

手术

如果癌症处于Ⅰ期或Ⅱ期,推荐行手术治疗,且对母亲和胎儿都是安全的,尤其是孕早期之后。在孕早期,麻醉可能会造成伤害。传统的观点认为,手术方式推荐全乳切除术,并需通过前哨淋巴结活检评估腋下淋巴结。全乳切除术的优势在于可减少放疗,而放疗对胎儿是有害的。

一些孕晚期被诊断为乳腺癌的女性选择保乳手术,并在分娩后接受放疗。即使你距分娩还有很长时间,你也可以选择保乳手术,并在孕早期结束后接受

化疗，然后在分娩后接受放疗。

手术有很小的早产和流产的风险，但不会增加先天畸形的风险。

放疗

放疗在孕期女性中一般不推荐，因为对胎儿有风险，诸如流产、先天畸形和幼年期肿瘤等。由于乳腺在孕期的变化，放疗也可能对乳房外形造成不良影响。

化疗

孕早期化疗可导致流产和胎儿畸形，但是这种风险在孕中期和孕晚期明显下降，使得化疗成为孕中晚期治疗的选择之一，但可对胎盘造成毒性的化疗药甲氨蝶呤应避免使用。

化疗对胎儿的长期影响尚未可知，但是目前的研究提示化疗不会影响胎儿的后续生长发育。由于化疗药可以进入母乳，所以化疗期间不推荐哺乳。

内分泌治疗

内分泌治疗在孕期女性中总体上不推荐，主要是因为内分泌治疗可影响妊娠，给胎儿带来副作用。但在分娩后，内分泌治疗可用于雌孕激素受体阳性的女性患者，详见第十一章。

罹患乳腺癌后的生育问题

另一个关于乳腺癌和妊娠的问题

是，被诊断为乳腺癌后妊娠是否安全。在过去，乳腺癌患者妊娠是一种顾虑，因为妊娠期间一些激素水平升高，而这些激素被发现会影响乳腺癌的进展。目前医生们认为诊断乳腺癌后妊娠是安全的。但是，由于很多乳腺癌的复发倾向于发生在治疗后的 5 年内，大多数医生推荐至少在治疗结束 5 年后再考虑妊娠。

但有时，过长的等待不是一个好选择，因为这使得女性超过了受孕年龄。最终的决定权在患者本人，最重要的考虑方面往往围绕复发风险。

男性乳腺癌

男性乳腺癌很不常见。约 1% 的乳腺癌发生于男性，乳腺癌占男性所患癌症的比率不足 1%。

总体上看，男性乳腺癌和女性乳腺癌类似，仅有一些不同。虽然和女性一样，激素水平影响男性乳腺癌的发展，但在男性中雌激素和雄激素的不平衡与部分乳腺癌的发生相关。约 85% 的男性乳腺癌雌激素受体阳性，70% 的患者孕激素受体阳性。男性发病时的年龄往往也更大。

危险因素

男性乳腺癌的危险因素包括：

• 乳 腺 癌 家 族 史， 尤 其 是 *BRCA1* 和

劳拉的故事

劳拉是一位 34 岁的女性，当她发现自己患乳腺癌时，她和她的丈夫正在期盼着第 2 个孩子的到来。当地医生建议她终止妊娠，但是他同样表示他读到的一些文章提示可以在继续妊娠的同时进行癌症治疗。劳拉和她的丈夫希望尽可能继续妊娠，他们征求了第二位癌症专家的意见。

经过充分讨论、解释和对治疗选择的深思熟虑，劳拉、她的丈夫和她的医生决定继续妊娠，但同时立即行全乳切除术。她在孕期 5 个半月时完成了手术。

不幸的是，劳拉的预后很不好。手术发现了一个直径达 15 厘米（约 6 英寸）的巨大肿瘤。实验室检查提示 22 个腋下淋巴结中有 21 个发现了肿瘤细胞转移。

得知化疗对她的生存很重要，且她的

医疗团队保证化疗药很可能不会伤害胎儿之后，劳拉同意在孕期接受数程化疗。

在癌症诊断约 10 周后，劳拉经剖宫产诞下一女婴，而后劳拉继续放疗和化疗。

劳拉说，怀孕的幸福感和对第二个孩子的期待使她对抗癌症更加容易，"我知道我必须活下来抚养孩子"，劳拉说。

在劳拉完成治疗后，她定期去看医生，监测她的健康状况。劳拉的医生担心癌症可能会复发，但是在每次检查后劳拉都感觉良好，且没有证据提示癌症复发。

有一次劳拉检查时，她带来了她的孩子，那个注定会被留下来的孩子，现在已经是一个 15 岁的少女，而劳拉一切安好，这使得她的医生备感欣慰。

BRCA2 突变携带者。

- 睾丸异常，如隐睾、先天性腹股沟疝、睾丸炎症和睾丸切除术后。
- 肝病，如肝硬化。
- 不育。
- 克氏综合征，一种先天性染色体异常。
- 乳腺射线暴露史。
- 年龄。
- 祖先为德系犹太人。

在年龄接近 70 岁的男性中，*BRCA1* 基因突变乳腺癌的预计风险高达 1.2%（约 1/100），对于 *BRCA2* 突变的 70 岁男性，则乳腺癌的患者风险高达 6.8% [(6~7)/100]。

诊断和分期

男性乳腺癌最显著的体征是无痛性乳腺肿块。其他症状和体征包括乳头退缩、疼痛或压痛、乳头开放性溃疡、乳头分泌物和乳头出血。有时，没有明确的症状或体征。

由于男性没有很多乳腺组织，肿物很容易被发现。有时，乳腺钼靶摄影在鉴别良恶性上非常实用。当医生对结果存疑时，需行乳腺肿物病理活检明确诊断。如果确诊为恶性肿瘤，其分期方法与女性乳腺癌相同，均根据肿瘤大小和转移情况分期。

治疗

男性乳腺癌的标准治疗是尽可能行手术切除肿瘤。全乳切除术是最常推荐的术式，包括切除全部乳腺组织，评估腋下淋巴结（详见第十一章）。放疗也是减少胸部或区域淋巴结复发风险的方法。

因为许多男性乳腺癌患者雌、孕激素受体阳性，故内分泌治疗常被推荐。他莫昔芬在女性中的成功经验使得它被推广至男性患者。虽然没有随机临床试验研究它对男性的益处，目前的数据提示他莫昔芬可提高男性的生存率。他莫昔芬的副作用可能包括潮热和阳痿。对复发风险很高的男性，医生可能推荐术后化疗。

如果肿瘤扩散（转移）至身体其他部位，医生可能推荐内分泌治疗、化疗或两者联合。对雌孕激素受体阳性者，往往先行内分泌治疗。

在他莫昔芬被广泛用于男性乳腺癌的治疗前，可选择的内分泌治疗为雄激素阻断法——将睾酮从体内清除，常规方式是睾丸切除术。目前，采用药物抑制睾酮分泌的方法更为常用，如黄体生成素释放激素（LH-RH）激动药。这与抑制绝经前妇女卵巢雌激素产生的药物治疗相同。

如果一种内分泌治疗效果不佳，可考虑换用另一种方法。如果对所有内分泌治疗反应均不佳，则考虑化疗。

预后

男性乳腺癌的生存率与肿瘤分期相同的女性相似。不幸的是，由于男性对乳腺关注度不高，男性乳腺癌往往无法像女性那样被早期诊断。

和女性一样，影响生存率的预后因素包括淋巴结状态、肿瘤大小和分期。肿瘤是否扩散至淋巴结通常是影响预后的最重要因素。

第十四章

乳腺癌的随访和监测

乳腺癌的治疗终于结束了。在过去的几个月中，诊断和治疗癌症已成为你每日生活中最现实、最明确的问题。治疗期间，你可能接受手术治疗、放疗、药物治疗或这几种方法的联合治疗。你可能规律地与一个专业的医疗团队接触交流，甚至每天如此。

但是当治疗结束后，你或许会疑惑，"现在该做什么呢？"你确实对之前的治疗充满感激，但现在你可能开始担心癌症复发，并不断出现新的顾虑。我们究竟能做什么预防癌症复发或在早期发现复发呢？应该多久去看一次医生呢？需要进行检查吗？哪些检查是最有效的，需要多久做一次检查呢？

监测癌症的复发是随访治疗中的重要部分，但也不是全部。其他重要的目标包括处理治疗并发症，满足物理康复需要，监测整体健康状况，给予心理支持。这些都可以帮助你完成艰辛的挑战——重塑人生、回归正常生活（见第二十二章）。

你需要记住的重要一点是，虽然有乳腺癌治疗后的常规随访指南，但每一个乳腺癌患者都是独一无二的。正如诊断和治疗一样，你和你的医生最终将在治疗结束后共同决定哪种随访和监测方式是最好的。

理解癌症的复发

随访的主要目标之一就是发现可能存在的乳腺癌复发。为了更好地理解监测复发的有效方法，我们要对癌症复发稍作讲解。

我们初次诊断肿瘤时将其称为"原发癌"，而"复发癌"是随后在原发肿瘤细胞基础上发展起来的肿瘤。有些肿瘤细胞在诊断时肉眼不可见，在切除或破坏原发肿瘤的治疗中也不会被清除。经过一段时间，这些细胞不断复制而形成肿块，最终被发现。

复发的风险取决于原发肿瘤的大小、受累淋巴结数量和第十一章中探讨的其他因素。肿瘤很小、没有淋巴结受累的女性相比肿瘤很大、有淋巴结受累的女性复发的风险更低。

复发类型

乳腺癌的复发根据其复发的部位被分为三类——局部复发、区域复发和转移复发。

局部复发

局部复发指复发的肿瘤细胞生长于原发灶的位置。对既往接受保乳手术的女性，局部复发发生于残存的乳腺组织。对以全乳切除术治疗原发肿瘤者，肿瘤可能沿全乳切除术瘢痕或在胸壁组织上复发。在局部复发中，肿瘤细胞局限于肿瘤原发的位置，可能对局部治疗，如手术或化疗，反应较好。

有时，新的癌症（新的原发灶）会发生于对侧乳腺。在大多数情况下，这个新的肿瘤不是复发癌，而是另一个新发的原发癌。对它的治疗取决于其大小、受累淋巴结、激素受体表达和其他第十一章讨论的因素。

区域复发

当肿瘤细胞从原发灶转移至邻近淋巴结（腋窝或锁骨区域）时，就称为"区域复发"。区域复发治愈的机会小于局部复发，但是仍有可能治愈。

转移复发

"转移复发"是指肿瘤细胞从原发灶转移至身体较远部位。骨、肺、肝都是乳腺癌常见的转移部位。对于转移复发，虽然有可延长生存的有效方法，但治愈基本是不可能的。

早期监测有帮助吗

监测乳腺癌复发的新问题是早期

癌症复发还是新发癌症?

在乳腺癌经保乳肿瘤切除术和放疗后,若同侧再次发现肿瘤,我们需要考虑两种可能的情况。

一种可能是残存的原发肿瘤细胞复发形成了新的肿瘤。当乳腺癌最初被治疗时,并不是所有的肿瘤细胞都被清除或破坏。这就叫作乳腺癌复发(乳腺内复发)。另一种可能是乳腺内出现了新发肿瘤。这种情况下被称为再发或新的原发肿瘤。

在某些情况下,很难去判断乳腺癌治疗后出现的肿瘤是复发还是新的原发灶,但某些因素可以给我们提示。如果满足以下几种情况,那么肿瘤更可能是复发癌。

• 初次诊断 5 年之内出现新肿瘤。

• 新的肿瘤和原发灶生长于同一位置。

• 新的肿瘤在显微镜下的表现与原发灶类似。

监测(出现症状与体征之前发现复发癌)能否改善生存质量、延长生存期? 对于局部或区域复发的乳腺癌,答案是肯定的。全乳切除术或放疗可以治愈这两类复发肿瘤。对区域复发,治愈的机会相对较小。

对转移复发,目前没有证据表明,对乳腺转移癌的早期监测并早期治疗可延长生存期或改善生存质量。这可能很难被理解和接受,但相关证据非常可信和一致。如果肿瘤细胞没有被初次治疗杀灭并转移至其他组织,它们也不太可能在治疗转移癌时被杀灭。

这一残酷事实对乳腺癌随访的推荐方案有很大影响。

随访

随访的目的是监测你整体的身体和心理健康、治疗的并发症,同时警惕癌症复发的征象。监测癌症复发或许听上去是其中一个过程,但它包括的检查其实比你想象中要少。

多年前,随访检查大多包括各种血液检查、胸部 X 线片和骨扫描。但是现在我们推荐将检查局限于病史、查体和常规乳腺钼靶摄影。但是,实践中会有很多调整:一些患者需要接受很多检查而另一些只需要很少。这是因为,一些患者和医生如果没有利用所有可进行的检查,就会感到不安。

需要警惕的体征和症状

要记得你是最了解自己身体的人，你知道哪种感觉是正常的而哪种不是。

大多数女性比她们的医生更早发现自己肿瘤的复发。因此，很有必要知道哪些症状和体征提示肿瘤复发。

如果你出现以下任意一种情况，请告诉你的医生。他（她）可以进一步评估你的症状和体征，你们两个可以一起制定新措施。

乳腺癌复发的体征和症状包括：

• 新的、无法解释的持续性疼痛，比如骨痛、胸痛或腹痛。

• 乳腺、手术瘢痕或周围组织中出现变化或新的肿物。

• 无法解释的体重变化，尤其是体重减轻。

• 任何气短、呼吸困难或难以解释的咳嗽。

• 任何其他持续的、不正常的、困扰你的感觉。

每月自查你的乳房，关注是否有变化。如果你有任何问题，询问你的医生，请他（她）指导你怎样在癌症治疗后自查乳房。

由于患者间存在差别，患者可能会怀疑自己的检查是否足够，是否她的医生应该开具更多检查。实际上，诊断癌症复发最有力的提示不是检查结果，而是患者对变化的感受和乳腺肿块的出现。血清肿瘤标志物、肝功能和胸部 X 线片检查往往是用来明确复发的，但没有发现它们对延长生存或提高生活质量有帮助。

后文中我们将简述哪些检查是美国临床肿瘤协会（一个制定乳腺癌治疗后随访指南的组织）常规推荐的，哪些不是常规推荐的。

常规推荐的检查

美国临床肿瘤协会推荐对早期乳腺癌治疗后无复发症状或体征者按照以下步骤进行随访。

病史

完成初始治疗后前 3 年，你可能每 3~6 个月看一次医生。很可能你的医生会从病史问起。最有可能被问到的是自上次预约后你的整体健康状况、你可能注意到的身体变化和你的顾虑。这是一个很好的提问机会，你可以询问关于饮食、运动、潮热及其他关于乳房重建和假体的问题。你可以提前写下你的问题并在预约的时间带过去。

在最初的 3 年后，你可能不需要这么频繁的看医生了。之后的 2 年，你只需每 6~12 个月看一次医生；再之后，你每年看一次医生即可。如果你患有非浸润性癌，如导管内原位癌（DCIS），那么你的随访可以更加不频繁，如治疗后前 5 年每年 2 次，之后每年 1 次。

体格检查

当你的医生记录好病史后，一般会进行查体。和病史一样，查体也应该在完成治疗后的前 3 年每 3~6 个月 1 次，之后 2 年每 6~12 个月 1 次，在之后 1 年 1 次。对于进行保乳手术和放疗的患者，推荐每 6 个月 1 次的乳腺查体持续约 10 年。

在查体的过程中，你的医生将会检查乳腺癌复发的征象，这可能包括：

• 一个原发灶区域的仔细查体，包括切除位置、残余乳腺组织和胸壁。

• 仔细检查你的另一侧乳腺。

• 检查你的腋下、锁骨和颈部淋巴结区域。

你的医生也可能听你的肺部有无异常呼吸音，检查有无肝大或骨压痛。

如果你接受了他莫昔芬治疗而没有行子宫切除术，你的医生可能推荐你每年进行 1 次子宫检查，因为他莫昔芬可能轻度增加患子宫内膜癌的风险。

乳腺钼靶射线检查

所有乳腺癌患者都推荐每年进行乳腺钼靶射线检查，除非接受双侧全乳切除术的患者。除了病史与查体外，这是仅有的常规推荐的乳腺癌治疗后检查。乳腺钼靶射线检查可以发现患侧乳腺的复发肿瘤或另一侧乳腺的新肿瘤。研究表明，如果既往乳腺钼靶射线检查发现异常区域，则需要更加频繁的检查；但如果没有发现异常，那么频率超过 1 年 1 次的乳腺钼靶射线检查是没有益处的。

如果你接受了保乳手术，你的医生可能希望你完成放疗 6 个月后进行乳腺钼靶射线检查，之后每年检查 1 次。如果你接受了全乳切除术，你依然需要每年对对侧乳腺进行乳腺钼靶射线检查。双侧乳房切除患者无须进行进一步乳腺钼靶射线检查，但是胸壁检查是推荐的。

新选择

在一些女性中，尤其是致密乳腺组织者，可能很难通过标准的乳腺钼靶射线检查发现肿瘤。一个发现隐匿肿瘤的办法是磁共振成像（MRI）检查，但 MRI 也有自身弊端，比如需静脉注射造影剂。虽然大多数情况下非常安全，但也有出现罕见不良反应的风险。乳腺 MRI 也可能过于敏感，可将某些区域识别为令人担忧的可疑肿瘤，但后续检查证实其并非肿瘤。这不仅导致了不必要的顾虑，还增加了额外检查的费用。

另一种正处于研究中的检查选择叫作"分子乳腺成像"（MBI），详见第七章。这种新的筛查方法可识别乳腺钼靶射线检查难以发现的致密组织中的肿瘤。行MBI 时，需注射一种低密度、短效的放射增强对比剂。这种试剂在肿瘤细胞中比在正常组织中更容易积累。在这种成像方式中，肿瘤会表现为放射高浓聚的点。

一项梅奥医学中心的研究对比了MBI 和乳腺钼靶射线检查，发现在乳腺癌高风险女性中 MBI 检测到的致密乳腺组织中的肿瘤是乳腺钼靶射线检查的 3 倍。MBI 的另一个优势是，它不会像乳腺钼靶射线检查一样对乳腺施加压力。此外，MBI 较 MRI 便宜。

我们希望在不远的将来，MBI 可以更加广泛地用于新发和复发乳腺癌的监测。

不常规推荐的检查

有些患者（可能就包括你）随访时会做很多检查，包括以下的几种或全部：

- 胸部 X 线片以检查肺部异常。
- 超声以检查肝脏肿瘤。
- 骨扫描以发现骨转移癌。
- 计算机断层成像（CT）或磁共振成像（MRI）以发现软组织和胸、腹、盆腔内的肿瘤。
- 血液化验（肿瘤标志物）以检查某些在癌症患者中常有升高的指标。
- 全血细胞计数（CBC）以检查红细胞、白细胞和血小板数量。
- 肝肾功能检查以判断肝脏和肾脏的功

能是否正常。

这些检查曾一度在症状和体征出现前广泛用于癌症的监测。虽然相关研究很多，但没有证据证实这些检查可延长生存期或提高生活质量。这也是美国临床肿瘤协会没有推荐它们的原因。

此外，这些检查不总是那么准确，有时它们会漏掉一些复发征象，有时又会提示并不存在的癌症。错的或不确定的检查结果可导致不必要的压力和焦虑，也会增加额外检查的负担。

科研进展

研究者们针对治疗后无肿瘤复发证据的患者进行了大量的研究，试图评价密集检查在常规随访治疗护理中的作用。到目前为止，没有证据表明这样的检查对延长生存期或改善生存质量有明显帮助。

关键性研究

不支持大多数随访检查的最强有力证据来自于两项在意大利的大型研究，这两项研究聚焦于密集检查在乳腺癌复发筛查中的作用。

第一项研究中，1 组 622 位女性进行密集随访检查，包括规律查体、每年1 次乳腺钼靶射线检查、每 6 个月 1 次胸部 X 线片和骨扫描，被称为"密集检查组"；另有 1 组 621 位女性只接受与之频率相同的查体和每年 1 次的乳腺钼靶射线检查而无其他检查，被称为"临床随访组"。该研究发现即使密集检查组比临床随访组更早发现骨或肺的复发肿瘤，但这两组在发现其他部位的转移复发和局部复发、区域复发上没有区别。更重要的是，密集检查对 10 年生存率无提升。研究结论是包括胸部 X 线片和骨扫描在内的密集检查不能改善乳腺癌患者的生存。

另一个研究中，655 名女性接受密集检查，包括规律查体、每年 1 次乳腺钼靶射线检查和骨扫描及每 6 个月 1 次的肝脏超声、胸部 X 线片、血液化验；另一组 665 名女性只进行临床随访，仅包括规律查体和每年 1 次的乳腺钼靶射线检查。6 年后，两组人员死亡率没有明显差异。这项研究也监测了生存质量，两组之间亦无明显差异。

血清肿瘤标志物

肿瘤有时可合成独特的蛋白或其他物质，它们被称为"肿瘤标志物"，可在血液中检测到。到目前为止，没有发现乳腺癌存在特异的理想肿瘤标志物或肿瘤标志物联合，但某些标志物可能提示乳腺癌的存在，比如 CA15-3、CA27-29 和癌胚抗原（CEA）。

那么问题来了：这些血液化验对监测乳腺癌复发有帮助吗？目前，没有数据证实这些检查可及时准确地发现早期乳腺癌复发，进一步改善其生存率。

此外，这些物质也存在于未患癌症的健康人群，这意味着患者可能拿到提示癌症复发的阳性结果但实际上并无复发，这被称为"假阳性"。肿瘤标志物的检查还可能漏掉明确的复发。

最后，即使肿瘤标志物检查是准确的，似乎它也仅比其他检查方法（如查体或症状、体征的发展）发现癌症复发早几个月而已。

因此，血清肿瘤标志物的最佳用途是在症状、体征提示肿瘤复发时辅助诊断复发。

影像学检查

一些影像学检查可能比乳腺钼靶射线检查或超声更好地检测到肿瘤复发，但是尚无临床实验证实这些检查的潜在益处。这些检查包括计算机断层扫描（CT）、磁共振成像（MRI）和电子发射断层扫描（PET）。

对于无肿瘤复发的症状或体征的女性，总体上不推荐这些影像学检查，因为没有明确的证据证实它们的益处。

但是，如果你已经出现提示癌症复发的症状和体征，你的医生或许会安排这些检查已明确是否有癌症复发，以及复发的位置。

不确定性的处理

乳腺癌初始治疗后随访最困难的方面之一就是处理肿瘤复发的不确定性。一些患者感觉检查有助于处理不确定性。每当被问起时，大多数女性会说她们想为明确可能的复发做检查。为什么不呢？得知你的检查结果是正常的可以缓解你的焦虑，使你至少在下一轮检查前长舒一口气。

但是检查也有其弊端。检查经常暴露一些需要评估的微小偏差或异常。一项检查经常牵扯出更多检查，因为很少有检查能够明确到不需联合其他检查即可得出确切的结果。

比如，你肝功能的结果比正常上限高一点儿。你的医生或许会告诉你这不太可能提示肿瘤复发，但是你极有可能几个月之后复查，确保其没有持续升高。

如果下一次复查依然提示轻度升高，你和你的医生可能希望深入做更多的确证检查，如 CT 扫描。CT 扫描可能提示肝脏正常但胰腺周围有令人担忧的阴影。随后你可能会再做超声，超声提示胰腺正常。当你拿到所有结果，发现并无大碍时，你感到非常轻松，但是等待这些检查结果的过程却充满了额外的、但最终被证实是不必要的焦虑。

穆萨·梅尔是一位乳腺癌生存者，因其对乳腺癌的宣传而闻名于美国。她的书《乳腺癌后》（*After Brsast Cancer*）就描述了上述非常常见的过程。下页"穆萨的故事"来自该书的选录。

还有一件重要的事需要你记住，检查有时会发现你不希望的结果，但它们也会漏掉什么，比如肿瘤复发。阴性结果不能保证没有癌症存在。

照顾好自己

除随访外，要记得情绪和精神因素也很重要。适应乳腺癌后的生活需要时间，也需要亲人和朋友的支持。许多患者认为参加支持小组很有帮助，在那里她们可以学习其他乳腺癌生存者的经验并分享自己的经验。照顾好自己的另一方面是学着去相信你的身体会告诉你哪里出了问题。

对于某些女性，癌症治疗后的生活适应也意味着关注生活中她们能控制的方面。这包括合理饮食、积极锻炼、充分休息，以及学会面对压力和焦虑。

带瘤生存的相关内容详见第三部分"癌症确诊后的生活"。

穆萨的故事

我自己与检查爱恨情仇的关系始于 2 年前，当时我的肿瘤科医生建议我去看心内科医生，因为我锻炼时有些轻微胸痛。负荷试验没有异常提示，放射性同位素辅助血管显像的铊负荷试验也没有异常提示。

"胸痛可能是消化系统造成的"，心脏科医生说，并未在意。但如果我想要进一步明确，他告诉我可以做新的检查，被称为"心脏超速 CT 扫描"……于是我去做了这项检查，丝毫没有认为这与我乳腺癌的病史有任何关系。

值得庆幸的是我的冠状动脉完全没有钙化沉积。但是在报告中，放射科医生提示了我肺部的结节和肝脏内无法解释的密度……我记得我拿着这份报告坐在那里，心在跳，脸上失去了血色。现在怎么样呢？我没有任何症状，自我感觉很好，或者说，在我读到这份报告前都很好。

我的肿瘤科医生认为肺部结节可能与我的吸烟史有关，虽然我 25 年前就已戒烟。他建议我做肝脏 MRI，以进一步检查"密度"……几日后，最终结果回报：我患有肝囊肿，一种可能不会导致任何问题的良性肿物。在感到强烈放松的同时，我越来越相信这一系列检查，以及几周来由它们引发的焦虑很有可能是没有必要的。可是，一旦开始，这一系列事情就不可能停止。

玛格丽特的故事

玛格丽特·吉赛斯 1957 年被诊断为乳腺癌。在之后的 10 年中，她经历过多次乳腺癌复发，因此几乎在每次看医生时都进行常规检查——血液化验、胸部 X 线片（关于玛格丽特的内容详见第十六章）。随后，她开始就诊于一位新的肿瘤科医生，该医生更加依赖病史和查体。起初，玛格丽特担心她的医生并不关心她。在与她的医生沟通，并且做了一些研究工作后，玛格丽特以作者的身份写了一篇关于随访检查的文章，发表在了《临床肿瘤学杂志》（*Journal of Clinical Oncology*），以下是节选。

我们生活在这样一个崇拜技术的环境中，检查的提示作用比医生的话更让人信服。我们频繁地做检查，所以习惯性地相信检查可以早期发现复发肿瘤，并为我们的生存带来希望。我认为告知患者相关的科学研究进展很有必要。随着新的研究结果出现，我们需要学习如何分辨，如何重新解开我们的谜团。

对我来说，安心的感觉源自新的理解，源自医生口中的真相。乳腺癌复发的常规检查帮助不大，因为检查很少早于医生发现癌症；在某些情况下，即使检查早于医生发现复发，早期化疗也没有明确益处。良好的医患关系是无可取代的。随着我习惯于生活在不安全感中，常规检查带来的微弱安心感也就变得无关痛痒了。

第十五章

当乳腺癌复发时

癌症复发是指癌症经过治疗后又出现了。通常，早期乳腺癌患者经过治疗可以实现无复发，但仍有少数人群会经历复发。当癌症再次发生，它暗示在接受治疗后身体中仍然存在癌细胞，而且它们又开始生长了。

复发可以发生在首次诊断之后数周、数月、数年，甚至数十年。有时候，癌症在先前肿瘤相同的位置复发；有时候，它在其他位置复发。比如，有些乳腺癌细胞可以通过血液循环播散到骨骼，这些癌细胞没有被抗肿瘤治疗杀死，相反它们存活下来并且聚集起来形成可以被检测的大小。

对很多女性而言，面对肿瘤复发远比面对肿瘤的初始治疗更困难。复发甚至成为肿瘤幸存者最惧怕的事情，如果癌症回来了，你会感觉在这场与疾病的对抗中彻底输了，你所有的努力都付诸东流。但这并不是全部，你先前接受的抗肿瘤治疗或许延缓了肿瘤复发，为你争取了更多的时间。

尽管很多复发的乳腺癌是无法治愈的，但某些情况下它仍是可治疗的，这取决于复发的位置。即使治愈是不可能的，一些对症处理的措施仍旧可以帮助你控制癌症，改善生活质量。

复发类型

乳腺癌的复发类型通常取决于位置，它可以是局部的、区域的、远处的或者混合的。

局部复发

局部复发是指肿瘤发生在与原发肿瘤相同位置或毗邻的地方。例如，你接受过右乳肿物切除术，之后肿瘤在几乎相同的位置复发了，这就是局部复发，也称乳房内复发。

对于一个接受过乳房肿物切除术的患者，有可能在同一乳房发生新的肿瘤。尽管新的原发肿瘤可能与复发肿瘤不同，但两者很难区分开来。按经验来说，如果肿瘤发生在初始肿瘤同侧，并且是其发生后 10 年或 10 年之后，则被认为是新的原发肿瘤。复发通常是在短时间内发生的，一般在初诊肿瘤发生后 5 年内。有时候，新的原发肿瘤发生在对侧乳房，这不是复发，并且需要按照新的原发乳腺癌进行治疗。

如果你曾接受过全乳切除术，且肿瘤发生在接近原肿瘤位置的胸壁上，这也是局部复发。

区域复发

区域复发是指癌细胞突破原有肿瘤的区域并且出现在附近的淋巴结中，如腋下、内乳、锁骨上淋巴结等。

局部和区域复发通常可同时发生，两者常在一起并称为局部区域复发。这种情况下，尚无什么证据可以证实癌细胞已播散到身体其他位置。

远处转移性复发

转移复发是指癌细胞已经运行到了除乳房、胸壁、附近淋巴结之外的组织器官中，称为转移，因为癌症已经离开了原发肿瘤的位置，还有一种解释是远处复发，因为癌症此时对全身的影响超过了对局部的影响（比如乳腺及周围组织）。

很多时候乳腺癌细胞容易播散到骨骼。其他的常见转移部位也包括肺、肝，而脑和其他中枢神经系统的转移比较少见。

尽管复发的通常顺序依次是局部、区域、远处，但也并不固定，很多时候远处复发发生时并没有局部或区域复发。

癌细胞如何播散

癌细胞如何转移到区域淋巴结及身体的其他位置，这是一个漫长而复杂的过程。大多数癌细胞并不能完成这一过程，因为它们在其他组织中很难存活下来。

细胞组成了身体的组织和器官，包括乳房，并且由细胞外基质支撑固定。癌细胞若想到乳房之外，必须首先突破细胞外基质，它们通常通过一些酶裂解基质或改变它们细胞表面的黏附能力来实现这一过程。一旦突破基质，癌细胞就可以侵袭到周围组织，或者通过淋巴循环、血液循环运行到身体的其他器官组织。淋巴循环是身体的一个交通网络，类似血液循环网络，它主要是输送淋巴液和免疫细胞。

乳腺癌细胞可以随着淋巴液被输送到腋下淋巴结中，破坏正常的淋巴组织结构。一些癌细胞可以被淋巴结中的白细胞吞噬清除，而另一些癌细胞却可以逃避免疫细胞并且在淋巴结中存活下来，甚至可以进入到全身的淋巴循环中。

癌细胞可以通过血管壁进入血液循环，一旦癌细胞在血液中出现，它们就可以随着血液循环去往身体各处。类似淋巴循环，血液循环中也有很多免疫细胞可以杀死癌细胞，但是，癌细胞仍然可以逃逸存活，它们可能在某个血管网的微小分支处定居下来，并且突破血管壁进入周围组织中（比如骨骼、肺、肝脏），在这个完全不同于初始肿瘤环境的地方，它们可以存活下来并生长下去。

这是骨癌、肺癌吗？

乳腺癌细胞与骨肿瘤、肺癌、肝癌细胞组成不同。它们发展不同、进展不同、对不同的治疗反应不同。当乳腺癌细胞扩散到身体的其他位置，比如骨骼、肺、肝脏，它们仍旧是乳腺癌细胞，但它们在一个完全不同的环境中生存发展。在骨骼中发现乳腺癌细胞，并不代表发生了骨骼的癌症。它仍旧是乳腺癌，只是已经播散到骨骼，又称乳腺癌骨转移。

有医生用一个比喻来解释这个概念：蒲公英在花园中生长结籽，风将种子吹到玫瑰花园，然后蒲公英在玫瑰花园继续生长，但它们并不是玫瑰。同样道理，乳腺癌细胞播散到了骨骼并在骨骼中生长，但它们并不会发展为骨癌，只是乳腺癌转移到了骨骼。

明确这一点非常重要，因为乳腺癌、骨肿瘤、肺癌、肝癌具有完全不同的行为方式，治疗方式也迥异。例如，肺癌细胞不会被雌激素影响，但乳腺癌细胞会。因此，肺癌对雌激素相关药物（例如他莫昔芬）的治疗没有反应，但肺脏中的乳腺癌细胞则可能有反应。

局部复发

乳腺癌可以在患侧乳腺癌局部扩大切除＋放疗之后的残余乳腺组织中复发，也可以在全乳切除术后的胸壁上复发。两者略有不同，因此我们分别讨论。一些增加局部复发风险的危险因素如下。

- 年轻乳腺癌（诊断时年龄小于 40 岁）。
- 原发肿瘤直径大于 5 厘米。
- 高肿瘤分级，显著的异型肿瘤细胞。
- 切缘阳性或者癌组织极其靠近切除标本边缘。
- 有淋巴结转移。
- 肿瘤侵犯乳房皮肤（如炎性乳癌），或侵犯胸壁。
- 三阴性乳腺癌。

若发生了局部复发，无论初始治疗如何，下列因素可能是有利的。

- 自初诊癌症到复发间隔时间大于 5 年，也称无疾病生存期。
- 一个孤立的局部复发灶。

这些因素也称预后因子，可以帮助预测疾病转归情况。但要牢记一点，尽管这是一个复杂的情况，但对个体而言，预后并不完全取决于这些影响因素。没有人能够真正预测未来。

肿瘤切除术后的复发

I 期、II 期的乳腺癌患者行肿瘤局部扩大切除＋放疗之后的局部复发风险极低，即使局部复发了，通常也是一个孤立的局部复发灶，并不意味着癌细胞已经全身播散。

对于浸润性乳腺癌患者，她们的乳房内复发通常也是浸润性的，仅在少数案例中，复发的肿瘤是非浸润性的（原位癌）。对于原位癌的乳腺癌患者，她们的乳房内复发是浸润癌和原位癌各占 50%。

症状和体征

约有 1/3 乳房内复发患者是通过钼靶检测出的，另 1/3 是通过自检或临床查体发现的，剩下 1/3 通常是两者结合发现的。乳房内复发的症状与原发肿瘤症状相似，比如乳房的异常肿块、皮肤改变等。

但肿瘤复发的时候会有些微妙的不同，有时更易与良性征象改变混淆。例如，手术可以改变乳房的结构，包括一些类似肿块结构的瘢痕组织区域、脂肪组织形成的肿块（脂肪坏死），以及缝合处的瘢痕组织等，放疗也可以引起瘢痕及脂肪组织坏死，从而导致诊断复发更加困难。

通常，这种乳房的良性改变在治疗之后很快就会出现，多数在 5 年之内。尽管如此，还应提高警惕，如有异常，尽早告知医师。

偶尔，有些女性会发生乳房感染（乳腺炎），通常伴有炎症、水肿、发红等表现。乳腺炎应尽早使用抗生素，但医师可能会进一步排除炎性乳腺癌可能（炎性乳腺癌是一种累及皮肤的，表现类似乳腺炎的乳腺癌）。

综上所述，当你发现乳房的任何异常情况时，尽早告知医师。当出现如下征象和体征时，需要格外警惕。

- 乳房或邻近区域新发的固定肿物或结节。
- 乳腺某区域增厚。
- 乳房疼痛。
- 乳房异常的凹陷、压痕。
- 皮疹、水肿、炎症表现。
- 乳头进行性凹陷或其他情况的乳头改变。

如果发现了上述任何一种情况，及时告知医师并进行评估。

检查

如果你因钼靶结果或者自检、体检被怀疑乳房内乳腺癌复发，医师可能会建议做进一步检查，包括超声、MRI、PET 或者联合这些检查，以进一步明确可疑病灶的性质（良性还是恶性），甚至需要活检确定病灶性质。由于激素受体情况在复发灶中可能改变（存活的癌细胞可能是初始肿瘤细胞的某个亚群），因此，新发病灶如果确认是癌症，标本需要再次接受雌孕激素受体、HER2 表达情况的测定，并且这三者的状态对后续治疗至关重要。由于某些女性可能在乳房内复发的同时发生远处转移，因此除外远处转移的相关检查也是需要的，包括胸部 X 线片检查、CT、骨扫描、PET-CT 或者 MRI。某些情况下，血常规、肝功能及其他血液化验也是需要的。

治疗

乳房肿瘤切除术后的乳房内复发治疗包括手术、放疗和（或）药物治疗。

手术

如果仅有乳房内复发而无其他复发，通常的手术方式是全乳切除术。仅行乳房肿瘤切除术也是可行的，但尚存争议，它可能会增加复发风险。

由于乳房局部复发可能伴有隐匿的腋下淋巴结转移，因此如果初始治疗未行腋下淋巴结清扫，针对复发的手术时医师可能同时行腋下淋巴结清扫术。

放疗

若先前没有接受放疗，那么本次可能会建议您行放疗。但是，大部分初始行乳房肿物切除术的患者都接受过放疗，因此这种情况下放疗就不推荐了。另外，接受附加剂量的放疗可能会增加放疗副作用。

药物治疗

如果乳房内局部复发太过广泛导致无法手术时，医师可能会推荐行化疗、内分泌治疗或者两者联合。但通常的局部复发都可以进行手术。

药物治疗的方案选择取决于很多因

素，包括初始肿瘤的治疗方案及用药情况、月经状况、无疾病生存期、肿瘤激素受体的状态、HER2 状态、患者的基础疾病情况等。

预后

乳房内复发暗示着一种肿瘤活跃状态，这也增加了其他远处复发的风险。乳房内复发后的转移风险与患者初始诊治时的淋巴结阳性（淋巴结转移癌）数目相关。淋巴结阳性患者的转移风险高于淋巴结阴性患者。其他可能影响预后的因素如下。

• 较长的治疗复发间隔时间。首次治疗与复发的间隔时间越长越好。总体来说，间隔大于 5 年的患者，其长期生存更好。也有研究证实，间隔时间大于 2 年就已显示出明显的长期生存优势。因此，肿瘤复发的越快，代表它生长快或者更具侵袭性，也意味着有更高的转移风险。

• 非浸润性复发。复发的非浸润性癌明显较浸润性癌有更好的预后。

• 孤立的复发灶。局限区域内的孤立复发灶的预后好于广泛的乳房内复发或者有淋巴结复发的情况。

全乳切除术后的复发

在因乳腺癌而接受全乳切除术的患者中，5%~10% 的人群会发生胸壁复发，伴或不伴其他位置的复发。局部胸壁复发通常发生在初始治疗 10 年后，个别情况下，发生在 15 年、25 年，甚至 50 年后。

全乳切除术后胸壁复发的患者中，2/3 不伴有其他转移，1/3 伴有远处转移。

症状和体征

这种复发通常表现为胸壁皮肤或皮下的无痛性结节，多数发生在全乳切除术的瘢痕附近。这其中半数为孤立结节，半数为多发结节。少数情况下，胸壁复发呈现红色、发痒的皮疹样改变。

已行转皮瓣乳房重建的患者，复发通常发生在缝合处附近或在剩余的胸壁皮肤中，而皮瓣复发、孤立的胸肌复发则少见。良性肿块、脂肪坏死在组织皮瓣再造中很常见。如果这种肿块出现了，通常需要借助活检获取病理以诊断。

检查

几乎所有全乳切除术后的胸壁复发都是通过体格检查发现的。在使用组织皮瓣进行乳房重建后，钼靶或者 MRI 可以帮助鉴别恶性肿物和非恶性肿物。病理活检明确诊断，且需要对病理进行激素受体及 HER2 状态的检测。由于存在远处转移可能，还需要加做胸部 X 线片检查、CT、骨扫描、PET-CT、MRI、血常规、肝功能等相关检查。

治疗

全乳切除术后的胸壁复发通常行手术。如需要，可能行放疗、药物治疗（化疗、内分泌治疗、两者联合）等。

手术

如果复发癌灶是一个孤立的可被切除的结节，手术是必需的。如果是广泛的，则不推荐手术。

放疗

如果先前没有接受放疗，现在可能被推荐。放疗被认为是全乳切除术后胸壁复发最有效的局部治疗。通常，行全胸壁放疗，这可能还包括锁骨上、下区的淋巴结区，以降低复发风险。有时也会对于复发区域行瘤床加量放疗。

化疗和内分泌治疗

药物治疗（系统治疗）被推荐在手术和放疗之后进行，以降低其他局部复发及远处转移的风险。目前还没有很好的研究指南指导医师应用怎样的系统治疗以降低复发风险。

预后

与乳房肿瘤切除术后的乳房内复发相比，全乳切除术后的胸壁复发具有更高的远处转移风险。但一些因素仍然预示着好的预后。

• **较长的治疗复发间隔期**。初始治疗与复发之间的时间间隔越长，预后越好。

• **孤立复发**。一个孤立的胸壁复发结节，通常与广泛复发相比具有更好预后。

• **完整切除**。能够完整切除的复发肿瘤且切缘干净（无肿瘤细胞），这具有好的预后。

• **雌激素受体状态**。复发灶的雌激素受体阳性意味着内分泌治疗有效，这能改善生存。

区域复发

全乳切除术后或乳房肿瘤切除加放疗之后，癌症仍有可能在邻近的淋巴结中复发，这就是区域复发。区域复发可以单独发生，但多数情况下与局部复发同时出现，又称局部区域复发。

类型

通常分为三类。

• **腋下淋巴结复发**。癌症在患侧的腋下淋巴结中复发。

• **锁骨上淋巴结复发**。癌症在锁骨上的淋巴结中复发。偶尔，也在锁骨下淋巴结中复发。

• **内乳淋巴结复发**。癌症在靠近胸部中央的内乳淋巴结中复发。

症状和体征

通常表现为某处的淋巴结肿大，如腋下、锁骨上或内乳淋巴结。

由于内乳淋巴结位置较深，通常小的复发结节很难触及。区域复发通常不伴有症状和体征，一项研究表明区域复发的患者中仅有 30% 的人出现症状和体征。它们包括：

- 淋巴结区域可触及肿物。
- 上肢水肿。
- 持续的上肢和肩部疼痛。
- 上肢和手的感觉运动功能下降。
- 持续的胸痛。

如果发生上述情况，尽快告知医生进行评估。

检查

医师进行问诊查体时可能发现区域复发。而 CT、MRI、PET 可以更有效地评估可疑区域的淋巴结情况，活检也是必要的。

由于乳腺癌区域淋巴结复发意味着高的远处转移风险，医师可能会让你进一步评估全身情况。

治疗

若可以手术，则是最好的去除肿瘤、控制癌症的方法，且手术之后的放疗可以进一步杀死癌细胞。若已无法手术，复发区域的放疗则是首选，而其他淋巴结区域也需要放疗以预防复发。

由于较高的远处转移风险，在手术、放疗或两者联合进行之后，推荐化疗或内分泌治疗或两者联合。

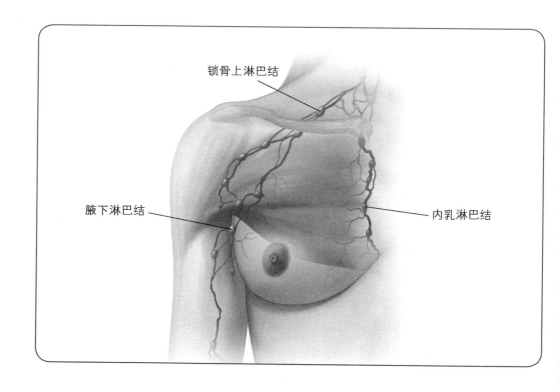

锁骨上淋巴结

腋下淋巴结

内乳淋巴结

预后

当区域复发之后，预后通常取决于复发部位、是否孤立、复发与初始治疗的间隔期及癌症类型。大多数区域复发的患者无法被治愈。如果癌症在区域淋巴结复发，它很有可能已扩散至身体其他部位。尽管如此，即使无法进一步治疗，对症处理也有助于延长患者生存期。

远处转移性复发

当肿瘤已播散到身体除乳房和附近淋巴结之外的部位时，则被认为发生了远处复发，即转移。乳腺癌通常转移到骨骼、肺、肝脏，偶尔也会到脑、皮肤、淋巴结、腹部和卵巢等处。

症状和体征

乳腺癌转移到其他部位往往在引起症状和体征时才被发现。例如，转移到骨骼时引起骨痛，或转移到肺时可能出现如下症状。

- 持续的干咳。
- 呼吸困难。
- 呼吸急促。
- 胸痛。

而转移到肝脏时则出现如下症状。

- 食欲减退。
- 腹部压痛不适。

- 持续的恶心、呕吐、体重减轻。
- 黄疸。

发生脑转移时可能出现下述症状。

- 严重的头痛。
- 视觉障碍。
- 新发症状，如虚弱、麻木、失衡。
- 持续的、不能被其他原因解释的恶心。

活检

乳腺癌远处转移需要一些更加确切的手段进行确诊。通常借助肿瘤活检实现，并且对活检组织进行一些相关检查，包括雌孕激素受体和 HER 受体状态检测。

某些情况下，活检存在危险且意义不大，比如乳腺癌病史加多发骨骼新发肿瘤且没有其他可能诱因，此种情况下，乳腺癌远处转移可以通过经验性诊断而无须获取病理。尽管如此，由于乳腺癌的治疗多依赖肿瘤本身的性质分型，因此有时行活检明确病理可进行更加精准的治疗。

其他检查

当医师怀疑你出现远处转移时，可能会安排相应的检查助诊。

实验室检查

- **血常规**。血常规的检查常常是复查的一部分，以明确红细胞、白细胞、血小板的情况。

- **血清肿瘤标志物检测**。某些肿瘤可以产生一些物质（肿瘤标志物）并释放到血液中。这些物质在健康个体中通常处于低浓度状态，在某些癌症中，它们的水平会升高。与乳腺癌相关的肿瘤标志物包括 CA15-3 和 CA27-29。当患者毫无症状却怀疑有远处转移时，仅行肿瘤标志物的检测是不够具有特异性的，但当出现相关症状并伴有肿瘤标志物升高时，可以帮助诊断转移。

- **肝功能**。当肝细胞被破坏时，原本在肝细胞中的酶、蛋白等就会入血。同时，由于肝功能受损，血液中的代谢产物也会增加。

影像学检查

医师可能还会应用以下检查手段进行排查。

- **X 线**。胸部 X 线片检查可以用来检查肺部肿瘤。骨 X 线检查可以评估有无骨转移。

- **CT**。CT 较 X 线可以提供更精准的影像资料，通常用于检查头颅、胸部、腹部、盆腔、骨骼等。

- **MRI**。类似于 CT，MRI 可以借助较强的磁场，提供比 X 线更详细的横截面信息。MRI 多被用于颅脑和中枢神经系统有无转移的评估。

- **骨扫描**。骨扫描可以评估全身骨骼系统有无转移。在行骨扫描时，患者需要接受静脉注射小剂量的放射性物质。这种物质可以与骨细胞结合，然后 γ 照相机会记录放射性物质在骨骼中的吸收情况。在有骨转移的部位，吸收会增加，并且在图像上呈现"高亮"区域。

- **PET-CT**。PET-CT 也是通过在身体中注射放射性物质观察全身情况。组织的代谢越活跃，吸收的放射性物质越多。肿瘤与正常组织相比通常是高代谢的，它们在图像上也是增亮区域。

- **肝脏超声**。肝脏超声可以评估有无肝转移。

预后和治疗

转移是指肿瘤细胞播散到身体其他部位，因此需要系统性治疗。

这通常包括化疗、内分泌治疗或两者联合。放疗多被用于缓解转移引起的症状。

乳腺癌远处转移后的治疗目的主要是缓解症状、改善生活质量，归纳如下。

- 减少癌症相关的症状。
- 减少治疗相关的副作用。
- 尽可能的改善生活质量。
- 希望获得更长的生存期。

综上所述，转移性乳腺癌是不可治愈的，但对个体而言，预后情况各不相同。

第十六章

晚期乳腺癌的治疗

当乳腺癌转移到骨、肺、肝等脏器时，就被称为晚期乳腺癌。它还有一些常见的名称，如转移性乳腺癌或者 IV 期乳腺癌。某些患者在初诊时就已经是晚期乳腺癌了。但更多的晚期乳腺癌发生于乳腺癌复发时。

通常，晚期乳腺癌患者在她们的原发肿瘤发现后，就已经历过乳腺癌的诊断和治疗的过程。晚期乳腺癌的诊断治疗与原发肿瘤相比，有些相似之处，但也有一些关键的不同。本章将着重讲述对晚期乳腺癌患者的评估和治疗。

无论您是否接触过乳腺癌，您可能认为对晚期乳腺癌来说，没有什么可做的了。事实上，对晚期乳腺癌仍有一些治疗选择。即使 IV 期乳腺癌无法完全治愈，但仍然可以通过治疗达到长期控制。目前对乳腺癌的治疗方法已越来越有效，晚期乳腺癌患者的生存期也越来越长。

决定预后的因素

转移性乳腺癌不是一个简单的、同质的疾病。我们不应该把它视为一种单一的疾病，而应该把它看作一个疾病谱。这个疾病谱的一端，是快速进展的肿瘤，能快速广泛地转移到重要脏器。这种转移性乳腺癌可能对内分泌治疗和化疗都不敏感。患者的平均生存期可能只是数个月。

在疾病谱的另一端，是长期、缓慢进展的肿瘤。这一类患者通常只有骨头和软组织受累，而她们的重要内脏并不受累及。这一类转移性乳腺癌通常对内分泌治疗和化疗敏感。患者的生存期可能为数年甚至数十年。在某些少见情况下，患者即使未做治疗也能存活数十年。

总体来说，如果患者被诊断为晚期乳腺癌，她的平均生存期为 2~3 年。但不同患者的生存期差别很大，这取决于肿瘤的生物学行为。

医生依靠一些因素（称为"预后因素"）来判断肿瘤的生物学行为和患者病情的发展情况。这些因素不仅包括肿瘤本身的特点，还包括患者所接受的治疗种类及患者本身的特点。

疾病的特点

肿瘤的特点有助于预见其生物学行为。

无病间期

无病间期指的是肿瘤从初诊到复发的时间。它通常是一个重要的预后指标，用来判断肿瘤在复发后的生物学行为。

乳腺癌患者早期即出现转移的表现，如在术后辅助治疗期间或者在辅助治疗结束后的短时间内，通常来说这一类患者的预后是不佳的。相反，如果明显的转移出现在乳腺癌初诊的 10~15 年以后，那么肿瘤的进展通常是缓慢的，患者的预后通常不错。

激素受体情况

如果患者乳腺癌的激素受体是阳性的（雌激素或孕激素受体阳性，或两者皆是），那么通常来说这一类肿瘤的进展比雌激素受体阴性的肿瘤要缓慢一些。

HER2 情况

以前，HER2 阳性的乳腺癌通常比 HER2 阴性的乳腺癌预后要差。HER2 阳性乳腺癌侵袭性更强，并且对内分泌治疗更不敏感。

然而，HER2 靶向药物，如曲妥珠单抗（赫赛汀）的出现为 HER2 阳性乳腺癌带来了治疗上的革命。这类药物大大提高了乳腺癌的远期治疗效果。

转移癌的部位

仅仅局限在皮肤、淋巴结或骨骼的转移性乳腺癌患者通常有较好的预后。而多发转移灶或肝、脑转移的患者通常预后不佳。肺部或者肺周组织转移的患者，预后介于两者之间。

转移性乳腺癌的预后因素	
肿瘤的特点	**患者及治疗的特点**
初诊与复发的无病间期	患者活动能力
激素受体情况	并发症
HER2 情况	以往的治疗情况
转移癌的部位	年龄
转移癌的范围	

转移癌的范围

只有一个小转移灶的患者比那些广泛转移的患者有着更好的预后。

患者自身特点及治疗因素

某些患者自身的特点及治疗的因素同样能影响预后,包括患者的活动能力、并发症、以往的治疗情况及年龄等。

患者的活动能力

患者的活动能力指的是日常体力活动的能力。活动能力能帮助预测患者对某些治疗的耐受情况及从这些治疗中的收益。

并发症

心脏病、卒中、糖尿病等并发症会影响晚期乳腺癌的预后。

以往的治疗情况

患者乳腺癌初诊时所接受的治疗情况能够影响转移性乳腺癌的预后。

医生总是会浏览乳腺癌患者之前的治疗记录,也会关注肿瘤进展的速度。比如,肿瘤是在初诊 10 年以后才转移的,还是在辅助治疗结束后 2 个月就转移了这两种情况的预后及治疗是截然不同的。

年龄

年龄是否能影响转移性乳腺癌的预后是有争议的。一些数据表明年轻患者或老年患者的预后不佳。

治疗的选择

因为转移性乳腺癌已蔓延到身体的其他部位,所以在治疗上主要靠全身治疗(系统性治疗),而不是局部治疗(如手术或放疗)。有以下一些治疗选择。

- 内分泌治疗。
- 化疗。
- 生物靶向治疗,如曲妥珠单抗(赫

赛汀)。

- 综合治疗。
- 临床试验。

你能够轻松地找出 10~20 种关于转移性乳腺癌的治疗方案。你肯定愿意与你的医生一起商量,选择哪一种方案是最适合的。另外,如果一种治疗方案无效或者失效,你也可以尝试其他的方案。

治疗目标

在实施治疗计划以前,你和你的医生必须回答两个重要的问题。

1. 对转移性乳腺癌来说,完全治愈是一个现实的目标吗?

2. 转移性乳腺癌患者是否也有被完全治愈的可能?

对第一个问题的答案通常是否定时。对转移性乳腺癌来说,完全治愈并不是一个现实的目标。但是,在大多数患者中,它是可以被控制的。我们可以减小肿瘤的体积、减轻症状,并且将药物的不良反应降到最低。所以,治疗的目的是使患者尽可能长、尽可能好的生存。

但是,我们并不是说晚期乳腺癌患者一定不可能得到治愈——所以,第二个问题的答案是肯定的。虽然完全治愈通常不是晚期乳腺癌的治疗目标,但是,在少见的情况下(占 1%~3%),晚期乳腺癌患者能够获得长达 10~15 年,甚至

更长时间的完全缓解。相比多发转移灶的患者,上述情况在孤立转移灶患者中更可能出现。

内分泌治疗

众所周知,女性内分泌激素,如雌激素和孕激素,能够影响大多数乳腺癌的生长和发展。所以,具有雌激素或孕激素受体的乳腺癌(称为激素受体阳性乳腺癌)能够接受内分泌治疗。

在医生决定内分泌治疗方案之前,患者的月经情况是首要的考虑因素。对于绝经前和绝经后患者来说,内分泌治疗是不同的,因为其体内的雌激素水平存在差别。绝经前患者体内雌激素水平较高。而在绝经后的患者体内,卵巢已经不再生成雌激素或者孕激素,但是肾上腺及脂肪组织仍将产生少量雌激素。

绝经前患者

对于卵巢具有功能的绝经前患者来说,有几种不同的方法来降低雌激素和孕激素的影响。治疗方案包括卵巢抑制、他莫昔芬,以及两者联合使用。

卵巢抑制

卵巢抑制是最为古老的内分泌治疗之一——使卵巢不产生雌激素和孕激素。卵巢抑制有三种方式,手术切除、射线照射、药物抑制。

- **卵巢切除术。**1896 年, Sir George Beatson

来自于推测

在转移性乳腺癌患者中，内分泌治疗和化疗是否能延长生存期从未得到科学试验的验证。做这种试验意味着 50% 的受试者会接受药物治疗，而另 50% 的受试者将不接受药物治疗。因为药物治疗在绝大多数乳腺癌患者中展示出良好的效果，所以，如果在一项乳腺癌临床试验中不给受试者以药物治疗会被认为是违反伦理的。

根据现有的资料，接受内分泌治疗或者化疗或者两者联合使用的患者，确实比不接受治疗的患者表现出生存期上的优势。但到底有多大的优势呢？平均提高 1～2 年的生存期被认为是一个可信的推测。在平均值里，有一些患者用药比不用药的生存期要长得多。

第一次报道了用卵巢切除术来治疗晚期乳腺癌。他先前发现在动物中，卵巢切除会带来激素水平的变化。所以，他为一个年轻女性受试者（患有复发性乳腺癌）实施了卵巢切除术。在几个月内，这个年轻患者的肿瘤有了惊人的缩小。

在之后的几十年中，卵巢切除术成了治疗绝经前晚期乳腺癌患者的主流治疗手段。这种治疗对约 1/3 的患者有效。

之后，医学专家发现了一种能分辨乳腺癌细胞上是否存在雌激素或孕激素受体的方法，从而能够预测肿瘤是否对激素敏感。这样，乳腺癌对内分泌治疗的反应就能提前预测了。雌激素受体阳性的患者中约有 60% 对卵巢切除术反应良好，而只有 10% 或更少的雌激素受体阴性的患者受益于该手术。雌激素和

孕激素受体同时阳性的患者，和具有较长初治复发间期的患者对卵巢抑制的反应最好。

虽然卵巢切除术已经有一个世纪的历史，但是其仍是一个可行且有效的治疗手段。

• **射线照射**。对卵巢进行射线照射也能够实现卵巢抑制，但这个方式需要数周时间。今天，射线照射卵巢抑制已很少使用了。

• **药物抑制**。另一种卵巢抑制的方法是使用一类叫作"黄体激素释放激素类似物"的药物，包括戈舍瑞林（Zoladex）、亮丙瑞林（Lupron）和曲谱瑞林（Trelstar）。

这些药物通常每周注射一针，能够有效地关闭卵巢的功能。在许多女性患

者中，药物治疗代替了手术切除。这意味着如果药物治疗停止，卵巢抑制就能逆转。但是，根据患者距离绝经年龄的远近和卵巢抑制药物使用的长短，患者的卵巢功能也有可能就此完全失去。

他莫昔芬

他莫昔芬是对转移性乳腺癌患者内分泌治疗的另一个选择。它与卵巢抑制药物不同，因为它并不阻止卵巢产生激素。他莫昔芬是一类人工合成的激素，属于选择性雌激素受体调节药家族（SERM）。它能阻止雌激素结合到乳腺癌细胞的雌激素受体上，从而阻断雌激素对肿瘤生长的促进作用。

对转移性乳腺癌患者来说，他莫昔芬和卵巢切除术一样有效。因为其创伤较小，所以在绝经前转移性乳腺癌患者中，他莫昔芬是一种普遍的内分泌治疗手段。在第十一章有更多关于他莫昔芬的内容。

他莫昔芬和卵巢抑制

在一项欧洲的临床试验中，研究者们联合使用了他莫昔芬和 LHRH 类似物 Buserelin，试图验证两者联合使用是否能够进一步提高治疗效果。在这项研究中，161 位绝经前雌激素受体阳性的晚期乳腺癌患者被随机分成三组：只接受他莫昔芬、只接受 Buserelin、两者联合使用。

在约 7 年的随访后，与只接受一种药物相比，两种药物联合使用组在总生存上有明显的获益（见下页图）。与单药组相比，联合组约有 1 年的生存获益。在联合组中，大约 34% 的患者在开始治疗 5 年后仍然存活，而在单药组中，这个数字只有约 15%。其他类似的临床试验也得到了类似的结论。

根据这些资料，对绝经前激素受体阳性的晚期乳腺癌患者，联合使用卵巢抑制和他莫昔芬是一种常见方案。

问与答

问：怎样判断一个妇女是否已经绝经了？

答：关于绝经的定义是多种多样的。有一个普遍接受的定义：至少 12 个月不来月经。在某些情况下，如果月经是因为其他原因不来，那么这种定义就不适合了。比如，如果一位女性的卵巢功能是完整的，但因为某种原因失去了子宫，那么上述定义就不正确了。如果难以判断是否绝经，那么血液检查有助于确定内分泌激素的水平。这些检查能够提示你是绝经前还是绝经后，但是很多情况下也做不到斩钉截铁。

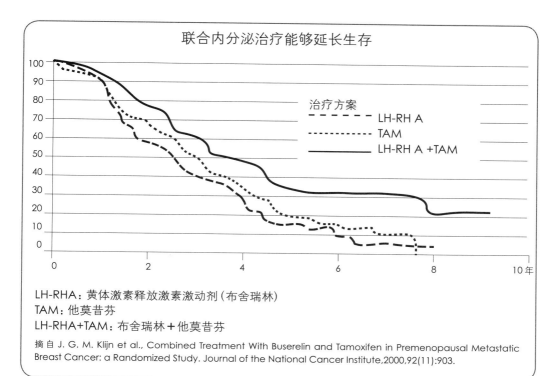

联合内分泌治疗能够延长生存

治疗方案
— — LH-RH A
······· TAM
——— LH-RH A +TAM

LH-RHA：黄体激素释放激素激动剂（布舍瑞林）
TAM：他莫昔芬
LH-RHA+TAM：布舍瑞林 + 他莫昔芬

摘自 J. G. M. Klijn et al., Combined Treatment With Buserelin and Tamoxifen in Premenopausal Metastatic Breast Cancer: a Randomized Study. Journal of the National Cancer Institute, 2000, 92(11):903.

其他方案

如果卵巢抑制联合他莫昔芬没有效果，并且你的医生认为应该换用另一种内分泌治疗，那么还有以下几种选择。甲地孕酮（Megace）是一种孕激素类药物，而氟甲睾酮是一种睾酮的类似物，均可用于内分泌治疗。然而，更多情况下医生会建议使用芳香化酶抑制剂联合卵巢抑制。在绝经前患者中，只有在卵巢功能受抑制的情况下，芳香化酶抑制剂才有效。如果卵巢仍然能产生雌激素，芳香化酶抑制剂是没有效果的。

绝经后患者

对于绝经后患者，卵巢抑制是没有必要的，因为卵巢已经停止产生雌激素了。然而，对这一组人群，有一些其他的治疗手段。

在过去的 40 年中，对绝经后激素受体阳性乳腺癌的治疗方案发生过巨大的变化。许多年来，他莫昔芬都是一线治疗药物。然而，越来越多的证据显示，与他莫昔芬相比，芳香化酶抑制剂有效率更高，并且对总生存也有一些提高。下面列出的是对激素受体阳性转移性乳腺癌的内分泌治疗方案。

高剂量雌激素 vs. 他莫昔芬

40~50 年之前，对于绝经后转移性乳腺癌的初始治疗是高剂量雌激素，以己烯雌酚（DES）的形式服用。这听上去有一些难以理解，因为雌激素会促进肿瘤的生长。然而，在相当比例的患者中，非常高剂量的雌激素确实使肿瘤缩小。

当他莫昔芬问世的时候，研究表明高剂量雌激素和他莫昔芬效果相似。但因为他莫昔芬比 DES 毒性小，所以成为了标准治疗方案。在某些情况下，高剂量雌激素仍然可以考虑使用。

芳香化酶抑制剂

在他莫昔芬问世之前，另一种对于绝经后患者的内分泌治疗是手术切除肾上腺——位于肾脏上方的腺体。肾上腺产生一系列激素，包括雄激素。在脂肪细胞和乳腺组织中有一种芳香化酶，能够使雄激素转变为雌激素。在绝经后女性中，这是雌激素的主要来源。

最终，手术切除肾上腺被一系列"芳香化酶抑制剂"所代替。该药物能够抑制芳香化酶，从而阻止雄激素转变为雌激素。目前广泛使用的是三种芳香化酶抑制药，它们被认为效果一样，即阿那曲唑、来曲唑和依西美坦。

你应该考虑内分泌治疗吗？

对于晚期乳腺癌的治疗目标是使患者尽可能长、尽可能好的存活。所以找到一种高效并且副作用小的治疗方案是至关重要的。

总体来说，内分泌治疗比化疗有较小的副作用。有一种普遍的印象是与内分泌治疗相比，化疗更好、更强，所以应该首先使用。

在某些情况下，内分泌治疗比化疗效果更好。并且，有一些临床研究表明，将内分泌治疗作为一线治疗方案跟将化疗作为一线治疗方案相比，在生存上和生活质量上都差不多。

下面是一个例子。一个雌激素和孕激素受体均阳性的乳腺癌患者，在初诊 10 年后发现肺部有两个小的转移灶。对这个患者来说，内分泌治疗的有效率（约 80%）比化疗的有效率（60%~70%）要高。

支持内分泌治疗有效的因素如下。

- 激素受体阳性。
- 既往未接受过内分泌治疗。
- 肿瘤初诊到转移有较长的无病间期。
- 无肝脏和脑的转移。

总体来说，如果相信内分泌治疗有效率较高，并且转移癌的严重程度可以经得起 1~2 个月的等待观察的话，内分泌治疗就应该被推荐。

在比较芳香化酶抑制剂和他莫昔芬的随机对照试验中，芳香化酶抑制剂能够比他莫昔芬更长时间的抑制肿瘤生长，并且能够轻度延长平均生存期。基于这些研究，对于激素受体阳性的绝经后乳腺癌患者，医生通常把芳香化酶抑制剂作为首选治疗。

然而，医生的临床决策可能受其他因素影响。这些因素包括：每种药物的副作用、药物的花费（目前他莫昔芬更为便宜）、在乳腺癌初诊之时是否已经用过某种药物等。

研究者们目前正在考虑能否把芳香化酶抑制剂和其他药物联合使用。一项研究的结果表明：把芳香化酶抑制剂和一种叫作依维莫司的研究药物联合使用，能够取得比单用芳香化酶抑制剂更好的效果。但是，仍然需要进一步的研究来证明这一结论。

氟维司群

氟维司群（Faslodex）是一种雌激素受体拮抗药，能够为他莫昔芬耐药的乳腺癌患者带来益处。他莫昔芬能够阻断雌激素受体，芳香化酶抑制剂能够阻止雌激素产生，而氟维司群能够摧毁乳腺癌细胞表面的雌激素受体。对氟维司群的临床研究表明，其有与芳香化酶抑制药类似的疗效。

其他

如果别的内分泌治疗无效，那么一

激素撤退现象

有一个非常有趣的现象：停止之前有效的内分泌治疗能够使乳腺癌缩小。虽然这听上去有些难以置信，但这种现象有时客观存在。

这种现象最早被发现于接受高剂量雌激素己烯雌酚治疗的绝经后乳腺癌患者中。

在接受己烯雌酚治疗，并且初始肿瘤缩小但随即增大的患者中，停止己烯雌酚治疗能够使肿瘤再次缩小。这种现象被称为己烯雌酚撤退现象。可能的解释是：经过长期内分泌治疗后，肿瘤细胞摸索出如何在这种治疗中生长的方法，并且能够被这种治疗促进生长。这种现象同样出现在其他的内分泌治疗中，包括对乳腺癌患者使用他莫昔芬的治疗。撤退现象也在另一种激素依赖性肿瘤——前列腺癌中被发现。

这种现象的意义是：有时候，仅仅停止一种之前有效的内分泌治疗本身就是一种有效的治疗。

些古老的内分泌治疗也可以考虑用于绝经后转移性乳腺癌患者，包括甲地孕酮（Megace）和氟甲睾酮。这些治疗会带来副作用。你和你的医生需要权衡这些治疗的利弊。

化疗

当转移性乳腺癌对内分泌治疗耐药时，或者肿瘤发展迅速、转移广泛，造成严重生命危险时，化疗是最经常应用的治疗手段。有多种化疗方案可供选择。

单药 vs. 联合

化疗指的是一类能够口服或者静脉输注的药物，能够毒杀肿瘤细胞。化疗方案可能仅由一种药物组成（单药化疗）或者由多种药物组成（多药联合化疗）。多药联合化疗运用多种不同的药物，每种药物通过不同的方式攻击肿瘤细胞。每种药物有不同的副作用，所以化疗药物的组合能够尽可能增大对肿瘤的杀灭作用，并且减少毒性反应和副作用。

对于转移性乳腺癌应该使用单药化疗还是联合化疗是临床医生争论的焦

转移性乳腺癌的化学治疗药物

对转移性乳腺癌的化疗药物如下。

抗肿瘤的抗生素

与杀灭细菌感染的抗生素不同，抗肿瘤的抗生素能够干扰 DNA，阻断 RNA 和重要酶的功能，从而阻碍肿瘤细胞的复制能力。

- 多柔比星。
- 表柔比星。

有丝分裂阻断药

有丝分裂阻断药通过干扰细胞有丝分裂时的微管系统，从而阻断细胞分裂。

- 紫杉醇。
- 白蛋白结合紫杉醇。
- 多烯紫杉醇。
- 伊沙匹隆。
- 艾日布林。

点。这个争论还将继续，尤其当临床研究的数据不断公之于众的时候。

总体来说，联合化疗方案比单药方案能够有更大的可能使肿瘤体积缩小或者在更长时间内维持不变。然而，联合化疗可能带来更多的副作用。

一些研究数据表明，依次使用不同的化疗药物——先使用一种化疗药，当失效时再使用另一种——与联合化疗相比，可以带来相似的生存期，但副作用更小。

目前的基本共识是：对于进展迅速、危及生命的转移性乳腺癌，只要患者能够耐受副作用，应使用联合化疗；对于不那么危险的情况，许多医生更倾向于单药化疗。

在一项旨在解决单药化疗和联合化疗孰优孰劣的临床研究中，受试者被分成三组，分别接受多柔比星单药、紫杉醇单药或两者联合化疗。研究的结论是没有任何一种治疗方式优于其他两种。

药物选择

一大堆化疗药物能够用于转移性乳腺癌的治疗。这些药物根据其作用机制不同被分为不同的种类。在你和你的医

长春碱

长春碱是另一类有丝分裂阻断药。它们和紫杉类作用类似。

- 长春瑞滨。
- 长春新碱。

抗代谢药物

抗代谢药物能够干扰 DNA 合成，从而阻断对肿瘤细胞生长有重要作用的酶类。

- 氟尿嘧啶。
- 卡培他滨。
- 吉西他滨。
- 甲氨蝶呤。

烷化剂

烷化剂能够形成和 DNA 的化学连接，阻断其功能，从而干扰肿瘤细胞的快速生长。

- 环磷酰胺。
- 顺铂。
- 卡铂。

生制定化疗方案时，应该考虑以下因素。

• 你是否已经接受过化疗，化疗方案如何？

• 你对这些化疗药物反应如何？

• 药物的副作用如何？化疗药对每一个患者的副作用不同，某些副作用可能对你尤其难以忍受。

　　一种治疗晚期乳腺癌的化疗药物是卡培他滨。这种药物类似于一种老的化疗药物——氟尿嘧啶。与许多静脉用的化疗药物不同，卡培他滨是口服用药的。

它经常作为转移性乳腺癌的一线用药。

　　你的医生可能会推荐许多种不同的化疗药组合。你需要从一个兼顾疗效和副作用的药物组合开始。如果这种组合无效，你的医生会换用其他组合。

　　第十一章讲述了更多关于化疗的内容。

化疗间期

　　当转移性乳腺癌患者开始化疗后，一个问题随之而来：化疗应该持续多长时间？关于老的化疗药物的研究表明，

联合化疗

　　化疗药物经常联合使用，旨在通过不同的途径杀灭肿瘤细胞。用于转移性乳腺癌的化疗药物组合如下。

• AC：多柔比星联合环磷酰胺。

• CAF*：环磷酰胺、多柔比星和氟尿嘧啶。

• FAC*：氟尿嘧啶、多柔比星和环磷酰胺。

• CMF：环磷酰胺、甲氨蝶呤和氟尿嘧啶。

• AT：多柔比星和多西他赛。

• TC：紫杉醇和环磷酰胺。

• TAC：多西他赛、多柔比星和环磷酰胺。

• TX：多西他赛和卡培他滨。

• **吉西他滨和紫杉醇。**

• **诺维本和表柔比星。**

• **伊沙匹隆和卡培他滨。**

*CAF 与 FAC 在剂量和用药频率上有差异

持续时间越长越好——化疗用得越长，肿瘤得到控制的时间就越长。然而，这些研究并没有涉及新的化疗药物。

对于对化疗耐受良好的患者来说，尽可能长时间运用化疗是有道理的，因为这看上去会带来获益。但如果你对化疗药物的副作用难以耐受，你的医生可能建议你来一个化疗间期——一个化疗中的休息期，让你能够充分休养生息并投入日常的活动。HER2 阳性乳腺癌的患者在化疗间期内可能仍愿意继续进行抗 HER2 治疗。

HER2 药物治疗

有 20%~25% 的乳腺癌患者具有能过度表达 HER2 蛋白的肿瘤细胞。这个蛋白在正常情况下由一个调控细胞生长的基因产生。某些乳腺癌细胞会过度生产 HER2 蛋白。结果是，肿瘤细胞被过度激活，从而促进乳腺癌的生长。

如果乳腺癌患者的肿瘤细胞过度表达 HER2 蛋白，则被称作 HER2 阳性。第十一章讲述了更多关于 HER2 的内容。

赫赛汀

一个叫作曲妥珠单抗（赫赛汀）的药物（一种单克隆抗体）被研制出来治疗 HER2 阳性乳腺癌。这个药物与肿瘤表面的 HER2 受体结合，阻断该受体的活性，从而抑制 HER2 受体阳性乳腺癌细胞的增殖。在某些情况下，该药物可以使肿瘤缩小。

研究表明，将曲妥珠单抗与化疗联合应用可以带来额外的获益。在超过一半的情况下，该药物联合可以使肿瘤缩小。一项研究表明，与单用化疗相比，化疗与曲妥珠单抗联用可以：

- 使肿瘤生长更慢。
- 使肿瘤更为缩小。
- 使肿瘤的缩小保持的时间更长。
- 使患者存活更久。

基于这些证据，对于晚期 HER2 阳性乳腺癌患者，曲妥珠单抗成为了治疗的重要一环。

如果你的肿瘤是 HER2 阳性的并且你将要开始化疗，那么你的医生很可能建议应用曲妥珠单抗。对于同时存在雌激素受体阳性的患者来说，曲妥珠单抗是否应该与内分泌治疗同时使用尚不确定，因为内分泌治疗本身就可能在相对比较长的时间内控制肿瘤。

虽然内分泌治疗与曲妥珠单抗联用确实能在更长时间内使肿瘤缩小，但是并没有证据表明联用能比序贯使用带来更大的生存获益。

其他 HER2 治疗

其他针对 HER2 的治疗药物也被开发出来，其中一种是拉帕替尼（Tykerb）。这种药物通常在曲妥珠单抗失效时使用。至少一项研究表明，与单用化疗相比，拉帕替尼与化疗联用能够在更长的时间内阻止晚期乳腺癌的进展。

另一种大有前景并正在进行临床试验的抗 HER2 药物是帕妥珠单抗。此外，研究者们正在验证抗 HER2 药物的组合，如曲妥珠单抗联用拉帕替尼是否比单用一种效果更佳。

抑制血管生成的药物治疗

对于肿瘤的生长和转移来说，其需要血管来运送营养和氧气。许多恶性肿瘤会向周围组织释放信号，促进周围新生血管的生成。

能够通过抑制肿瘤血管的生成来抑制肿瘤的生长的新药物被研发出来。最常见的该类药物是贝伐单抗（Avastin）。早期研究发现其能与化疗药联用使肿瘤缩小并延缓肿瘤转移，美国 FDA 因此批准其上市。最近，因为潜在的严重副作用（包括血压问题、出血和血栓问题等），FDA 取消了贝伐单抗的上市。这个药物的未来仍不确定。

其他抑制肿瘤血管生成的药物仍在研究中，未来有可能用于临床。

新疗法

对乳腺癌发病机制，如肿瘤发生发展的分子信号通路的最新认识激发了对肿瘤药物治疗的新想法。不同于传统化疗，目前制药公司重点关注"靶向治疗"。

前述图谱部分"细胞及其内在结构"示意图中，通路是许多新药的靶点。为了中止肿瘤的生长，研究者们研制了作

何时停止曲妥珠单抗治疗？

一般来说，当肿瘤在用药时出现进展，就应该停止这种药物。但是，对于 HER2 受体阳性的乳腺癌患者来说，在这种情况下是否应该停止曲妥珠单抗治疗在近若干年是一个热议的话题。

当仅用曲妥珠单抗的患者出现肿瘤进展时，医生通常建议继续曲妥珠单抗治疗，并加上某种化疗方案。这是因为有证据表明曲妥珠单抗与化疗联用优于单用化疗。

最近的研究表明，即使是在抗 HER2 治疗与化疗联用的患者中出现肿瘤进展，抗 HER2 治疗也最好继续进行。可行的改变是将曲妥珠单抗与一种新的化疗方案联用，从而延缓肿瘤进展；或者将曲妥珠单抗换成另一种抗 HER2 药物，如拉帕替尼（Tykerb）。

用于以下位置的新药。

- 肿瘤细胞外的生长因子。

- 肿瘤细胞表面的受体（HER2 是其中一个例子）。

- 细胞内向细胞核传递生长信号的信使分子。

- 控制细胞分裂的通路和调定点。

- 细胞核及其 DNA。

　　这些新药通过不同的机制到达他们作用的通路，见第二章"新型抗癌药物如何产生作用"图。

　　当靶向治疗的研究有了进展，就需要在晚期乳腺癌患者中验证其疗效了。这种验证通常是通过临床试验进行的。请一定咨询你的医生看你是否适合加入某项临床试验。

治疗监测

　　一旦你开始治疗，你的医生就会经常监测你肿瘤的情况。他会询问你的感觉，记录查体及周期性检查的结果。

　　下述最重要的信息很可能会被问及，包括你从上次看医生以来的感觉，有无新的症状和体征等。很多时候，问诊能够为医生判断治疗有效性提供重要信息。查体很可能是评判治疗效果第二重要的信息。多种客观检查也能够提示肿瘤对药物的反应。这些检查包括多种血液检查及影像学检查。

对药物治疗选择的决定因素

　　如果你决定用多种药物来治疗晚期乳腺癌，那么请首先回答下面的问题。

1. 治疗的目标是什么？

2. 该治疗方案可能的有效率如何？换句话说，肿瘤有多大可能性会缩小？另外，肿瘤能保持至少 6 个月不进展的可能性有多大？

3. 对于那些肿瘤缩小或不再生长的患者，这种情况平均能够维持多长时间？换句话说，有效持续时间有多长？

4. 是否有证据表明该治疗能够延长生存期？如果认为能够延长，那么平均延长的生存期是多少？

5. 这种治疗通常来说能否提高生活质量？这个问题难以科学地回答，但是可以大体估计。对生活质量的影响取决于治疗对肿瘤的作用、治疗的副作用（毒性）、治疗的心理和社会学效应。

6. 治疗潜在的副作用有哪些？

在完成评估后，医生会把你的肿瘤反应归到以下 3 种。

1. 从治疗开始后，肿瘤明显缩小。

2. 从治疗开始后，肿瘤明显增大。

3. 肿瘤情况保持稳定，或称为"病情稳定"。

第 3 类可以继续被分为以下几种情况。

- 肿瘤看上去没有变化。

- 有一些迹象表明肿瘤缩小，但证据不足。通常，肿瘤学家需要看到确切的体积缩小才会判定肿瘤对治疗有明显的反应。

- 有一些迹象表明肿瘤进展，但证据不充分。

在监测肿瘤情况的同时，医生还会关注你对于治疗的耐受情况及治疗的副作用。根据上述信息，你和你的医生将决定是否继续该治疗。如果你们决定停止该治疗，那么你们需要决定是否尝试另一种治疗方案，以及哪种治疗方案。

局部治疗

根据转移灶的部位及所带来的症状，有多种针对局部的治疗手段。这些手段是对上述全身治疗（系统性治疗）的补充。

骨转移

骨质疏松是一种骨质薄弱的疾病，能够增大骨折的风险。一类药物（双膦酸盐）能够治疗骨质疏松，同时也被用于乳腺癌骨转移的治疗。

在一项研究中，接受标准治疗的乳腺癌骨转移患者被随机分成两组：一组接受双膦酸盐治疗，另一组运用安慰剂。运用双膦酸盐的患者出现骨折的概率较

问与答

问：骨髓移植还用于晚期乳腺癌治疗吗？

答：在 20 世纪 80 年代和 90 年代，在乳腺癌治疗中应用大剂量化疗及骨髓移植是非常热门的。这种治疗基于这个假设：如果某个化疗是有效的，那么加大这个化疗就会更有效。研究者进行了随机临床试验来验证该治疗方案。晚期乳腺癌患者被随机分配到两组：标准化疗和标准化疗后序贯大剂量化疗联合骨髓移植。这些临床试验的结果表明：大剂量化疗联合骨髓移植并没有带来生存获益。从此，对这种治疗的热情逐渐减退。

低，并较少需要用放疗来缓解骨痛。根据这项研究结果，双膦酸盐在乳腺癌骨转移患者中被普遍使用。

在上述研究中，双膦酸盐被建议每周使用。在另外一些研究中，研究者想弄清楚到底是每个月使用还是每3个月使用更好。这些研究的结果不久将面世。

因为双膦酸盐能够造成肾脏损伤并使血钙水平降低，医生通常会建议在用药期间监测肾脏功能。

双膦酸盐的另一个副作用是下颌骨坏死。下颌骨组织一旦坏死，会侵及牙龈并造成疼痛。这种情况在不注意口腔卫生的患者及长期使用双膦酸盐的患者中更为常见。基于这个原因，医生在建议双膦酸盐治疗前通常会建议你尽可能多地注意口腔卫生。

双膦酸盐到底用多久目前仍不清楚。有一些研究表明，长期使用双膦酸盐的患者骨质会变脆，会增加骨折的风险。

在进一步研究结果到来之前，许多医生会为使用双膦酸盐超过1年的患者减少剂量。与双膦酸盐效果类似的新药也在研究中。

胸腔积液

有时，肿瘤会转移到胸膜上，导致肺周的液体蓄积（胸腔积液）。这种情况可能需要通过针吸引流胸腔积液，或者更彻底的是，通过放置引流管或者手术引流。医生可能会在胸壁和肺脏的间隙内（胸膜腔）中使用刺激性的化学药物来促进瘢痕形成并关闭这个间隙。这个方法能够减少再次出现胸腔积液的可能性。

另一个治疗胸腔积液的方法是在胸膜腔中放置引流管。该引流管设计精妙，可以随时开闭，从而随时可以引流积液。

中枢神经系统转移

如果乳腺癌转移到脑部或脊髓周围，通常会需要使用类固醇激素来减轻水肿、疼痛及神经症状。有时，神经外科医生会被请来切除一些病灶。然而更多情况下是通过放疗来治疗疾病。

有时，放疗用于整个脑部，这样既处理了可见的病灶，又处理了很小的不可见的病灶。全脑放疗会导致几个月至几年后出现副作用。

另一种治疗脑部局限性病灶的方法称为"立体定位放射"或"伽马刀"治疗。它可以给予肿瘤侵袭的部位大剂量的放射，而不会对其他部位造成过多毒性。有时候，局限性放疗和全脑放疗可同时进行。

这些新的治疗手段联合磁共振成像（MRI）早期诊断，可改善乳腺癌脑部转移患者的预后。

治疗失效

不幸的是，不是每一种治疗手段都一定会有效果。当在治疗出现疾病进展迹象时，就应该重新考虑下一步该怎么办。这种情况类似于当你发现乳腺癌转移时你和医生所做的一样。

对于转移性乳腺癌来说，依次进行的每一种治疗的效果都会逐渐降低。举个例子，对转移性乳腺癌患者起始使用化疗，初始的有效率在 50%~70%，效果平均持续 10~12 个月。如果疾病进展，第二种化疗方案的有效率只有 30%~35%，而平均有效期只有 4~6 个月。

另外有研究表明，对于晚期乳腺癌患者来说，在生命最后的一段时间内接受较少的化疗反而比接受较多的化疗对生存期更有益。可能的原因是，当肿瘤已经非常耐药且患者对化疗的耐受性已越来越低时，化疗实际上会缩短寿命并降低生活质量。

也许，终于你觉得该是时候对进一步的治疗说"不"了。对于某些患者及医生来说，这似乎是一种放弃。但这种认识是不确切的。如果治疗只会带来麻烦的副作用，而不会延长生命并提高生活质量，那么停止治疗就是一个正确的选择。这不应该被看作是"放弃"。

在这个时间点上，治疗的目标改变了。治疗的焦点已不再是控制肿瘤，而是控制患者的症状使之尽可能舒服。这称为支持治疗。关于向支持治疗的过渡，详见第二十三章。

临床试验

本章讨论了转移性乳腺癌治疗方案的利弊。上述所有的信息都来自参与临床试验患者的贡献。对于某些你正在考虑的治疗方案，可能你也可以参与。

这些临床试验都是安全的，并且提供了对于治疗的新理念和新方法。对于晚期乳腺癌患者来说，它们是发现新的治疗选择的最佳途径。

你可以咨询你的医生或医疗小组成员，或者通过访问美国国家肿瘤中心的网站来了解临床试验的信息。第二章提供了临床试验的基本信息。

晚期乳腺癌的三个故事

本书包含了许多普通人的真实故事：她们已经罹患乳腺癌，她们正在接受治疗，或者她们正在努力预防乳腺癌。这些人讲述了做决定的心路历程。在许多故事中，我们也将讲述她们的战果。

不幸的是，并非所有乳腺癌患者的结局都是令人满意的。重要的是，我们不仅向你们讲述令人振奋的故事，我们同时也会展示那些相对不好的结局。

下面我们将展示三个晚期乳腺癌患者的故事。第一个故事来自一位年轻的患者，死于非常恶性的乳腺癌。必须强调的是，这个故事并不代表典型情况，它只是晚期乳腺癌结局谱的一端。另外，这个故事展示了这个年轻患者面对乳腺癌时的坚毅和勇气。如果你认为自己还没有准备好阅读这个故事，那么就请跳过它，待日后再读。

第二个故事是由几个真实故事糅合改编的。这个故事讲述了一位最为典型的复发乳腺癌患者的情况。在这个故事中，女主角最终逝去，但仍然存活了相对比较长的一段时间。我们将这个女主角称作 Jane。

第三个故事中的乳腺癌患者存活了差不多 50 年，这让医生们都大为惊奇。

Carol 的故事

在 31 岁那年，Carol 被诊断出左侧乳腺癌。这个诊断确定之前的几周，她在乳房上发现了一个包块。Carol 接受了肿物切除手术，医生同时清扫了她的左侧腋下淋巴结。肿瘤直径约 2.5 厘米（约 1 英寸），并不是很大。腋下淋巴结也未见肿瘤转移。病理学提示肿瘤是雌激素受体阳性和 HER2 受体阴性。根据肿瘤的生物学特点和实验室检查的结果，仅仅依靠手术，Carol 就有 75% 的可能性获得至少 10 年的无病生存期。

在 Carol 的乳腺癌被诊断之时，对于这样的年轻患者，术后化疗一般是被推荐的标准治疗方案。Carol 同意并接受了多柔比星联合环磷酰胺的化疗。与此同时，Carol 获得另一个 10 年无病生存期的概率差不多有 80%。

在多柔比星和环磷酰胺化疗结束后，Carol 与医生讨论了继续接受紫杉醇化疗的利弊。根据现有的资料，紫杉醇可以使她的 10 年生存率提高几个百分点。考虑到自己还很年轻并且已经有了孩子，Carol 想要在治疗上激进一些。她接受了后续 2 个月紫杉醇化疗。

在化疗全部结束以后，Carol 与医生讨论了左乳放疗的事宜。但在这次会面中，医生发现她的左乳有一些变化，并建议做进一步检查。让所有人沮丧的是，她的左乳出现了大的肿瘤复发，左侧腋下淋巴结和胸骨也出现了转移灶。

医生此时建议 Carol 接受卵巢抑制药物合并他莫昔芬治疗。她同时接受了左侧胸壁的放疗，尽管她知道这可能无法控制这种进展很快的肿瘤。

几个月之后的就诊中，Carol 的左乳上方显得非常饱满。CT 检查提示乳房及腋下的肿瘤都有所增大。另外，她的肝脏也出现了小的多发病灶，符合乳腺癌肝转移的表现。

在这个时间节点上，Carol 必须对治疗做出艰难的抉择。现在，治愈肿瘤是没有希望了，而且通过化疗缩小肿瘤的机会也不大。经过与她的丈夫和医疗团队沟通，她接受了另一种化疗方案。

然而在 1 个月内，她的肿瘤不仅出现了肝转移，也同时转移到脊柱上，造成了明显的疼痛。为了控制疼痛，Carol 接受了 1 个疗程的脊柱放疗。在随后的几周，她的脊柱出现了新的疼痛病灶，她也接受了更多的脊柱放疗。因为乳房病灶持续增大并带来疼痛，她施行了全乳切除术。在乳房全切之后，Carol 决定尝试另一种化疗药。但 2 周之后化疗就停止了，因为肿瘤仍在持续增大，而化疗也同时带来了不小的副作用。

Carol 接受了医疗团队的支持治疗，以使她能尽可能过得舒服一些。从诊断乳腺癌的 1 年多后，Carol 在家中亲属的注视下死去。虽然肿瘤肆虐，但 Carol 仍然活得非常充实。即使死亡是一个可以预见的结局，Carol 和她的丈夫从未放弃希望。

在她死去之前，Carol 开始创作诗歌。下面是她的一首诗。

我有一个梦

我梦见在那个夜里
我嫁给了深爱的男人
无论贫穷、富足、疾病、健康
我们活着，相爱并共同成长

我梦见在那个夜里
一个漂亮的宝贝出生
感激、歌颂、爱慕之深
我们活着，相爱并共同成长

我梦见在那个夜里
肿瘤爬了进来
信仰、祈祷、勇气、希望
我们活着、相爱并共同成长

我梦见在那个夜里
我从肿瘤的魔爪中逃脱
好的、坏的、疾病、健康
我们活着，相爱并共同成长

Jane 的故事

在 58 岁时，Jane 被诊断出乳腺癌。在钼靶检查中，医生在她的一个乳房中发现了异常钙化灶。活检结果是浸润性导管癌。影像学检查没有发现全身其他地方的转移灶。对于治疗方案，Jane 经过与医生的沟通决定接受肿瘤切除术，并辅以放疗。

在手术中，Jane 同时接受了腋下前哨淋巴结的活检，用以发现腋下淋巴结有无转移。活检提示在前哨淋巴结中发现了肿瘤细胞。根据这个结果，医生实施了腋下淋巴结清扫术。

术后的病理学检查提示乳腺肿瘤直径2.5 厘米（约 1 英寸），并且腋下的 18 个淋巴结中有 2 个发现肿瘤转移。Jane 的肿瘤被发现是雌激素和孕激素受体阳性，HER2受体阴性。

在手术之后，Jane 的医生估计：仅靠手术和放疗，她拥有 10 年无复发生存期的概率达 50%。如果加上化疗及他莫昔芬，这个数字可达到 63%。Jane 选择接受化疗——4 个疗程的多柔比星加环磷酰胺。化疗之后，她接受了他莫昔芬治疗和乳腺放疗。他莫昔芬治疗她也持续了 5 年。

治疗结束的 2 年后，她出现了背痛的症状。骨扫描检查提示乳腺癌骨转移。Jane 接受了针对下腰部转移灶的放疗。她同时开始服用内分泌药物阿那曲唑。

放疗控制住了 Jane 的疼痛，阿那曲唑也使肿瘤在 14 个月内停止进展。最终，Jane 出现了胸腔积液，导致了呼吸困难。胸腔积液被引流出来，从中发现了肿瘤细胞。医生做了一个手术操作来阻止胸腔积液的蓄积。停用阿那曲唑后，Jane 开始用另一种内分泌药物。6 个月以后，她出现了右上腹疼痛，检查发现了肝脏转移。

此时，Jane 和医生决定停止内分泌治疗，转向化疗。化疗在开始时使肝脏的病灶缩小，但 8 个月后又重新长大。她换用了另一种化疗，但结果类似。肿瘤一开始缩小，但 8 个月后又开始进展。在接下来的 3 个月里，好几种不同的化疗药物被使用，但对肿瘤没有作用。

Jane 与医生就进一步化疗的利弊进行了讨论。对医生、Jane 及 Jane 的亲属已经非常明确的是，治疗的副作用已超出了可能的获益。Jane 决定停止所有控制肿瘤的治疗。医疗团队也把焦点集中在尽可能提高生活质量上。Jane 接受了医疗护理，5 个月之后，她在家中亲属的注视下死去。

虽然 Jane 最终死于乳腺癌，但从初诊之日开始，她存活了超过 10 年。并且，在这许多年中，她的生活非常充实，尽可能让疾病不影响她的日常生活。

Margaret 的故事

对 于 Margaret Gilseth 来说，她在绝大多数时间内与乳腺癌共存。Margaret

在 39 岁时第一次发现乳房肿物，那一年是 1957 年。Margaret 接受了左乳全切术，这在当时是标准治疗。2 年之后，在她的手术切口上出现了小的肿瘤复发，这常被看作是许多类似复发灶的先锋。

起初，复发肿瘤仅局限于她的左侧胸壁。但是，胸壁上的肿瘤越来越多，并最终蔓延到她的右侧乳房。

Margaret 对待每一个新复发肿瘤的态度都像其初诊时一样。"每一次一旦新的肿瘤出现，我都认真面对，并每次都能战胜它。每一次我都存活了下来。我觉得每一天都是有价值的。"

"战胜肿瘤"需要接受许多大大小小的手术和放射治疗。她总共接受了 25 次手术，切除了超过 65 个肿瘤。

为了阻止新的肿瘤复发，或者至少延缓其生长，Margaret 接受了多种抗癌的内分泌治疗。治疗断断续续地持续了超过 20 年。当一种药物失效，表现为新的肿瘤开始生长，她就换用另一种药物。

在 Margaret 与癌症抗争的一生中，除了坚强的信念，另一个坚定的盟友是她的纸和笔，后来被电脑替代。

作为一个从业 25 年的英语教师，Margaret 喜爱写作并坚持写日记。她的日记帮助她面对并摆脱担心和恐惧。写作成了治疗的一部分。"我经常告诉大家，如果你被某些事所困扰，难以摆脱，那么没什么比写作更能让你释怀了。"

在她退休有了更多空闲之后，Margaret 写作的范围扩大了。根据自己的家庭经历，她创作了一本关于挪威移民生活的小说。其后还有几本书和诗歌选集问世。最终，她写了一本关于她自己与乳腺癌抗争故事的书，书名叫作《银色内衬》（Silver Linings）。

在她不写作的时候，Margaret 通过别的方式来让自己忙碌起来。她在当地的安康之家做志愿者，给"智慧启程项目"的孩子阅读故事，并在社区学习班教授挪威语。她和她的丈夫 Walter 经常一起旅行，有时会加入志愿者组织。对于 Margaret 来说，志愿者工作是另一种治疗，是另一种让自己面对病魔并坚持下来的方法。"我认为关注他人是一种完全不同的体验。如果你总是只为自己着想，那么会给你自己带来许多问题。"

这些年中，每当 Margaret 面对又一次手术或治疗改变时，她会担心这一次她能否过关。在此时，她的儿子 Steve 就会用轻快的语气告诉她，她会活得很久。事实表明，Steve 是对的。

Margaret 一直过着充实的生活，直到有一天她在冰上走路时摔倒导致髋关节骨折。在这次事故后，她的乳腺癌似乎变得更加凶猛了。她短暂尝试了化疗，但她并不喜欢这种治疗。在她 88 岁，距离乳腺癌初次诊断整整 50 年时，Margaret 去世了。

为什么 Margaret 在乳腺癌持续复发的情况下还能活得很好呢？ Margaret 最后 20 年的肿瘤科医生坦承：他不知道。在显微镜下，Margaret 的肿瘤表现与寻常特点无异，为什么她的肿瘤的生物学行为与其他 99% 的类似肿瘤不一样，这真是一个谜。希望有朝一日这个谜能被解开，从而帮助医生更好地理解癌症并医治患者。

Margaret 的故事提醒肿瘤患者和他们的医生：永远不要说"从不""总是"这样的话。

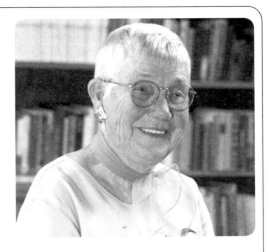

Margaret Gilseth 在家中。她在这里执着于写作并与亲朋交流

第十七章

卵巢癌

你可能奇怪为什么把卵巢癌的内容包含在这本书里。原因是：乳腺癌患者患卵巢癌的机会也有所提高。另外，一位女性如果具有乳腺癌家族史，那么她罹患卵巢癌的概率可能随之增大。在这一章中，我们将描述卵巢癌是什么，它的发病率如何，筛查发现乳腺癌的可能性，以及关于分期、治疗、预后的基本知识。有一些遗传性突变会同时增加罹患卵巢癌和乳腺癌的概率，对该类突变的基因检测在本章中有所涉及，但更多的内容详见第五章。

卵巢

卵巢是两个核桃大小的器官，位于子宫的两侧、盆腔的下部（见下页插图）。在月经周期过程中，卵巢的大小会有轻微的变化。在绝经后，卵巢的体积会缩至绝经前一半的大小。

卵巢能够产生卵子。当女婴出生的时候，她的卵巢中包含一生所需的所有卵子。从女孩的青春期直到绝经期为止，每一个月，卵巢产生一个囊性结构，

妇科解剖

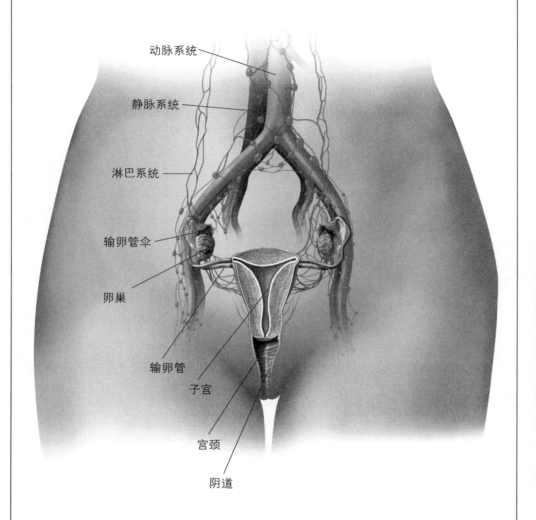

动脉系统

静脉系统

淋巴系统

输卵管伞

卵巢

输卵管

子宫

宫颈

阴道

　　卵巢、输卵管、子宫、宫颈和阴道构成了女性的生殖系统。女性有两个卵巢，位于子宫两侧。卵巢差不多核桃大小，能够产生卵子，也能产生性激素，如雌激素、孕激素和睾酮。卵巢癌来源于卵巢或者被覆卵巢的薄层组织（上皮）。卵巢肿瘤可以直接转移至腹盆腔内的其他结构或通过淋巴通道（淋巴系统）和血管转移（动脉和静脉）

称为卵泡。在排卵时，每一个卵泡将一个卵子释放入输卵管。输卵管是连接卵巢和子宫的结构。

卵巢同样也是女性激素，如雌激素和孕激素的主要来源。这些激素影响女性生理特点的发展和保持，如乳房发育、体型形成和体毛生长。雌激素和孕激素同样帮助调节月经周期和妊娠。在绝经后，卵巢停止产生卵子和这些激素。

卵巢癌是什么

与其他癌症类似，卵巢癌的根本原因是对正常细胞生长发育调控的缺失。随着时间推移，异常细胞在卵巢中聚集成一个小团——小肿瘤团。卵巢肿瘤可能是良性的，也可能是恶性的。虽然良性肿瘤由过度增殖的细胞构成，但它们不会播散（转移）到其他组织。而恶性肿瘤细胞会经常直接转移到腹盆腔内的邻近器官；在另外一些情况下，可以通过血行转移或淋巴转移播散到身体的其他部位。

虽然卵巢癌有好几种不同的类型，但最常见的种类——卵巢上皮癌来自于被覆卵巢的上皮细胞。在本书中，所有提到的"卵巢癌"都指"卵巢上皮癌"。这种类型在乳腺癌患者及乳腺癌家族中最为常见。另外，最近的研究表明，来自包裹卵巢的输卵管"杯状"末端的细胞可能恶变，直接蔓延至卵巢，形成我们所称的"卵巢癌"。有一种联系密切的恶性肿瘤叫作原发性腹膜癌，来自于被覆腹腔内表面的腹膜间皮细胞。

卵巢癌比其他妇科恶性肿瘤的死亡率都要高，原因有以下两个。第一，在卵巢癌早期，几乎没有或者只有很少的症状和体征。而在出现症状时，又时常与其他疾病混淆。第二，正如同本章之后所讨论的那样，目前对卵巢癌仍然缺少有效的筛查手段。因为这两个原因，超过 2/3 的卵巢癌患者在诊断时就已经是晚期，就已经至少在腹腔内有了转移。

然而，现在出现了一些好消息。目前对卵巢癌生物学和基因水平的研究已经有了重大进展。另外，有一些之前被诊断为卵巢癌的病例事实上是来源于输卵管的。这些发现开创了新的研究思路，即研究卵巢癌的病因及早期发现的技术。

另一个好消息是卵巢癌倾向于对化疗敏感——比许多其他的恶性肿瘤都要敏感。随着化疗水平的提高，卵巢癌患者的生存期也有了明显增长。在 20 世纪 70 年代，卵巢癌患者平均只能活 2 年。但在今天，平均生存期接近于 4 年。

另外，在识别卵巢癌高危人群，尤其是具有卵巢癌家族史的人群方面，已经有了长足的进步。研究结果也显示，对高风险人群实施手术治疗能有效预防乳腺癌发生。第六章有更多关于肿瘤预防的信息。

卵巢癌发病率

与乳腺癌相比,卵巢癌的发病率——每年新诊断的病例数量相对较低。在美国,每年有约 22 000 例新诊断的卵巢癌病例。然而,因为较为隐匿的症状和筛查手段的缺乏,卵巢癌的死亡率很高。在美国每年有约 14 000 例患者死于卵巢癌。

我们分析一下这些数字。如果一个女性能活到 80 岁,那么她一生中罹患卵巢癌的概率为 1/70(1.5%)。将这个数字与乳腺癌做一个对比。如果一个女性能活到 80 岁,那么她一生中罹患乳腺癌的概率为 1/8(12%)。

卵巢癌的发病率在欧洲、美国和加拿大最高。在犹太人种中的发病率高于中东欧人种。在美国,白色人种中卵巢癌的发病率略微高于黑色人种、亚裔及西班牙裔。

危险因素

对于卵巢癌来说,最显著的危险因素是遗传有 *BRCA1* 或 *BRCA2* 的基因突变。这些基因最开始是在乳腺癌家族中发现的,但它们也是大约 10% 卵巢癌的病因。

携带有 *BRCA1* 基因突变的女性在 70 岁时有约 39% 的概率会罹患卵巢癌。

携带有 BRCA2 基因突变的女性有大约 15% 的概率会罹患卵巢癌。而在普通人群中这个数字仅有 1.5%。因为基因突变位点的不同和入组女性情况的不同，不同的研究会得出不同的发病概率。

与普通人群相比，犹太裔女性有更高的 BRCA 基因突变率。对于非犹太裔的女性，携带有突变 BRCA 基因的概率约为 1/800。而对于犹太裔女性，这个数字是 1/40。第五章详述了更多关于 BRCA 基因和基因检测的信息。

另一个基因变化与遗传性综合征——遗传性非息肉病性结直肠癌（HNPCC）有关。HNPCC 的家族成员会在以下部位更易患癌：结肠、直肠、子宫内膜、卵巢、胃、小肠。卵巢癌风险与 HNPCC 的关系不如与 BRCA 基因突变的关系大。

除了这些遗传因素，年龄本身就是卵巢癌的危险因素。这种恶性肿瘤在年龄小于 40 岁的女性中不常见。事实上，诊断卵巢癌的平均年龄为 60 岁。另外的危险因素包括未生育、白色人种、12 岁之前月经初潮、绝经年龄晚等。在美国，绝经的平均年龄在 51 岁。

预防卵巢癌

没有什么能够完全消除卵巢癌的风险。但是，正像某些因素能够增加卵巢癌风险一样，另一项因素也能减少这些风险。如果你担心自己是卵巢癌的高风险人群，请去咨询医生。

避孕药

多项研究证实了避孕药的肿瘤预防效果。与从未服用过避孕药的女性相比，服用 3 年以上避孕药的女性罹患卵巢癌的可能性下降了 50%。即使停止服药，

BRCA 基因突变增加患癌风险

	BRCA1 突变携带者	BRCA2 突变携带者	普通人群
在 70 岁时罹患乳腺癌风险	54%	45%	8%~10%
在 70 岁时罹患卵巢癌风险	39%	16%	1.5%

与普通人群相比，携带有 BRCA1 或者 BRCA2 基因突变的女性罹患乳腺癌及卵巢癌的概率大增

数据来源 Sining Chen and Giovanni Parmigiani, Meta-Analysis of BRCA1 and BRCA2 Penetrance. Journal of Clinical Oncology,2007;25:1329.

预防性卵巢切除

优点	缺点
将卵巢癌发病概率降低至少 90%	造成提前绝经及相应症状、体征
将绝经前乳腺癌发病概率降低 50%	增大骨质疏松风险
	使绝经前妇女失去生育能力

该预防作用也可以持续至少 10~15 年。

口服避孕药能够抑制排卵所需的性激素。这些激素，连同排卵导致的卵巢炎性反应，可能促进肿瘤细胞的发生。所以，用口服避孕药抑制排卵及性激素可以起到预防卵巢癌的效果。

如果你有明确的乳腺癌家族史，或者有明确的 *BRCA* 基因突变，请咨询医生看口服避孕药是否有益于预防卵巢癌。在带来益处的同时，口服避孕药也有一些风险。有一些研究表明，口服避孕药能够轻度增加高危女性罹患乳腺癌的概率。

卵巢切除

具有卵巢癌高风险性的女性可以选择切除卵巢来预防卵巢癌。这个手术名为预防性卵巢切除术，通常首先向以下女性推荐：经检测 *BRCA* 基因突变，或具有较强的乳腺癌及卵巢癌家族史（即使未发现基因突变）。研究表明预防性卵巢切除术降低卵巢癌的概率至少达 90%。这个手术同时降低了绝经前女性乳腺癌的发病率。

如今，在预防性手术时通常同时切除卵巢和输卵管。这在技术上称为双侧附件切除术。切除输卵管的步骤非常重要，因为有些妇女的卵巢癌似乎是来源于输卵管。

预防性卵巢切除术并不能彻底消除肿瘤的风险。即使双侧卵巢及输卵管已被切除，但有些妇女的腹盆腔间皮细胞也会产生癌变。这种病变称为原发性腹膜癌，在生物学上与卵巢癌非常相似。

实施预防性卵巢切除的年龄取决于以下因素：是否携带有 *BRCA* 基因突变，其他家族成员诊断乳腺癌及卵巢癌的年龄，是否有诸如骨质疏松等其他健康风险等。对于想保持生育能力的年轻女性来说，卵巢切除术并不是一个选项。许多专家建议，35 岁以上或者没有生育要求的高危女性可以实施这项手术。如果有生育要求的女性也想接受手术，请咨询生殖专家，采取必要的措施保留生育能力。

预防性卵巢切除最大的缺点是造成了提前绝经。绝经症状及体征包括潮热、阴道干燥、睡眠障碍、性生活障碍等。另外，提前绝经会造成以后较高的骨质疏松发生率。

切除卵巢是一个需要反复权衡的决定。在你下决心之前，请和你的医生仔细讨论利弊。对自己的卵巢癌风险的正确理解是非常重要的。基因检测能够帮助确定这个风险（见第五章）。

筛查方法

正如第七章叙述的那样，筛查指的是在出现症状和体征之前发现疾病。对于多种恶性肿瘤都已经有了常规的筛查手段，如乳腺癌的钼靶检查，结肠癌的肠镜检查和宫颈癌的刮片检查等。筛查能在疾病的早期（最易于治疗的时候）发现疾病，从而拯救了很多生命。

对于卵巢癌来说，可能的筛查手段正在被广泛研究。事实是，医生并不对

卵巢癌进行常规筛查。为什么呢？因为迄今为止，仍没有一种筛查方法，能够足够敏感地在早期发现卵巢癌，且能够足够特异地将卵巢癌与其他良性病变区分开来。

阻碍卵巢癌筛查的因素主要有以下两个方面。

• 卵巢癌发病率并不高。与包括乳腺癌在内的其他多种恶性肿瘤相比，卵巢癌的发病率相对较低。如果一种癌症的发病率越高，对它进行筛查的益处才越大。如果一种疾病是少见的，那么筛查就会带来更多的假阳性而不是真阳性，除非筛查的准确性能达到100%，但这是不现实的。假阳性的意思是，检查显示可能存在癌症但事实上并没有。假阳性会造成不必要的恐慌和花费，也会提高过度手术的可能性。

• 卵巢癌没有被发现有癌前病变。对于结肠癌来说，息肉被看作癌前病变。如果在做结肠镜时发现息肉，可以将之切除，之后也会更加密切的监测。另一个

原发性腹膜癌

原发性腹膜癌与卵巢上皮癌关系密切。它起源于被覆腹盆腔的细胞（腹膜）。这些细胞与卵巢表面的细胞（上皮细胞）非常类似。在显微镜下，腹膜癌看上去就如同卵巢上皮癌。在生物学行为及治疗方法上，它也与卵巢癌相似。具有卵巢癌家族史的妇女，即使切除了卵巢及输卵管，仍有罹患原发性腹膜癌的风险。

卵巢囊肿

大多数女性在一生的某个时期都会有卵巢囊肿。卵巢囊肿是在卵巢内部或表面的充满液体的水囊。对于绝经前女性来说，卵巢囊肿是排卵过程中一个正常的、可以预见的一部分。每一次排卵都会在卵巢中留下一个直径 2.5 厘米（约 1 英寸）的囊。正常情况下，这些囊在没有任何治疗的情况下也会自然消失。在少见的情况下，它们存留了下来并且开始长大。有些卵巢癌会有囊性结构，但是，大多数卵巢囊肿并不是恶性的，也几乎没有症状。与恶性肿瘤不同，卵巢囊肿并不侵及周围组织。然而，如果卵巢囊肿够大，就会引起盆腔的不适。在有些情况下，它们会干扰正常的激素生成，可以造成阴道异常出血。如果大的卵巢囊肿压迫膀胱，可能会减小膀胱容量，从而导致尿频。

例子是宫颈癌的病变可以通过宫颈刮片发现。这些变化都是潜在癌症的线索。对于卵巢癌来说，没有类似的线索。

正在进行中的研究

对于卵巢癌来说，目前主要有 2 种检查。对于它们来说，最大的问题是有很高的假阳性率。另外，这两项检查可能会漏掉许多早期的癌症。这种情况叫作假阴性。

CA125

CA125 检查能够测量循环血液中的某种蛋白质水平。许多种不同细胞都能产生这种蛋白质，包括大多数卵巢癌细胞，尤其是晚期的细胞。大多数健康女性的血液中 CA125 水平在 35U/ml 以下。

在卵巢癌患者中，这个水平通常但不是一定有所提高。然而，通过测量 CA125 水平并不是一个可靠的卵巢癌筛查手段，原因如下。

- 只有约 50% 的早期卵巢癌患者的 CA125 水平会升高。这意味着这种检查会漏掉约 50% 的早期癌。

- 某些其他良性和恶性的疾病也会使 CA125 水平升高。其中包括非卵巢来源的癌症、子宫内膜异位症、卵巢囊肿、月经状态、妊娠状态和盆腔炎性疾病。所以，CA125 会导致假阳性，在没有癌症时提示癌症。

对于卵巢癌高风险妇女以及有一些相关症状和体征的妇女，医生可能会建议 CA125 检查。但是，对于普通人群来说，这项检查的敏感性和特异性都不够。

盆腔超声

另一种可能的筛查手段是超声检查。超声检查通过高频的声波产生身体内部结构的图像。虽然盆腔超声能有助于发现卵巢肿物，但是并不能明确到底是良性还是恶性。这是一个现实的问题，因为良性的卵巢囊肿非常普遍。这种不足限制了超声成为卵巢癌的有效筛查手段。

经阴道超声同样应用于筛查。这种方法将超声探头（卫生棉条粗细）伸入阴道中来操作，它能将卵巢显示得更清楚。

对筛查的研究

最近，美国国立癌症研究院研究了对于卵巢癌筛查可能的获益，这项多中心研究纳入了超过 78 000 名女性。这些女性并不是高风险女性（虽然她们中的约 15% 有乳腺癌或者卵巢癌的家族史）。一半女性接受了每年 CA125 和超声的筛查，另一半没有接受筛查。在随访 12 年以后，在两组中因为卵巢癌导致的死亡并没有差异。另外，筛查甚至有证据会带来损害。有一些筛查组的妇女接受了假阳性的结果，导致了许多不必要的手术。

此时此刻，另一项英国的研究正在进行中。它纳入了超过 200 000 名女性，想要评估经阴道超声和 CA125 筛查的效果。研究结果不久后将公布。

目前的研究还着眼于一系列的血液中的标志物，其中包括 CA125，希望从中找到更好的检查手段。

建议

因为卵巢癌筛查手段的局限性，美国国立癌症研究所并不向普通女性常规推荐卵巢癌筛查。但专家们推荐所有女性定期做盆腔体检。有时候，这种体检可以发现卵巢肿物。

需要牢记的是定期盆腔体检是非常重要的。这不仅有助于发现卵巢肿瘤，还有助于发现子宫、宫颈、阴道的早期肿瘤。专家们推荐女性在 21 岁后就定期接受盆腔体检。子宫切除的妇女如果仍保留了卵巢，也需要继续盆腔体检。

高风险女性的筛查

只有卵巢癌高风险女性才建议行定期筛查。高风险女性包括携带有 *BRCA* 基因突变的，或者有明确乳腺癌或者卵巢癌家族史的（如两个以上亲属患卵巢癌）。即使对这类人群，也没有足够证据表明筛查能够挽救生命，但它是目前早期发现卵巢癌最好的选择。早期卵巢癌通常治疗效果较好。

对于卵巢癌高风险人群，医生建议筛查从 30～35 岁开始，或者在亲属最早诊断卵巢癌的年龄 5～10 年之前开始，以靠前的那个为准。筛查项目包括每年 2 次的盆腔体检、CA125 检查和超声检

盆腔体检

在盆腔体检时，你需要躺在检查床上，膝盖弯曲，脚伸入脚蹬中。在检查完外阴后，医生会做以下检查：

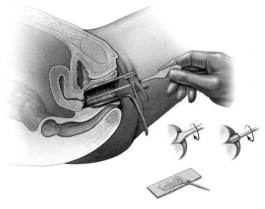

宫颈刮片

医生将一种叫作"窥阴器"的工具伸入阴道用以观察阴道内壁和宫颈。当窥阴器打开时，阴道壁就会分离，医生就可以清楚的观察到宫颈。然后医生会射入一束光来观察阴道壁有无损伤、炎症、异常分泌物和任何异常表现。刮片检查通常包含于盆腔体检，用以提取宫颈内的细胞样本。

经阴道检查

为了检查子宫和卵巢的情况，医生将一个或两个经过润滑的、戴上手套的手指插入阴道，并用另一只手按压腹部。这有助于医生判断子宫、卵巢和其他器官的位置，判断其大小及是否在正确的位置上。在感知骨盆及这些器官轮廓的时候，医生尝试发现任何提示疾病的肿物或异常。

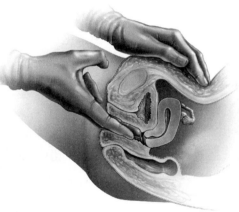

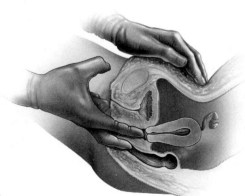

经直肠检查

经直肠检查与经阴道检查类似，但通过路径的不同。医生将一根手指插入直肠，另一根手指仍然留在阴道中。

查。根据这些检查的结果及女性自身的
情况，可能还会安排其他的检查。

早期警示症状

大多数卵巢癌的症状和体征表现为
腹部鼓胀不适及其他胃肠不适。典型的
症状体征如下。

• 腹部和盆腔的压力增高、不适、疼痛。

• 持续消化不良、胀气、恶心。

• 少食即感腹胀。

• 无法解释的消化习惯改变，包括腹泻、
便秘。

• 腹部饱满膨出，导致穿衣变紧。

• 排尿习惯改变，包括尿频、尿急。

• 食欲不佳。

• 体重改变，尤其在腹部区域。

• 性生活疼痛。

少见的症状如下。

• 持续精力不足。

• 下腰部疼痛。

非特异性症状

因为卵巢癌的症状和体征与其他许
多疾病都相关，所以其并不具有特异性。
当出现这种症状时，你和你的医生首先
应该考虑那些常见的原因。事实上，卵
巢癌患者被诊断为其他疾病的例子并不
罕见。诊断要点是症状体征持续或逐渐

加重。对于消化功能障碍来说，不适感
时轻时重，在某些特定情况下或者吃了
某些特定食物时出现。而对于卵巢癌来
说，症状体征通常没有波动，一般持续
不变或者逐渐加重。

研究者们想要知道是否有特异性的
症状和体征能够可靠地指向卵巢癌。比
如，皮肤上黑色并逐渐增大的痣通常提
示皮肤癌。不幸的是，目前没有这么一
种或一组症状能够指向卵巢癌。事实是，
卵巢位于盆腔的深部，一些问题不容易
被发现。腹胀的症状体征通常只有在肿
瘤进展之后才会出现。

然而，尽可能早的发现卵巢癌有利
于提高治疗成功的概率。如果你有持续
的症状和体征，请咨询医生。如果你已
经看过医生并做出不是卵巢癌的诊断，
而你又不是特别放心，请密切随诊或咨
询另一个医生。

需要重视的是，不要忽视持续性的
腹胀不适。异常的腹胀可能提示卵巢癌
已经转移到上腹部并产生了积液，称为
"腹水"。盆腔体检、CA125 检查、超声
检查、CT 检查可能有助于排除卵巢癌的
诊断。

你需要理解同时患有乳腺癌和卵巢
癌的概率不高。但因为两者是有相互联
系的，如果你具有遗传倾向性，请一定
保持警惕。请精确地评估自己的患病风
险。如果医生建议筛查，请一定去做。
另外，请警惕那些示警的临床表现。

卵巢癌的转移

当肿瘤在卵巢表面生长变大，它可能像播种一样将肿瘤细胞直接播散到腹盆腔中。这些细胞可能种植在周围的组织和器官中，如腹盆腔内膜、膈肌、输卵管、子宫、膀胱、脾脏、肝脏等。这些细胞接着在此处形成新的肿瘤。一个最常见的转移部位是覆盖于胃和小肠上的脂肪垫（称为大网膜）。在腹腔内的播散是卵巢癌最常见的转移途径。

当肿瘤转移时，可能导致腹腔内的液体聚集。转移灶本身就有可能产生液体，也可能会影响腹腔内正常的液体引流。这种腹腔内的异常液体聚集称作腹腔积液。在一些患者中，这种积液甚至多达数升。

诊断与治疗

卵巢癌通常是在超声、CT 检查或者在因为腹盆腔症状而实施手术时发现，从而得到诊断。这种手术应由妇科肿瘤医生来做。妇科肿瘤医生受过严格的训练，专门从事妇科生殖系统肿瘤的治疗。

手术的目标是尽可能多的切除卵巢癌病灶。多项研究表明，第一次手术越有效，患者的预后越好。如果你被告知得了卵巢癌或别的生殖系统肿瘤，请一定咨询妇科肿瘤医生。

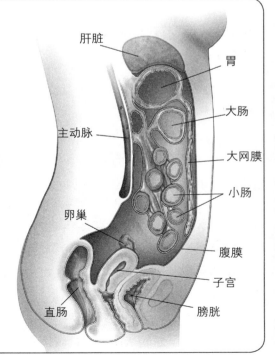

卵巢癌的转移

当卵巢癌播散恶性肿瘤细胞到腹盆腔内时，通常就开始转移。这些肿瘤细胞可能种植于腹盆腔的内表面，也可能种植于其他器官的表面。卵巢癌也可能转移至腹股沟、盆腔、甚至主动脉旁淋巴结。在比较少见的情况下，肿瘤可能通过血液循环播散至身体的其他部位

肝脏

胃

大肠

主动脉

大网膜

小肠

卵巢

腹膜

子宫

直肠

膀胱

卵巢癌分期

I 期

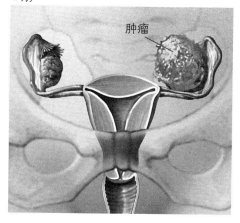

I 期卵巢癌局限于一侧或双侧卵巢中

II 期

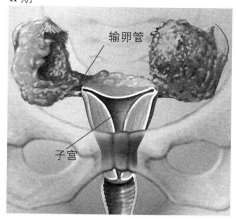

　　在 II 期卵巢癌中，肿瘤从一侧或双侧的卵巢蔓延至盆腔内的其他器官。这些器官包括：子宫、输卵管、膀胱、盆腔壁等

III 期

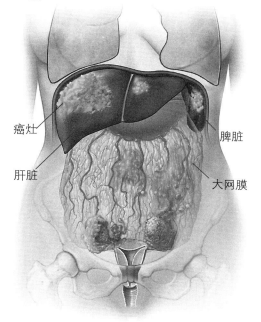

　　肿瘤既存在于一侧或两侧的卵巢中，也超出盆腔蔓延至腹腔内的器官表面，或者转移至淋巴结

IV 期

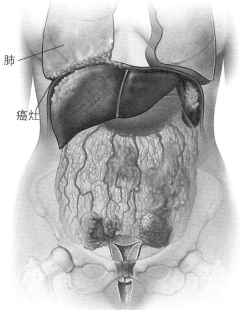

　　肿瘤存在于腹盆腔之外的区域，如肺周区域。肿瘤可能转移至肝或脾

Pat 的故事

Pat Goldman 从癌症患者到社会活动家的转变始于她 50 岁时。在 11 月份的一天，因为出现了月经周期中的不规则阴道出血，她去看了妇科肿瘤医生。医生给她做了子宫内膜活检，未见异常；超声检查也仅仅提示胆囊结石。医生告诉她一切正常，让她规律复查即可。

第二年早些时候，Pat 接到了医院住院医师的电话，在这个医院她接受过超声检查。这个住院医师看过 Pat 的超声结果，怀疑她有子宫腺肌症——一种良性的、子宫壁外围增厚的疾病。那个住院医师愿意给 Pat 做免费的磁共振检查，因为子宫腺肌症是他研究课题的一部分。

Pat 做了检查，住院医师也确认了她确实有这方面的问题。"在我被诊断出卵

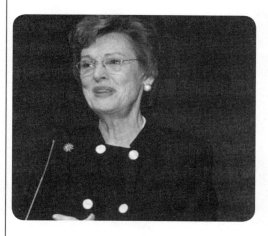

Pat Goldman 在"全国卵巢癌联盟"大会上发言，她协助创立了这个卵巢癌的病友组织

巢癌前，我并不是一个咄咄逼人的、愿意被充分告知的患者。"她回忆说，"当住院医师说我有什么病的时候，我接受了，从没有索要纸质的报告或所拍的片子。如果我有今天的认识，我当时不会只接受电话诊断。我会坚持要求看医生，看我的报告，并且在妇科肿瘤医生那里随诊。"

Pat 被告知需要做子宫全切术，但并不紧急。过了几个月后，她的不舒服更加强烈了。"我会在床上翻滚，我能感觉到强烈的阵痛，"她回忆道，"在开车时，就算颠簸一下，我的肚子都会痛。"她穿衣服也大了两号，因为肚子鼓胀甚至不能穿上裤子。

在接下来的 7 月份，Pat 的不舒服加重了，她甚至不能吃东西了。她去看了一直给她看病的医生，并做了另一次超声检查。这一次，超声发现了一个肿物。她被建议去看一个妇科肿瘤医生。Pat 接受了手术，并被诊断为 II 期卵巢癌。

"我绝望了……我知道 Gilda Radner 得了这个病，并且去世了。"她说，"当你预见到你将要死去，你就会好好计划该怎么活着。"

一开始，这并不容易。当她结束治疗之后，她总是害怕复发，即使她的医生告诉她肿瘤分期较早复发风险较小。Pat 甚至推迟了另一个需要做的疝气手术，因为她怕很快就要做另一个肿瘤手术。她开始抓紧时间处理事情。同时，她开始自学卵巢癌的知识。她做了大量的阅读，并试着找寻卵巢癌互助小组。让她失望的是，她

找不到这样的组织。她把这个事实告诉了一个参与乳腺癌组织的朋友。这个朋友告诉她："你不能自己扛着，你需要找到同伴。"

Pat 逐渐联系到其他卵巢癌患者。她和一些华盛顿地区的同伴在《华盛顿邮报》上刊登了一条关于卵巢癌联盟大会的广告。让她们惊奇的是，30 人参加了大会。她们成立了一个组织：大华盛顿地区卵巢癌联盟。

从那时起，代表华盛顿病友组织的 Pat 和其他 6 名卵巢癌组织的领导共同成立了"全国卵巢癌联盟"（OCNA）。一开始，该联盟的首要目标是在公众、医生和政策制定者中唤起对卵巢癌的认识。Pat 用自己的经历表明，卵巢癌在早期很容易被忽视和误诊。联盟的会员致力于促进这个疾病的早期发现。正像 Pat 和她的同事现在一直说的那样，"在没有可靠的筛查手段的情况下，对卵巢癌的警觉是非常重要的。"

根据手术和实验室检查的结果，医生或医生团队收集所有有用的信息来为肿瘤分期——肿瘤到底发展到怎样的程度。分期对确定预后和治疗方案至关重要。卵巢癌的分期在前述已说明。

手术后，你通常会接受铂类和紫杉类的联合化疗。目的是为了杀灭残存的肿瘤细胞。你可能也愿意加入旨在改进现有化疗方案的临床试验。大多数卵巢癌中心都有类似试验。

第十八章

子宫癌

子宫癌与乳腺癌之间有些重要联系，包括女性激素促进这两种疾病的发生，以及乳腺癌相关药物他莫昔芬对子宫癌的风险，同时它们还有共同的危险因素。

妇科恶性肿瘤中，子宫癌是最常见的。在美国每年约有 50 000 名女性被诊断子宫癌。幸运的是，这其中有 80%~85% 的女性能够获得治疗。大多数子宫癌在被发现时，癌症已蔓延到子宫以外，因此，综合治疗至关重要。

子宫

子宫是一个空腔脏器，妊娠期间婴儿在子宫里生长发育。未妊娠状态下，子宫的大小和形状像一个倒置的梨形。子宫主要由两部分组成：下方瓶颈状并延伸到阴道的部分称为子宫颈，上方较宽大的部分称为子宫体。

子宫体的内层称为子宫内膜，内膜每月增厚脱落出血，从而形成月经。受精后，受精卵在内膜上着床发育。子宫肌层是由平滑肌构成的较厚的一层组织，

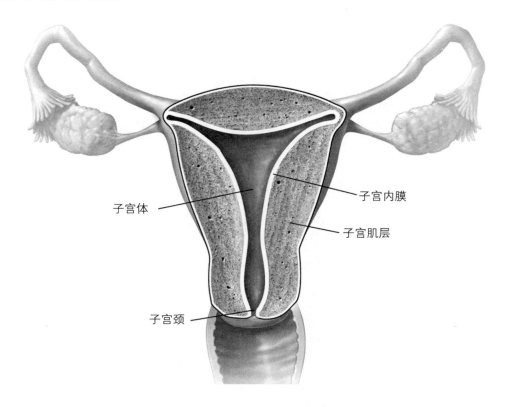

子宫体的内层称为子宫内膜，子宫肌层是由平滑肌组织组成的较厚的一层

是子宫壁的组成部分，这层组织在月经来潮期间会收缩，在生产的过程中也会收缩将婴儿推出产道。

子宫癌概述

癌症可以发生在宫体也可发生在宫颈，本书中子宫癌特指宫体的恶性肿瘤。本章着重讲解最常见的宫体癌，也就是子宫内膜癌。宫颈癌与乳腺癌没有关联，因此本书不做介绍。

子宫癌主要有两种类型。子宫内膜样癌是最常见类型，占 80%~85%，又称 I 型子宫癌，它通常在癌症形成前有一个状态，即不典型增生。在这种状态下，内膜细胞增生并且开始出现异常特质（异型性）。II 型子宫癌包括乳头状浆液性癌和透明细胞癌，较少见，但威胁性大。

它有多常见

子宫癌是美国女性中第四位最常见的恶性肿瘤，仅次于乳腺癌、肺癌和结直肠癌，通常发生在绝经后，平均诊断年龄为 60 岁。相较美国黑色人种女性及其他种族女性,子宫癌在白色人种女性中发生率更高,然而,子宫癌在少数民族/种族中死亡率更高,其中原因尚难解释。

病因

健康细胞生长并以一种有序方式进行分裂以保持机体正常运行。有时,这种密切衔接的过程会出错。细胞在并不需要新细胞的情况下持续分裂,于是癌症发生了。

在子宫癌中,癌症细胞在子宫内膜腺上皮中生长。科学家认为,暴露在过多的女性雌激素中对于子宫内膜样癌的发生有促进作用。在实验室中,给予动物雌激素可以促进子宫内膜细胞生长(子宫内膜增生),亦可促进癌症生长。

这是否意味着雌激素引起了子宫癌?答案不一。尽管雌激素在子宫癌发生中有重要作用,但具体如何促成这一结局尚不明确。一个可能的解释是无雌激素对抗假说。根据这个理论,当子宫内膜细胞暴露在雌激素下并且没有孕激素进行对抗时,细胞会迅速分裂生长,这个异常的过程增加了 DNA 错误复制,而这种错误最终会导致恶性肿瘤细胞生成。

科学家已经证实了一些与雌激素水平增加有关的因素,以及其他增加子宫癌风险的危险因素。

危险因素

对于癌症,有各种各样的危险因素,但年龄、种族、家族史是不可改变的,肥胖、吸烟等是可以改变的。

年龄

随着年龄的增加,罹患子宫癌的风险增加,约 95% 子宫癌患者超过 40 岁,且最常见的发病年龄是 50~70 岁,平均发病年龄 60 岁。

种族和民族

在美国,与黑色人种及其他少数民族的女性相比,白色人种妇女罹患子宫癌的风险是她们的 2 倍。然而,黑色人种女性往往在诊断时就已处于进展期或晚期,或许因此,黑色人种女性的子宫癌死亡率是白色人种女性的 2 倍。

遗传性非息肉性大肠癌

子宫癌易发生在具有遗传性非息肉性大肠癌(HNPCC)的家族中。这是由于某些修复 DNA 错误的基因发生缺陷所致。子宫癌是 HNPCC 家族除结直肠癌外最易发生的癌症。这种家族的女性,终身子宫癌发病率在 30%~60%,通常在 40 岁左右发病。

如果你的家族成员中有结直肠癌

或子宫癌，那么基因咨询测试是被推荐的。研究显示，对 HNPCC 家族女性行预防性子宫切除术可以有效降低子宫癌风险。对尚未生育的女性，可考虑提高筛查频度以便预防。

肥胖

肥胖，通常定义为超重多于 30 磅（约 13.5 千克），它是子宫癌的重要危险因素。科学家发现 25% 的子宫癌患者属于肥胖。因此，女性越重，风险越高。

肥胖和子宫癌之间是如何关联的？卵巢可以产生身体绝大多数雌激素，而脂肪组织可以将由卵巢、肾上腺产生的激素转化为雌激素。因此，过多的脂肪组织可以增加雌激素水平，从而增加子宫癌风险。如果你肥胖且已绝经，你会面临更高的子宫癌风险，因为此时，你身体的脂肪在产生雌激素，而卵巢已不能产生孕激素去对抗雌激素了。

生殖相关危险因素

卵巢主要分泌两种女性激素，雌激素和孕激素，在未绝经期间，这两种激素在月经周期中此消彼长维持平衡。这种变化可以在卵子形成过程中使内膜增厚，而当卵子排出后内膜变薄。

当雌、孕激素之间的天平失衡并且倾向于雌激素时，你会面临罹患子宫癌的风险增加。因为雌激素刺激子宫内膜细胞生长，而孕激素可以阻断之。终身暴露在高雌激素水平里是发生子宫癌的主要危险因素。

而任何增加雌激素暴露时间，并且无法被孕激素阻断的情况，均会导致子宫癌风险增加。

初潮早，绝经晚

如果你的初潮年龄小于 12 岁，并且 50 岁尚未绝经，子宫癌风险高于月经来潮时间比较短的女性。研究显示，55～60 岁绝经的女性患子宫癌风险增加。

如果初潮时间早，那么绝经早并不降低患癌风险。类似，如果初潮晚，那么绝经晚也并不意味着风险增加。

未妊娠

妊娠期间，女性激素以孕激素为主，这对子宫癌是保护性激素。如果从未妊娠，你将失去这种保护作用，因此，患子宫癌的风险较有过生育经历的女性高。

子宫内膜增生

通常，子宫癌是由子宫内膜增生发展而来，在这种状态下，子宫内层细胞过度生长导致其变厚。关于内膜增生主要有四种类型：单纯增生、复杂增生、单纯非典型增生和复杂非典型增生。

单纯增生，是最多见的类型，主要是指正常细胞的过度增殖。它不易发展为子宫癌。它可以自行消退或通过激素治疗改善。复杂增生是指子宫内膜增厚，但是细胞仍然是正常外观，只是相对拥挤并且结构复杂。

非典型是指过量的细胞出现异常。单纯非典型增生和复杂非典型增生是指内膜细胞增大，胞核的大小、形状、组成不规则等。这种情况相当严重。

研究显示，1% 单纯增生、3% 复杂增生、8% 单纯非典型增生和 29% 复杂非典型增生会发展为子宫癌。

月经间期的出血、绝经后阴道出血等是子宫内膜增生的常见症状。治疗包括激素治疗或切除子宫等。

绝经后的雌激素治疗

在过去，医师通常对绝经相关症状予以雌激素的处方治疗，通常不给予合成孕激素（黄体酮）。研究显示，绝经后仅使用雌激素，而不给予孕激素，会增加妇女罹患子宫癌的风险。

研究结果显示，激素替代治疗（HRT），或者绝经后激素治疗，通常是由雌激素和孕激素共同组成（若已行子宫切除术，则单用雌激素是安全的），且这种联合治疗没有增加子宫癌风险。尽管如此，又有研究报道这种联合治疗可能增加一些健康隐患，包括血液易凝、乳腺癌风险等。因此对于绝经后激素治疗需要依据个体情况决定。

其他因素

乳腺癌或卵巢癌

如果你既往患过乳腺癌或卵巢癌，那么罹患子宫内膜癌的风险会增加。因为一些乳腺癌或卵巢癌的危险因素同样也是子宫内膜癌的危险因素。

他莫昔芬的使用

他莫昔芬是一种抗雌激素药物，用于治疗乳腺癌。它同时可以用于乳腺癌高危患者的预防使用。尽管它对于乳腺癌细胞是抗雌激素作用，但对其他组织亦可是类雌激素作用，包括子宫。因此它可以促进子宫内层持续增长，增加子宫癌风险。在使用他莫昔芬进行乳腺癌治疗或预防的女性中，每年有1/500(0.2%)女性可能发展为子宫癌。使用他莫昔芬且没有行子宫切除的女性，建议每年进行一次盆腔检查，并且需要格外重视异常阴道流血。研究并未显示使用他莫昔芬的女性需要进行子宫癌筛查。

糖尿病

子宫癌在患有糖尿病的女性中更常见，因为2型糖尿病（又称非胰岛素依赖型糖尿病）在肥胖超重女性中更加常见，很多医生认为是肥胖而非糖尿病增加女性子宫癌风险。

然而，一些研究对比了同时超重并患有糖尿病的女性以及仅仅超重女性的子宫癌罹患风险，他们发现前者风险高于后者。并且患有1型糖尿病的女性具有较高的子宫癌风险，尽管她们通常并不肥胖，这些数据进一步支持了先前的研究结论。

如何看待危险因素

具有一个或多个危险因素并不意味着你会患此病。多数具有罹患危险因素的女性并未患子宫癌。也有一些并不具备主要危险因素的女性则患上子宫癌。多数情况下，医师无法解释子宫癌的发生原因。

如果你具有较高的危险因素，那么每年进行一次盆腔检查并且警惕相关症状体征的发生是很重要的。

可以进行预防吗

不幸的是，多数子宫癌在没有明确可控制诱因情况下发生了。然而，如果有一些你能够改变的危险因素，去改变它。对于肥胖、患有糖尿病的女性，减肥、控制糖尿病可以帮助你降低风险。健康的饮食及运动习惯可以预防子宫癌。对于进行激素替代治疗的女性，如果仍想保留子宫，那么需要进行雌孕激素联合治疗。类似的，口服避孕药（同时含有雌孕激素）也可降低子宫癌风险。

危险信号

多数子宫癌会历经数年发生发展。通常，癌症的发生并不伴有严重的子宫情况，比如子宫内膜增生。

相关症状及体征如下。

- 绝经后或围绝经期的异常阴道流血流液。
- 严重的经期症状或月经间隔期的流血。
- 阴道的粉色、白色水样分泌物。
- 下腹或盆腔疼痛。
- 性交痛。

异常阴道流血是癌前异常增生或子宫癌的最常见症状。当然，阴道感染、子宫肌瘤、子宫息肉亦可引起上述情况，但无论如何，如有上述情况发生，仍应引起重视并及时就诊。如果出现了严重的经期症状、月经间隔期的阴道流血、绝经后阴道流血等，及时告知医师。由于这些症状很易发现，因此子宫癌通常在尚可治愈阶段即可被早期发现。

子宫癌的诊断

如果你的首诊医师怀疑你可能患有子宫癌，你会被转诊到妇产科医师那里继续就诊。

医师通常会进行体格检查，包括盆腔检查、了解症状体征、询问危险因素、家族史等。他（她）可能会进行几项检查进一步明确诊断，包括经阴道超声、子宫内膜活检、子宫诊刮术等。

病史

评估子宫癌的第一个重要部分即回顾你的健康史，以及各种疾病可能的危险因素。

你可能同时具有其他疾病需要治疗。因此，一定要向医师详细告知目前的疾病及用药情况，以及既往疾病、药物使用史等。

体格检查

下一步通常是进行完整详细的体格检查。详细的体格检查包括对于盆腔引流区域可疑淋巴结的触诊。另外还应追加一些检验。血常规又称全血细胞检查，它测定红细胞、白细胞、血小板的数量。经常会有一些罹患子宫癌的妇女因为失血而出现贫血。其他血液学及尿液检验也有必要，以除外一些隐匿的健康隐患。

盆腔检查

行盆腔检查时，需要双膝屈曲躺在检查床上，同时脚跟蹬踩在一个金属架上（见第十七章"盆腔体检"图）。

通常，医师从检查外阴开始，包括

外观是否正常——有无溃疡、颜色改变、水肿等。之后是内部检查，医师会放置窥阴器在阴道中以观察阴道内壁和宫颈。窥阴镜置入前，它的两叶是并拢状态，置入后，将窥阴镜打开，即两叶张开，从而暴露阴道内壁以及宫颈的情况，医师会借助光源观察有无病变、炎症、异常分泌物及其他异常情况。同时也可以评估出血是否源自宫颈相关疾病。

医师也许会进一步行巴氏试验——即医师用毛刷轻柔的刮取宫颈以获得宫颈细胞标本。由于子宫癌通常是由于子宫内部病变，因此较少在巴氏试验上有阳性发现。

取出窥阴镜后，医师可能进一步行妇科双合诊评估子宫卵巢情况。检查者将一手的一指或两指放入阴道内，另一手配合按压下腹部。之后可能继续行三合诊，即检查者一手的一指置入阴道、一指置入肛门，另一手配合按压下腹部。这些检查可以帮助医师判断你的子宫、卵巢及其他脏器的位置、大小等。若检查发现子宫大小异常、或有异常肿块，这可能提示出现问题。

有些女性在进行上述检查时会感到恐慌焦虑，因此尽可能的在检查期间放松自己，深呼吸，这些可以帮助你缓解紧张情绪。否则，紧张会导致肌肉收缩，从而加重检查的不适感。另外，检查过程中如果感到不适及时告诉医师，且不必过于担心，检查所需的时间并不长。

超声

超声主要用于检查子宫、卵巢、输卵管，包括经腹部或经阴道超声，而观察子宫内部情况主要使用经阴道超声。

行经阴道超声时，一个小的超声探

子宫癌的筛查

筛查是在尚未出现症状体征的人群中进行检查，以在早期发现癌症。有些癌症筛查方法非常简单，比如巴氏试验，用来筛查宫颈癌，另外还有结肠镜发现早期结肠癌等。不幸的是，对于子宫癌，并没有特别有效的筛查方法。

对于子宫癌，科学家仍在评估是否应将内膜活检和经阴道超声作为筛查手段，一项研究纳入 800 例无症状体征女性，对她们进行内膜活检，仅发现 1 例子宫癌，因此内膜活检并非合适的筛查手段，甚至对于口服他莫昔芬的高风险女性，内膜活检也不是推荐的筛查手段。

头被置入阴道中，利用超声波的原理使子宫成像。这项检查帮助医师评估子宫的大小、形状，以及内层有无异常情况，增厚的子宫内层或组织增生可能提示子宫内膜癌，有时，经阴道超声还可以测定癌症是否侵及或侵出子宫肌层。有时，行经阴道超声时，可能会借助一个小导管通过子宫颈口插入子宫，将无菌盐水注入子宫，这可以增强超声成像，使子宫结构及异常病变更加显著，又称为子宫超声造影。此检查可以帮助医师更好地鉴别一些良性疾病，比如子宫内膜息肉或子宫肌瘤。

超声是妇科疾病重要的影像学检查手段，它的优点在于安全、不昂贵、无创。它可以检测可疑的子宫癌，有时还可以进行肿瘤浸润情况的评估。超声也有自己的局限性。经阴道超声并不是确诊检查，它无法判定病变性质（良性或恶性），它只能提示子宫内部的异常情况。而明确病变性质，必须获得子宫内膜的病理学诊断，主要通过子宫内膜活检或刮宫。

活检

子宫内膜活检是获取一小块子宫内层组织并置于显微镜下观察，这是子宫癌的常用诊断方法。

这项检查在诊间即可完成，通常无需麻醉。但是，对于一些已绝经妇女，宫颈可能已闭合，因此需要在麻醉状态下打开宫颈。

子宫内膜活检时，医师会借助窥阴器打开阴道，然后他（她）将一个活检装置，即一个直径类似细吸管的螺纹管状活检装置，通过阴道穿过宫颈放入子宫。这个活检装置可以通过刮取、吸取，或两者结合，取走一小块子宫内层组织。

目前美国妇产科医师联盟已有共识，即仅当出现异常阴道流血时才行内膜活检。每年一次的盆腔检查可以帮助发现女性生殖系统疾病，但对于子宫癌的早期诊断帮助不大。巴氏试验可能会发现少数早期子宫癌，但意义不大，它主要有助于宫颈癌的诊断。

子宫癌由于缺乏常规检查手段，因此了解相关的症状体征，早期发现至关重要，尤其对于已绝经的或者有相关危险因素的女性。

综上所述，如果你有异常的阴道流血流液、分泌物等，及时就诊。

子宫内膜活检

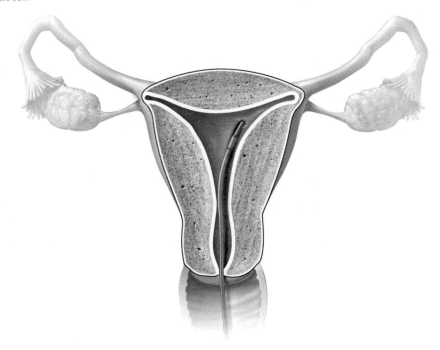

刮宫

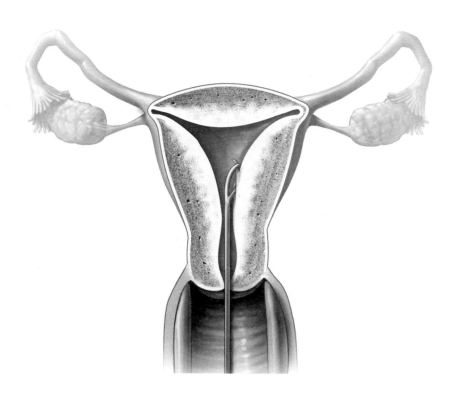

然后这组织将被送到实验室，经由病理医师在显微镜下诊断。

活检之后，你可能需要片刻休息，之后即可自己开车回家恢复日常活动。在离开诊所前，务必明确何时何处追取病理报告。

活检之后，你可能会经历类似月经周期的痉挛、少量阴道流血流液等情况。可能需要使用 1~2 天卫生巾。但如果出现了严重的流血，即刻告知医师。另外，如果出现了感染迹象，如阴道或下腹疼痛、阴道异常分泌物等，即刻告知医师。

刮宫

一些情况下，医师希望获得子宫内层的大多数细胞，这种外科操作称为刮宫。

在这个操作中，医师首先扩张宫颈，然后使用一个薄长的勺状仪器（刮匙）及低压吸引，刮取（吸取）整个子宫内层的子宫内膜组织，之后将组织送病理。

刮宫所需时间通常不到 1 小时，你可以选择在完全镇静或清醒镇静状态下进行。

在刮宫的过程中，医师可能会置入一个细长的镜头，穿过阴道、宫颈抵达子宫，这称为宫腔镜，它可以观察整个子宫内部的情况。

刮宫通常无需在医院过夜留观，多数女性当日即可回家。之后可能会有少量阴道流血，以及痉挛或腰痛的症状。但多数女性即刻可以恢复正常生活。但是，不能进行性行为或使用卫生棉条，直到宫颈和子宫内膜完全恢复，这大概需要 2 周时间。

确定癌症程度

如果实验室的检查证实你已罹患癌症，那么接下去就需要确认癌症是否局限在子宫内层或已扩散，即分期情况。通常需要借助影像学手段进行癌症分期，然后前往妇科肿瘤专家处进一步就诊。

影像学检查

影像学检查可以评估癌症是否已扩散到子宫之外的邻近器官结构，甚至肺、肝等。检查通常包括胸部 X 线射像（查看肺部情况）、CT 及 MRI。

手术

手术目的是双重的，一是评估癌症是否有远处转移，二是祛除病灶。

手术可以通过腹腔镜、机器人等微创的方式进行。手术过程中，外科医师通常会尽量清除肿瘤，并检查子宫、盆腔组织、腹腔等，以明确癌症情况，以便进行手术分期。

子宫癌的分期

依照上述的手术及实验室检查，医师可以汇总所有信息进行癌症分期。

分期是治疗方案选择的最主要依据。关于子宫癌的四个分期见下页图。

治疗目标

子宫癌的治疗方案主要取决于癌症的分期和细胞分型，同时结合患者的年龄、健康状况制定最佳治疗方案。

手术

手术是子宫癌最主要的治疗手段。多数诊断为子宫癌的女性接受了子宫切除术。这个过程中，手术医师需要摘除整个子宫（包括宫颈）、输卵管及双侧卵巢，即全子宫及双侧附件切除术。

如果子宫癌尚在早期，那么切除子宫通常可以清除全部病灶。因此早发现、早诊断、早治疗尤为重要。

放疗

如果医师认为患者有盆腔及淋巴结的复发高风险，他（她）会建议手术后行放疗。当肿瘤生长迅速或已侵入子宫肌层，亦建议行放疗。

可行外照射或内照射（近距离放疗），主要取决于病情程度，而医师通常会给出最合适的建议。

系统治疗

某些子宫癌，如癌症表现出已扩散到子宫之外时，可能需要进行全身治疗。即系统治疗。

系统治疗的一种方案是激素治疗，即口服药物抑制雌激素依赖的子宫癌细胞生长。此外，可能会建议进行化疗，即药物随血液循环抵达全身各处杀死癌细胞。

评估生存

通常情况下，子宫癌的生存情况是

问与答

问：活检时会感到疼痛吗？

答：在进行子宫内膜活检时，你可能会感到疼痛，类似于经期的痉挛疼痛。有些女性在活检之后几天里，还有痉挛疼痛或阴道流血。为了缓解不适，医师可能会建议你在活检之前 1 小时使用镇痛药，亦可在手术之后使用。

子宫癌的分期

I 期

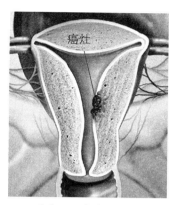

肿瘤局限在内膜和肌层

II 期

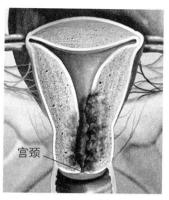

肿瘤侵及宫颈

III 期

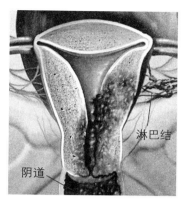

肿瘤侵及子宫壁、阴道
或淋巴结

IV 期

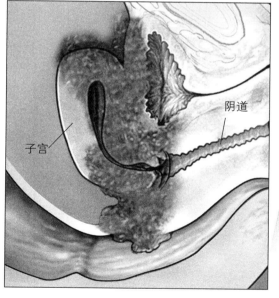

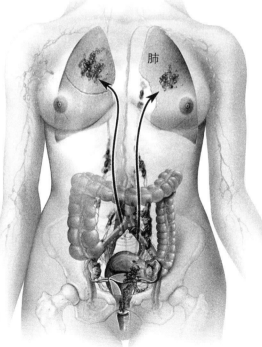

肿瘤蔓延至直肠、膀胱或盆腔之外的部位(如肺)

不错的。约 85% 子宫癌患者预后较好。远期生存情况主要取决于癌症的分期和分型。子宫内膜样癌，是最常见的子宫癌类型，通常在早期即可诊断。乳头状浆液性癌和透明细胞癌相对凶险，多数在诊断时已处于进展期或晚期。

尽管同时发生乳腺癌和子宫癌的可能性极低，但需要了解相关风险并引起重视。

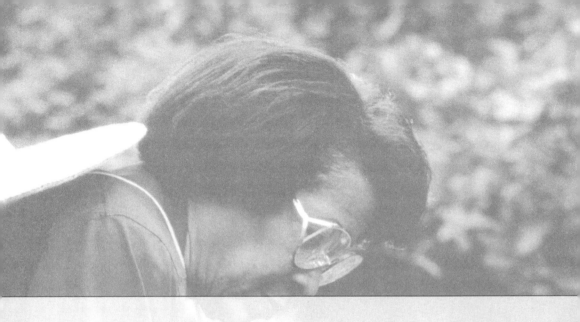

第三部分

癌症确诊后的生活

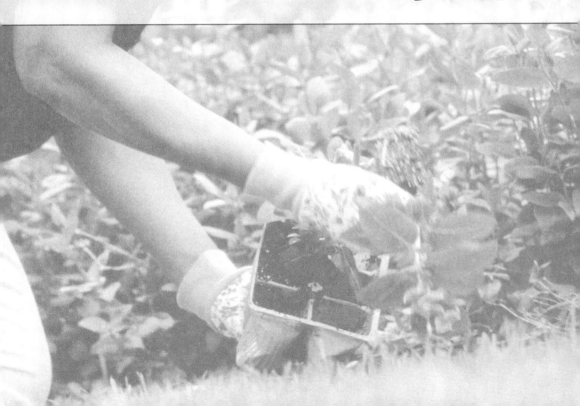

第十九章

情绪调节和
情感呵护

勇敢面对自己患癌的事实将是一个无比艰难的挑战，因为随之带来的心理阴霾是巨大而沉重的。当听闻他人罹患肿瘤时，我们往往能够劝解宽慰，但这种"不幸"一旦降临到自己身上，我们却无所适从，万念俱灰。

　　癌症——尽管目前依然是严重威胁人类健康和生命的疾病之一，但在过去的几十年里，经过几代科学家的不懈努力，人类对癌症发病机制的认识和治疗手段的应用都有了巨大的进展和突破。癌症是一类关乎生死的疾病，其生存期的长短与初次诊断的时机、治疗方案的选择及对治疗不良反应的有效应对有关，需要患者在最初的关怀中获得力量和希望，在积极治疗后的生活中保持身心平衡。

一次奇妙的旅行

　　每个人对于得知自己患癌后的反应是不同的，乳腺癌患者也不例外。从拿到诊断报告那一刻起，万般滋味涌上心头，有怀疑、恐惧，有生气、焦虑，也有悲伤、绝望。你可能会一遍遍问自己：为什么会发生在我身上？我到底做错了什么？这是上帝对我的惩罚吗？我会死吗？我的家人怎么办？我的时间已经不多了，我要离开这里找个地方躲起来。

许多患者会问她们在那一刻的心理感受是否正常。请相信所有这些"消极"的心理感受都是正常的情感反应，危机（比如癌症）面前，"正常的心理感受"其实没有办法用一个标准来界定，只要你感受到了，就是正常的。

随着诊断的确立、治疗的展开、病情的康复，一路走来，你将体验各种情感的交织与融合，有些情感带来的是打击，会让你失声痛哭或勃然大怒，而有些带来的却是惊喜，又让你哑然失笑，回味无穷。

一些患者发现，学会转变观念对调节情感颇有帮助，她们把"癌症"看作一次"意想不到的旅行"，一次身心洗礼、涅槃重生的旅行，旅行的起点是诊断的确立，旅行的终点是治疗的结束和学会一种全新的生活方式。

学会接受

当你得知自己患有癌症时，毫无疑问你会产生怀疑，不相信这一切会发生，你或许会质疑你的主诊医生是否诊断正确，你是否误拿了别人的检查报告；你又或许恍恍惚惚，彷徨四顾，以至于不能集中精力做出决定；你甚至幻想永远逃避，继续现在的生活，假装什么事也没有发生。

另一种常见的反应是恐惧，你开始设想各种可能的结果——有些可能是真实的，而有些则是胡思乱想。许多患者的第一个想法是"我会因此而死吗？"你可能会担心你将面临的一系列未知的治疗和治疗产生的不良反应，比如恶心、疼痛；你可能担心你的伴侣和家人；你可能担心生活是否还会和从前一样，你还能否乐享其中；你可能还会担心你无法应对你所面临的一切。所有这些恐惧和担忧都是可以理解的。因为你要知道，从你得知患癌后的最初几天到几周将是压力最大的一段时期，你的心理体验必定是全新而陌生的。

慎重决定

实际上，当你还沉浸在诊断结果带来的阴郁中时，就需要做出一系列有关治疗的决定。

许多患者获知自己患有乳腺癌后的第一个典型反应就是要求尽可能快地做手术切除肿瘤。但即使这样，你也需要选择接受哪一种手术方式，比如全乳切除术还是肿物切除术，亦或是各种乳房重建手术。对于有些患者，首选的治疗方式并非手术，而是通过某些治疗手段使肿瘤缩小，比如化疗、内分泌治疗(抗雌激素治疗)。还有一些患者可能会被选择入组参加临床试验。

以上这些选择无形中会给自己增加压力，当如此多的选择摆在面前时，你怎么知道哪一个才是正确的呢？首先，请试着舒缓一下紧张的心情，做一个深呼吸。面对选择的时候，着眼于当下和近期应该做的。把大问题拆成几步，先关注第一步。举一个例子，如果手术是你的首选治疗，你应该重点关注手术步骤、术前准备事项及术后预计恢复时间。

了解你的治疗团队，清楚团队里的组成成员。通常一个治疗团队包括一名内科医师、一名外科医师、一名肿瘤化疗科医师、一名肿瘤放疗科医师、一名心理科医师、此外护士、牧师，社会服务人员以及研究人员。这个团队旨在满足你的需求，所以不要怯于向他们寻求帮助。

在你每次就诊的时候或许带上一两个同伴会更有帮助，比如某个家人或值得信任的朋友，他或她会聆听你和医生的谈话，帮你记下重要的信息，甚至帮你提出你没有想到的问题。

亲历治疗

一旦做出决定，下一步的治疗就紧随而至，你最初的怀疑和震惊已逐渐消散。此时你需要把目光放在即将接受的治疗上，着眼于现在应该做什么。虽然你已经适应了目前的状态，但是面对即将到来的治疗和可能出现的不良反应时，你也会紧张或是焦虑，你担心治疗是否可以消灭所有的肿瘤，担心你的身体是否会发生永久的改变。请不要担心，这些心理反应也都是正常的。

和你的肿瘤科医师、治疗团队里的其他成员保持良好的沟通和合作将有助于克服你心中的恐惧与担忧，它们是引起你焦虑状态的根源。你的主管医师会向你说明检查结果，解释治疗过程，阐述预期的治疗结果，使你得到实时的信息，了解自己的病情。和你的治疗团队坦诚交流是十分重要的，让他们知晓你的恐惧和担忧及怎样才能更好地帮助你。

家人和朋友是最好的港湾，他们为你提供莫大的支持，帮你排解生活中的压力。他们对你的爱和情感支持都是无价的。在后勤保障方面，他们也能为你的日常生活提供帮助，比如治疗期间往来接送，购买日用物品等。

接受他人的帮助，与同伴共同分担，可以有效缓解压力和焦虑。对于有些患者，做到依赖他人其实并不容易，尤其当你长期处于家庭或各种事务的中心地位时，但是有时你也需要别人的帮助。

缓解焦虑

通常，当你逐步适应生活所经历的

变化时，你的焦虑也会趋于平复。但是如果你的焦虑状态持续数周且有增无减时，它会严重影响你的生活质量和活动能力。在这种情况下，焦虑可能是你某一疾病的一部分（具体见下述"适应障碍"），需要药物治疗。

你不必生活在持续的焦虑中，这一状态其实是可以治愈的，迅速解决它可以使你更加快乐，使治疗过程不再烦闷苦恼。

以下的症状和体征提示你的焦虑超越了一个合理范围，需要医生进一步评估。

- 强烈的恐惧和担忧。
- 坐立不安，过于敏感。

- 失眠或早醒。
- 全身乏力。
- 注意力不集中，难以决断。
- 心慌。
- 气短。
- 大汗、寒战。
- 颤抖。
- 消化不良、腹泻。
- 冷漠、与他人有疏离感。
- 工作及社交能力下降。

你的医生会向你推荐专业的咨询师、治疗师或心理学专家。重度焦虑的治疗方法包括药物和（或）专业心理咨询。

适应障碍

适应障碍是指由某一主要的生活应激事件所引起的一系列情绪反应。许多癌症患者会有抑郁或焦虑的症状和体征。虽然患者看起来完全正常，但有时这些症状和体征会影响患者的日常生活，然而也并没有严重到焦虑障碍或临床抑郁症的程度。这个中间阶段就被称为适应障碍。

接受患癌这个事实并不是单一的行为，常由贯穿疾病诊断、治疗、随访和存活整个病程的多种情绪反应组成。接受这些事实需要具备最小化负面情绪、调整情绪困扰、乐观面对生活的能力，也就是说，即使你害怕、担忧或有其他负面情绪时，你仍要积极治疗，仍要发现生活中有意义、快乐和重要的事情。

如果你的情绪开始影响你应对工作、家庭或是社交等日常生活的能力，你可能就有适应障碍了。在诊断适应障碍时，医生通常参照这些准则。

- 一个人的情感或行为反应针对一件明

管理悲伤

悲伤、难过、失落是每个肿瘤患者的正常情绪反应。诊断乳腺癌后你的生活可能会被打乱甚至崩塌，也会使你对未来感到消极沮丧。虽然这些情绪需要假以时日来控制，但是只有这样才能一劳永逸，使它们在日后易于管理。

对于有些患者，悲伤和沮丧可能会在心中盘桓难解，不断加深，最终发展为严重的抑郁症，具体表现为持续的悲伤，对生活丧失兴趣，感到人生没有希望，没有意义，充满消极悲观的想法。难以控制的疼痛、代谢异常、药物等一些因素可能导致了抑郁的发生。

其实，区分患癌后表现出的正常情绪反应和严重的抑郁有时并不简单。如果你担心你目前的情绪反应或感受是否正常，请及时把你的担忧告诉你的医生或治疗团队里的其他专业人员。如果你萌生轻生的念头，请立即寻求帮助。

和焦虑类似，抑郁症有很高的治愈率。治愈它对提升你的生活质量至关重要。如果你正处于癌症的积极治疗当中，消除抑郁可以有助于你更好地配合治疗和有效应对治疗的不良反应。你会更有动力地参与到康复锻炼中，促使病情好转。当然，积极治疗抑郁对于维持你与同事、伴侣、孩子、其他家人和朋友之间的良好关系也是十分必要的。

确的事情，比如近三个月中诊断癌症或癌症复发。

• 一个人对事情的反应已经影响到生活，并不是得知诊断癌症后大哭两小时，而是一直哭泣，无法进行其他事情。

• 一个人出现明显的社交或工作障碍，你无法享受和朋友在一起的时光，也无法集中精力完成工作任务，你无时无刻不在担心你的病情。

其实并非只有癌症患者容易出现适应障碍。有时，家庭成员包括孩子也会面临这一问题。

年龄决定了适应障碍的类型，成年人典型的表现是沮丧和焦虑，青少年倾向于把问题付诸于行动，比如逃课或其他反常的行为。

治疗通常包括短期的咨询和心理辅导，旨在把内心的恐惧和担忧表达出来，处理情绪和情感问题以及改变行为。必要时医生也可以考虑使用药物。

适应障碍并不是情感脆弱的体现。只是有些事情太过于沉重，使人难以承受。专业人士可以帮助你加快适应的时间，从而早日做回你自己。

回归正轨

一旦紧张的治疗宣告结束，你就可以松口气了，因为不再有手术，不再有化疗、放疗，也不再有恼人的脱发。你甚至会有一些小小的失落感和不习惯，这都不足为奇。

随着你的复诊次数越来越少，间隔时间越来越长，你的家人和朋友会希望你尽快回到生活的正轨中。此时，你或许会问：怎样回归正轨？怎样去适应早已被颠覆的生活？如果按之前的想法和做法如今却行不通怎么办？你会选择尽情享受生活，而不管将来可能的复发，还是选择数着时间度日，等着肿瘤再次找上门来？你怎样在享受生活和警惕肿瘤复发之间找到一个平衡？

精神追求

乳腺癌不仅影响身体、情感健康，也会带来关于人生意义和目的的心理问题。到底什么可以使人生更加美好、富有价值并充满意义。你会怎样在死亡的强烈恐惧中生活下去。反映在这些问题上的你实际上是你内心深处最本质的自己。

对于"精神与疾病"，Paul Rousseau 医生这样写道：所谓人的精神，就是具有追求人生目标和意义的能力，有坚定的信念，也有博爱的心胸，会敬畏神明，也会感念生活，能高瞻远瞩，也能扶危济困。

在危机面前，拥有精神的力量是大有帮助的。它可以为你点燃希望，扩宽人生的视野。它可以使你和自己相连，和他人相连，和克服种种艰辛的信念相连。从而把你内心的恐惧驱散，全身心地体验人生。

有些患者将她们的精神寄托于宗教，通过定期的祷告、冥想、礼拜来获得内心的信念。还有一些患者通过非正式的途径追求精神的慰藉，他们寄情于山水，从自然中汲取力量，或是隐居于幽僻，在日月中享受孤独。当然，来自家人和朋友的关心鼓励也是赋予你精神力量的源泉。

强大内心

人的精神境界总是不断发展的，它会随着你生活阅历的增加而更加成熟，并依据你的教育、性格及生活环境逐步形成。危机的出现比如发现肿瘤可能影响你的精神世界，使你的精神需求更加凸显。从本质上来说，精神与自我发现和内在价值相关联，所以请铭记并分享那些曾经深深打动你或影响你自我认知的经历，这是非常宝贵的财富。问一问自己：

- 哪些人对我最重要？
- 在过去的艰难岁月里，我曾在哪里得到过慰藉和支持？
- 生活中我最喜欢做的事是什么？
- 什么可以带给我希望？

误区与真相

误区：**积极的态度是战胜癌症的法宝。**

真相：虽然许多癌症方面的畅销书都宣扬英勇的战士和乐观主义者，但没有科学证据证实乐观的态度利于肿瘤治疗、提高治愈的可能。乐观的态度可改善治疗前后和治疗过程中的生活质量，你也许能保持积极向上的心态，维持家人和朋友间的紧密关系并继续享受社交活动。相应的，这也能强化你的健康意识，帮助你找到信心和力量。同时，积极的态度也能帮助你在治疗过程中成为了解病情并积极配合医生的伙伴。当诊断癌症后，你感到伤心、愤怒或害怕是再正常不过的事了，只是程度上有所区别。如果负面情绪太多，请向你的医疗团队倾诉。假装快乐只会强化孤独无助的感觉，并降低你的抵抗力。

- 曾经有一段时光或一瞬间使我感到无比惬意，感慨生活如此美好吗？
- 曾经有一段时光使我感到人生充满意义，生命值得敬畏吗？

对许多患者来说，写日记可以帮助她们整理思绪，记录心情。加入互助小组或与有类似经历的病友交流可以给你带来精神的慰藉，使你在与肿瘤抗争的路上不再孤单。另外，许多医院和诊所都配备专职牧师和专业心理咨询师，帮助患者克服精神困扰。

每个患者的这段旅程都是独一无二的，一路上有许多人陪伴在你左右，助你前行，尤其是为你服务的治疗团队。经历一场重病可以变成一段自我发现和探索的旅程。当有需要的时候，请不要羞于开口求助。

一些建议

当你学会适应并应对生活中的变化时，所有问题也就变得迎刃而解了。许多患者惊异地发现她们竟然拥有超乎想象的力量。也许数年之后，因为肿瘤，你可能还会经历那段努力克服恐惧、焦虑和沮丧的历程。这是正常的，因为每个人都有痛苦的时候。

自助方法

当你踏上这段旅程后，你会经历种种起伏波折，偶尔也有风平浪静的时候。这里有一些方法一路上可以帮助你，但是如果这些方法不奏效的话，请寻求他人的帮助。

自我教育

知识的力量是强大的。尽你所能学习关于癌症的知识和医生提出的治疗方案。当你知道了你将从治疗中获得什么预期效果和你为何接受这种治疗时，你将不再恐惧。因为你恐惧的只是难以掌控的未知。

开始的时候，你可能一时难以接受治疗团队提供给你的所有信息。建议你把做的笔记和收到的宣教材料保留下来以备日后参考。可以考虑把相关材料装在一个文件夹中或拷贝到电脑上，这样可方便你随时浏览阅读。许多患者坚持写日记以记录这段以肿瘤为伴的难忘旅程，这也不失为一种方法，也许若干年后能唤起你对点滴往事的回忆。

写日记也可以帮你记下治疗中出现的任何不良反应，比如哪种药物对你的不良反应最严重，给药后这种不良反应要持续多长时间。这些记录可以帮你为以后的治疗做好准备，妥善安排。

敞开心扉

信任你的治疗团队，和他们分享你的心情，不管是愉悦的还是糟糕的。如果知道了你的真实心声，他们一定愿意帮助你，也能够更好地帮助你。告诉他们那些糟糕的事：治疗的副作用多么严重，你感到多么厌倦，你多么想回到以前的生活。当然也要告诉他们那些有趣的事：你家的狗狗第一次见你的时候把爪印留在了长沙发上，你戴着假发上街购物得到了杂货店店员的称赞。你其实并不孤单，敞开心扉和大家分享可以帮你减轻心理负担。

如果和别人交流让你感到压力大或不舒服，你可以选择把心情记录到日记里，写作可以为你打开一扇宣泄的窗口，你可以尽情表达自己的愤怒、焦虑和恐惧。写作也可以帮你认清最困扰你的问题是什么，从而分出轻重缓急，从更长远的角度看待问题。

请教他人

和病友交流心得将带给你宝贵的经验。她们和你一样在这段旅程上走了很久，会和你分享一个个故事，告诉你前方旅途的蜿蜒曲折。但是请记住，每个人的经历都是不一样的。你随时可以享用那些经验和知识。你还可以从病友组成的互助小组中学到很多，具体可参照第二十二章。

照顾自己

对于患乳腺癌的事实，你已无法控制，你所能控制的是怎样更好地照顾自己。当你试着逐步恢复健康的时候，好好善待自己的身体吧。你应该抓住这个机会加强营养，适当锻炼，参加一些有趣的活动丰富每天的生活。

许多患者发现放松疗法，譬如冥想、瑜伽、按摩、音乐等一些有益身心的活

大笑或许管用

你可能觉得目前处境很无趣，但幽默能解决这个问题。事实上已有一些研究表明，逆境时大笑能减轻疼痛。关于幽默对身体作用的第一项研究在20世纪30年代的美国就已开展。直到1979年，当 *Saturday Review* 期刊编辑 Norman Cousins 用主流医学和幽默对抗强直性脊柱炎（一种可能有严重后果的痛性关节炎），相关研究才有了突破。

为了培养幽默感，他看了马克思兄弟的电影、喜剧片《活宝三人组》和《诚实照相机》录影带。虽然医生告诉他痊愈的概率几乎为零，但8天内他疼痛减轻并回到了工作岗位上。

Cousins 的经历引发了许多关于幽默的研究。有些提示笑声可以放松骨骼肌，加快心率锻炼心脏，释放沮丧和生气等压抑的情感，减轻疼痛，有时还能放松呼吸。然而，大笑只能缓解症状，不能治愈癌症。

在一项小规模研究中，乳腺癌患者认为幽默是治愈肿瘤的重要方法。她们觉得大笑能帮助她们放松，使她们不再放弃，也阻止病情进一步恶化。沮丧时，她们特别需要大笑才能度过这种艰难的时刻。另外，她们也与幽默的医生形成了更密切更信任的关系。

没有人知道为什么大笑能有作用，但有一种理论认为大笑促进了内啡肽释放，从而产生幸福感。无论原因是什么，大笑能起作用。因此，无论是看喜剧还是发现每天生活中有意思的事物，总之尽情大笑吧。

动可以给你的日常生活中带来心灵慰藉和精神支持（具体有关这些治疗的内容详见第二十一章）。只有体力更加充沛，内心才能更加强大。

爱上运动

在治疗期间，你最不想做的事情莫过于运动了，但是尽你所能地坚持锻炼是非常重要的。运动可以帮助增加肌肉，抵抗疲劳，让你充满活力。运动也可以消除抑郁和焦虑，缓解压力，增强自信心。另外，如果你胃口不好，运动还能有助于改善食欲。

关于运动强度，需要依照你目前的治疗、副反应以及你的健康情况和身体素质来决定。如果在诊断肿瘤前你就有规律运动的习惯，那你可以选择和之前同样类型的运动，但强度应略低一些。

如果在患病前你很少运动，则建议循序渐进。最好向你的医生和治疗团队咨询你最适合从什么类型的运动开始锻炼。对许多患者来说，散步是最适合的运动，穿上一双舒适的鞋，你几乎可以走遍任何地方。

加强营养

肿瘤的治疗可能会引起你食欲下降和味觉改变。此外，恶心、呕吐等一些治疗相关的不良反应也会使你进食减少。

然而，加强营养对于你非常重要，这样才能保证你的体力充沛和能量供给。当你觉得饿的时候再吃，可以选择一些适合自己口味的食物。如果可能的话，尽量吃一些健康的，非加工的食物，比如新鲜的水果、蔬菜、谷类。同时你会发现少食多餐比传统的一日三餐更加适合你。

更多关于该吃什么样的食物，怎样处理恶心等内容详见第二十章。

保持联系

遗憾的是，一些患者在治疗期间把自己封闭起来，她们或因为脱发而难堪，或对外出毫无兴致。但是与你生活中重要的人保持联系，将使你获得许多意想不到的支持。

试着走近大家，哪怕只是发一封电子邮件或打一个简短的电话，都能帮你忘却烦恼，恢复生活的常态。如果你告诉你的家人或朋友你想做的所有事情就是笑一笑，聊一聊家常，他们想必会很愉快地答应。当然，为自己留一个空间也是可以的，如果你感到非常疲惫或参加了够多的社交活动，想独自一人安静一会，他们也会理解的。

尽早工作

患乳腺癌并不意味着你得把工作辞了。如果能够的话，请继续工作。对于许多患者来说，工作是生活的一部分，充实而有意义。它可以使你摆脱肿瘤的阴影，找到人生目标，树立自信心。另外，在工作中同事也会给你不断的鼓励和支持。

回到工作岗位也能使你的生活尽早恢复常态。你的生活已经历了如此多的改变，一个相对稳定的例行工作恰恰可以帮你在肿瘤治疗和现实生活之间找到一个平衡。

你或许想向其他接受类似治疗的患者请教：治疗会不会影响工作能力，能不能完成往常的日程安排。

在与你的主管见面之前，为获得工作上的便利，将一些合理的请求列一个清单，比如：是否可以有相对较短或更加弹性的工作时间；是否偶尔可以在家工作；如果工作区靠近休息室，为了避免饭菜的味道引起恶心，是否可以换到另一个工作地点。

全身治疗

治疗癌症常用到先进的医学技术和贵重药品。医护人员往往太关注治疗癌症本身，而忽视了患者的其他需求。压力、焦虑和抑郁等症状虽然值得关注，然而常常会被人们忽略。

医护人员越来越意识到仅仅治疗癌症是不够的，而应该治疗整个人——包括思想、情绪和身体。

整合肿瘤学是一种全新的治疗方法，通过融合当今最好的高科技和前沿的肿瘤治疗方法与循证的非传统技术及药物，以解决肿瘤患者情绪和精神问题。第二十一章主要叙述了能协助全面治愈的补充治疗方法，这包括手术、放疗、化疗和其他形式的标准化治疗方案。你也可以访问整合肿瘤学协会的网站。

把你的治疗日期和时间尽量安排在不影响或尽可能少影响工作的时候，并为自己留一些治疗后的缓冲时间。所以白天晚些时候或者周末前可能比较合适。

清理混乱

癌症是改变你一生的大事。面对它的时候，你可能会觉得有必要重新审视看待一些生活中的问题，比如应该优先考虑的事情、人际关系。你曾经努力工作以求得到的加薪晋升，现在证明并不像你以前认为的那么重要。另一方面，你也会发现有些人总是让你无比自卑，有些关系总是在耗费你的精力。

癌症可以把生活中混乱的一面暴露无遗，包括那些不能给你的人生增加价值、意义的人和事。把它们从你的生活中清理出去，或把它们对你生活的影响降至最小，从而开启一个全新的人生。实际上，癌症并不可怕，如果你愿意接受它，它就会为你展现其背后的光明与希望。

审视自己

当你在审视与他人关系的同时，也审视一下自己。如果有遗憾的事情，就放下吧，它会消耗你的精力，使你沉浸在过去的伤痛中不能自拔。如果有必须纠正的错误，去做吧，让自己无愧于心。

请相信自己，相信自己有勇气和力量去完成面前的任务，过去，你或许总在迁就他人，现在，请重视自己，善待自己，为自己而活。

与家人交流

当你得知自己患了乳腺癌，你的整个家庭无疑会受到影响。你所面临的挑战不仅包括将眼前这个令人震惊的消息告知家人，还包括帮助他们努力适应即将发生的改变。

对于有些家庭，癌症可以将全家人紧密团结起来，过去的争论、分歧以及种种不愉快在疾病面前立刻烟消云散。家庭成员开始学会珍惜彼此共处的时光。最终，许多事情有趣的一面开始出现，屋里的欢笑声也多了起来。从本质上说，生活比以往变得更加真实而可贵。就这样，家庭成员们及时适应并进一步解决了摆在面前的挑战。

但是，疾病并不总会把家人团结起来。当家庭本身就存在沟通障碍时，危机的出现比如肿瘤的到来其实并不能改变这一现状。有时甚至会让沟通更加困难，矛盾更加激化。

克服障碍

即使在最坚强的家庭里，癌症也可能成为一个影响沟通的障碍。不得不面对这一现实的巨大压力被强加于家庭的基石之上。如果在癌症到来之前，家庭关系就已紧张，那么它的出现会让这一状态更加严重。如此，家庭成员会发现无法坐下来讨论重要的事情，难以积极地同疾病抗争。

一个家庭对癌症的反应与你是类似的，因为无力解决这个问题而感到的无助和沮丧是家庭成员的正常反应。对每个成员来说，适应这一改变的确很难。

家庭角色的改变也给家庭关系带来压力。举个例子：你可能需要放下一部分家里的责任而外出工作，赚钱支付高昂的治疗费用，反过来，你的另一半就需要承担起那部分责任，做饭、照顾孩子和做兼职工作。这一过程能否成功转变取决于这个家庭过去的责任分工。如果料理家务、照顾孩子的责任由夫妻双方共同承担，那么转变过程会很顺利。如果不是这种情况，你的另一半会感到不满、恼怒、沮丧，因为他（她）不得不担负起额外的责任。

孩子也应该承担起料理家务的职责。如果承担这样的责任过去已有准备，那么事情进展起来会比较顺利，如果不是这种情况，突然的剧变会使他紧张不安。年幼的孩子可能在努力适应变化的期间会重新表现出婴儿般的行为方式。

但是不管境况有多困难，家庭成员之间的沟通交流都是非常重要的。通过你的治疗团队，明确地了解治疗可能带来哪些不良反应，这些不良反应每天会怎样影响你。一旦你知道接下来的每天将要发生什么，你就能够向你的家人解释你的治疗过程，并且在你最困难的时候理解你，帮助你。

如果你的家庭原先已经处于紧张无序的境地，请做好准备，癌症的出现无异于雪上加霜。在这种情况下，家人感到恼怒、埋怨并非少见，有时他们甚至会不合时宜的冲你发泄。还有一些家人被你身患癌症的消息所惊吓，通过不健康的方式排解，比如饮酒买醉。

寻求帮助

与癌症抗争是需要技巧的，但是这些技巧你和你的朋友、家人无法从日常生活中获得。因此，咨询专业人士寻求帮助是一个恰当而明智的选择。

牧师和专业的心理咨询师可以为你和你的家人提供一个发泄的平台，鼓励你们说出内心的恐惧和其他被隐藏的感受。他（她）也会提供解决的方法帮助你们增进彼此的感情。许多患者还会求助于互助小组，在他们的帮助下与疾病抗争。

试着去找专门服务于肿瘤患者的专业咨询师寻求帮助。与你的医生、治疗团队的其他成员沟通交流。如果你想找一个人交谈，首先明确你们之间的交流是否让你感到舒服自在，你是否可以从他的帮助中获益。如果你感到不舒服，请换一个人。

与孩子交流

如果孩子还和你住在一起，你会发现向孩子坦白自己身患癌症可能会是一件十分棘手的事情。因为你除了想保护他们不受伤害，也不知道该怎样向他们解释自己的病情。但不管怎样，你必须要告知你的孩子，但在和他们沟通之前，做到自己对病情了然于心或许是有帮助的。请记住，孩子尤其是年幼的孩子，尚不能像大人一样理解癌症是怎么回事，所以他们的反应可能和其他家庭成员截然不同。一个孩子对肿瘤的反应也会随着他（她）的年龄增长、对肿瘤概念理解的加深而发生改变。

一些建议

下面是来自专家的一些建议，或许可以对你和孩子的沟通有所帮助。你要相信你的孩子是最棒的。试着回想一下过去面对困难他们是怎样处理的，现在他们很有可能会通过同样的方式来应对。尊重他的坚强，但也请记住他们仍然像过去一样需要你。

增加背后的支持

让你的孩子尽可能按照以往的方式继续生活，使他们确信这么做是 OK 的。鼓励你的孩子与其他值得信任的大人建立友好的关系。让他的大人朋友帮助他解决一些问题，他会认识到你并没有在意，他们保持这样的关系完全没有问题，并非是对你的不忠诚行为。允许其他人走近你的孩子，比如老师、教练、咨询师、他朋友的父母，关心他发生了什么。

这样做的目的是尽可能的让你孩子的生活保持稳定。如果你和你的伴侣发生争执或出现沟通障碍，可以依靠其他家人的帮助来消除隔阂。必要时，及时寻求专业帮助。

提供恰当的信息

对你的孩子敞开心扉，以适合他们年龄的方式与他们交流是十分重要的。和孩子坦诚地交流使他再次确信：自己是家里重要的一员，重要的事情他也参与其中，所有人会凝聚起来共度难关。有时哪怕花些时间握住他的手或和他聊一聊，对你的孩子来说都是无比珍贵的支持。

不同年龄段的孩子有着不同水平的理解力。学龄前的孩子往往认为世界围着他们而转，自己是导致疾病发生的根源。他们会通过焦虑的行为、激烈的对抗或愤怒的发泄来表达内心的痛苦。通过一些方法让他们确信你患癌症和他并没有关系，无论发生什么事，你依然会爱他们，照顾他们。大一些的孩子可能会犹豫是陪在你身边还是出去找朋友玩，为是否继续像以往那样生活而感到左右为难。你应该鼓励你的孩子继续维持与朋友间的友谊，尽可能让生活保持

如何有效传达信息

当治疗开始时，朋友们会纷纷来问"你感觉如何""你的家人怎么应对""我们能做什么"，此时你可能会茫然不知所措，也很难满足每个人的信息需求。有的朋友想要知道每天的情况，有的可能没这么频繁。达到每个人对信息的期待会花费许多时间和精力。

为了知道哪些信息和谁分享过，一些患者会选一位亲人或信任的朋友担任通讯员的角色。建立一个博客或网站的电子通讯站是耗费最少精力让最多人知道的最快的方式。例如，

CaringBridge 是一个向患严重疾病或住院人群免费提供个性化网站的非营利性组织。类似的网站能让你随时发布更新消息，其他人也能随时访问网页找到最新消息并回复，给予安慰和鼓励。

你要清楚地知道自己希望多久发布一次消息，并在维护通讯方面及时向他人求助。老朋友和家人可以通过相对传统的通讯方式传达信息。最终目的和本质内容是，有效的沟通可以为你和你的家人提供更多的时间和精力来应对影响你生活的诸多变化。

正常。

尽最大努力为你的孩子营造一个安全、开放的沟通环境，允许并鼓励他们表达任何想法。当他们提出问题的时候，你能更好地了解他们理解了多少，他们在担心什么。孩子会偷听你们的谈话，会阅读电子邮件、博客和网站等其他媒介，也因此可能被所看到的内容所误解而感到恐惧。所以请关注他们，经常鼓励他们和你分享内心的想法和担忧。

提出常见的问题

如实的告诉孩子你的诊断是必要的，告诉他你将经历什么，在每个阶段你的病情可能有什么变化，治疗有什么效果。尽管你更喜欢用"不好的细胞""肿块""轻伤"等描述来代替"癌症"，但是这些词太过于模糊，即便对孩子来说。他们可能会开始假想每个肿块都是非常严重的，以免引起不必要的困惑和焦虑。

鼓励你的孩子提出问题，表达内心的恐惧。和孩子交谈可以为他们消除错误的观念，减轻正常担心带来的心理负担。譬如一些孩子会认为癌症是传染性的，他们也会因此患病。

如果你在考虑应该和孩子分享多少关于病情的信息，请记住，相比直接被告知，偷听来的信息将更加糟糕。孩子常常不可避免的会偷听父母的谈话，这会引起误解和恐惧。如果你和丈夫准备讨论的事情不想被孩子知道，可能需要避免在家里进行，或者等孩子外出后开始。不管怎样，保证你的孩子处于家庭的信息圈内。

关于死亡的话题对父母和孩子来说都显得尤其沉重。告诉你的孩子癌症有许多种不同的类型，一些患者会比另一些更加严重。你可以对孩子承认癌症可能会危及生命，但是你和医生会尽最大努力与它抗争。你也可以使孩子确信你准备活很久，也希望他像从前一样忙碌而充满活力。

也有些孩子不喜欢谈论病情，如果是这种情况，请不要强迫。你可以轻松随意地和他们分享一些医学知识，但是如果他们不愿意听了，就不要再勉强进行下去。

适应医院的环境

如果你在住院，在病情允许的情况下，如果你的孩子想来医院看望你，鼓励他过来。在他到来之前，让你的另一半或朋友做好准备，向孩子解释将在这里看到的一切。比如你看上去的样子和你身边的物品（静脉输液管、监护仪、氧气瓶等）。只要他愿意，随便他在医院呆多久。

但是如果你的孩子不愿意来医院，不要强迫他（她）。其他的交流方式也许会更加合适，比如写卡片、发电子邮件，或打电话。不同的孩子，即使同处一个家庭，沟通的方式也不尽相同。

Jeanne 的故事

Jeanne Greenfield 已经听过关于"相比于害怕死亡，人们更害怕在公众面前演说"的谚语很多次了。而她两者都经历过，甚至都还没有结束。

20 多年前，Jeanne 被诊断为晚期宫颈癌（IVB 期），这很糟糕。同时她得知这种肿瘤该阶段的存活率为 0。

当她知道自己只能活很短时间时，这个 38 岁、有 3 个孩子的单身母亲崩溃了。她控制不住地失声痛哭，用拳头打她的枕头，不跟其他人说话。她生气，愤愤不平，恐惧，也下定决心。她并没有回家把一切安排妥当，而是请求医生尝试做些什么。"我不相信我要死了。"

Jeanne 参加了一项化疗药物的临床试验，她要服用一堆药，感觉像吞下管道清洁剂一样。虽然对 Jeanne 来说化疗药物起到了良好作用，但最终发现这药方有太多严重的副作用。接下来是放疗，她接受了 30 次放疗。

在她治疗期间及之后的日子里，Jeanne 从这一周活到了下一周，从这次体检活到

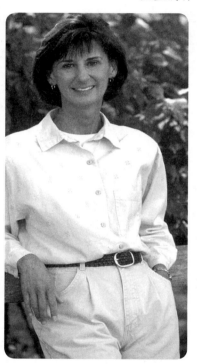

了下次体检。"人们会来看我然后说，他们下周再来。这给了我希望，我要活到下周。我会去医生那里体检，医生会说，2 个月后再见。这也给了我希望，我想要再活 2 个月。"

医生满怀希望地认为，Jeanne 的治疗会为她赢得一些时间，甚至能亲眼见到她大儿子高中毕业。但他们也准备着肿瘤复发。几个月过去了，又是几个月过去了，肿瘤未有复发。1 年过去了，然后慢慢变成了 2 年、3 年，时间继续流逝着，肿瘤从未复发。Jeanne 见证了 3 个儿子高中毕业、结婚，她也再婚，并庆祝孙子的出生。

所以究竟发生了什么？Jeanne 是怎么活下来的？化疗和长期放疗无疑是关键因素。但 Jeanne 甚至她的医生都觉得其他因素也起到了作用。Jeanne 将此归功于她坚强的意志力，不愿放弃和除肿瘤之外仍然健康的身体。即使在治疗期间，她仍坚持每天尽其所能地跑步或走路。她也相信时机掌握得很好。一旦确诊她便立刻开始治疗，那时她以为

肿瘤正在迅速扩散。

虽然 Jeanne 打败了癌症，但恢复一点都不简单。她在一本名为《我从癌症学到的》（*What I Learned from Having Cancer*）的书里写到，"肿瘤并没有杀了我，但恢复却要杀了我。"她得过带状疱疹、败血症、肺炎。由于放疗副作用，她双侧股动脉闭塞，两次需要行分流手术。输尿管也发生了同样的问题，现在她仍有下肢水肿。同时，她也有慢性腹泻。"生活不再一样了，我也回不去了。我学会感激生活，感激我所拥有的一切。"

从前 Jeanne 很害羞，现在她已变得更加勇敢，更加外向。她在教堂分配工作。她出演戏剧，并在众人面前演讲。她在一次癌症幸存者讨论会上所做的发言让她的治疗回忆录火了起来。以下为一些摘要。

即使你穿上最美的外套，整理好头发，修剪指甲，擦亮鞋子，晒成健康肤色，你的医生依旧会告诉你坏消息。

你可能会病危，身上插满管子躺在医院里，但这也是你孩子打电话告诉你"妈妈，今晚我有约会，我要用车"的好机会。

我妈妈每周陪我去当地医生那里领一些临时药。每到那里，护士就会给我测体重、量血压。每周妈妈也会让他们帮她测体重、量血压。我从这个事上知道，如果你妈妈主动陪你复查，也许是因为这样她也能免费体检。

现在，Jeanne 花很多时间拜访刚刚得知患有癌症的妇女。她明白她们的恐惧、担忧、沮丧和喜悦，因为这些她都经历过。Jeanne 说苦闷和生气很容易，但你必须释放这些情绪，否则它们会侵蚀你。恐惧是最痛苦的。直到今天，她仍然经受着恐惧和焦虑，但她已经知道应该如何应对并继续前行。在她的书里，Jeanne 给这些在艰难时刻努力应对恐惧的女性一些忠告。

生活很简单，不要把它变复杂。每个人一次又一次地问自己，"这是生活的全部吗？"我的答案是完全肯定的，这就是生活的全部，这就是生活。接下来更重要的问题是：我要如何应对这个消息？我要如何面对我的生活？我会回到生活中，也许你也可以。

孩子来医院看望你后,你的另一半或朋友应该继续和他交流,回答他的任何问题,和他一起讨论让他好奇的事情。当然也可以询问他是否愿意聊一聊这次看望期间有趣的或者难受的事情。

让他知道你爱他

你的孩子可能会看着你和其他人的眼色小心翼翼地生活。他不会和你说所有的烦恼,怕你因此担心,所以他会根据自己的所见所闻和所想处理问题。始终肯定地告诉他:你爱他,这很重要,可以帮他适应家庭发生的变化。

与朋友交流

你的朋友会通过各种方式帮助你,他们或许会把做好的饭菜送到你家,或许会关心地询问是否需要他们帮忙打扫、采购、接送孩子。他们甚至会发起募捐活动,为你解决治疗费用问题。你们的友谊在此时进一步加深。

但是,有时友谊也会因此失去。听说亲近的人身患危及生命的疾病时,有些朋友会大惊失色。他们害怕,因为他们不知道面对你时该说些什么,不知道怎样处理这种情况,不想引起你的不安,所以他们只能与你疏远。对于朋友这样的反应,你的确难以接受,但是他们是因为恐惧而离你而去,你想挽回却做不了什么。不过随着时间的流逝,你们的关系可能会有所改善。

癌症患者往往发现朋友的活力能给他带来帮助和支持。你的思想和身体不是相互独立存在的,你的心情越好,你的身体就越能够更好地与疾病抗争。让你的身边多一些阳光积极的朋友,这将有助于你增强斗志,树立信心。有时候你也会交新朋友,因为他们类似的经历让你感同身受。

学会坦然接受人际关系的改变,学会依靠真挚友谊的扶持。这点非常重要,它能帮你化解肿瘤带来的巨大压力,你也能找一个人分享自己的喜怒哀乐。

对于该和自己的朋友分享多少由你决定。你不必总是和朋友待在一起,也不必接受他们所有的恩惠。你应该内心清楚地知道什么样的帮助是必要的,什么时候帮助是过多的。

请记住此刻最重要的事——关心自己,珍惜你爱的人。

第二十章
治疗所致
的不良反应

针对癌症采取的治疗可以延缓甚至挽救生命，但同时也会给患者带来一些挑战——诸如疲劳、恶心等不良反应，与威胁生命的疾病做斗争带来的压力，以及家庭、工作责任上的转变等。

在这一章中，我们着重关注你治疗过程中可能面临的机体不良反应及这些不良反应所带来的情感压力。我们也会探寻相应的方法，来协助你处理常见的治疗不良反应。这一章将从相对早期乳腺癌患者最常见的治疗不良反应开始，之后也会进一步探讨相对晚期患者面临的相应问题。

乏力感

大多数人在考虑癌症治疗时，首先想到的往往是恶心和脱发。然而，乏力（疲劳）往往是癌症治疗中最常见的不良反应，这种乏力感不仅由相应的治疗手段引起，也来自于癌症本身。从某种意义上讲，乏力（疲劳）是机体应对癌症带来的生理和情感创伤的一种反应。这是最易引起机体衰弱的不良反应之一，可以影响患者工作或家庭社交等日常生活。

对于没有经历过癌症相关乏力（疲劳）感受的患者，很难理解这种感觉。我们每一个人都有过忙碌一整天后筋疲力尽的经历，一般稍作休息就能恢复正常状态。而癌症相关的疲劳感往往更容易出现，休息也不一定可以缓解症状。

癌症人群的乏力（疲劳）感不尽相同，可以表现为筋疲力尽、疲惫不堪、力不从心、感觉虚弱、四肢发沉或是全身无力等。

引起乏力（疲劳）的原因

我们并不知道所有引起癌症相关乏力（疲劳）的原因，但某些情况可以诱发乏力（疲劳）的相关症状。来自 NCCN 的肿瘤学专家认为，以下几种情况可以诱发或加重乏力（疲劳）感。

- 慢性疼痛。
- 感情压力。
- 抑郁或焦虑状态。
- 贫血引起的机体缺氧状态。
- 睡眠障碍。
- 甲状腺功能减低。

如果你正在忍受癌症相关乏力（疲劳）带来的煎熬，可以跟你的健康医疗团队沟通。你应该接受贫血或是甲状腺功能减低方面的评估。如果你有贫血，治疗方面可以考虑补充铁剂。对于严重

的贫血症状，可能需要输血治疗。注射可刺激红细胞生成的人工合成促红细胞生成素的方法目前已不再使用，因为这种激素有可能会增加血栓形成的风险，也可能会刺激癌症生长。

甲状腺功能减低并不是一种常见的癌症治疗相关不良反应，除非你曾接受过颈部放射治疗。然而，其他一些疾病可能造成甲状腺功能减低的表现。对于功能不活跃的甲状腺进行标准化治疗，需要每日摄入基础剂量的人工合成甲状腺激素。口服药物可以将甲状腺激素稳定到正常水平，减少乏力（疲劳）的发生。

其他一些因素也会引起乏力（疲劳）发生，包括服用的药物（如镇痛药物、抗抑郁药物等）、其他病症、营养不良或缺乏运动等。一定要确保你的健康医疗团队了解你所服用的处方或非处方药物。如果你存在营养不良，你的家庭医生会推荐你到营养专科医生处就诊，帮助你调整营养需求。如果你是因为缺乏运动而诱发乏力（疲劳），建议你出去散散步，即使仅仅步行几分钟，也可能有助于缓解疲劳症状。

认清自身的局限性

对自身疲劳状态不重视，或是强迫自己努力克服疲劳状态，有可能会加重原有症状。许多人非常看重自身的独立性，把向他人寻求帮助看做一种迫不得已的行为。但是你需要认清一点，那就

是你并不能面面俱到、事事兼顾。所以，当遇到一些烦琐的事务时，请记得向朋友或家人寻求支持与帮助。

在某些情况下，乏力（疲劳）症状将会持续数年。而这种不适反应，将在癌症治疗后的第一年内最为常见。

自我调整策略

对于癌症治疗引起的乏力（疲劳），多休息或多睡觉并不能完全"治愈"，但做一些小事可能有助于缓解相关不适症状。

• 当你精力比较旺盛的时候，多安排一些活动。

• 寻找一些可以节省体力的方法。比如坐在凳子上切菜或洗碗。

• 调整自身节奏，必要时可以打个盹儿或稍作休息。

• 与你的医疗团队一起制订一套锻炼计划，可以有助于缓解乏力（疲劳）症状。我们推荐在癌症治疗后，进行中等强度的锻炼。

• 尝试一些放松的技巧，比如暗示疗法或是冥想（详情可见第二十一章）。

• 生活中试着减少各种压力。不要追求所有工作都亲力亲为，要学会拒绝一些事情。

• 每天早晨都要享受一顿完美的早餐，准备应对一天的需求。之后可以每 3~4 小时补充一次能量。要限制高脂肪、高糖类食物的摄入，这些食物会使人变得慵懒。

• 确保每天摄入足够的水分。脱水也会引起乏力（疲劳）表现。

如果乏力（疲劳）症状持续困扰着你，可以请医生为你制订其他治疗方法。多年以来，有医生尝试加用一些药物来减轻癌症相关乏力（疲劳），大多数研究表明药物都是精神兴奋剂。目前来看，这些药物并不能有效地缓解乏力（疲劳）症状，但却带来了药物相应的副作用。

相比处方药制剂，一些中草药制剂可能会在不带来副作用的情况下，在一定程度上减轻不适反应（详情可见第二十一章）。

恶心及食欲减退

在接受癌症治疗的时候，多补充健康的食物会对自身有益，可以让人感觉舒适、保持良好体能。然而有时经历癌症治疗的患者，并不能享受良好的饮食，因为治疗过程中可能引起恶心、呕吐或是味觉紊乱，这些都会影响你的食欲。目前有一些方法可以避免或减轻这些问题。

治疗恶心相关药物

目前我们已经做了大量的药物研发工作，用于避免或控制癌症治疗相关的恶心呕吐症状。作为一种预防性治疗措施，在你开始化疗之前，会常规加用抗

应该吃什么？

在化疗期间，你最好避免食用过甜、油炸、辛辣或是太油的食物，因为这些食物很有可能会诱发恶心症状。我们更加推荐凉的或是室温温度的饭菜，因为这会比热的食物产生更少的气味。

你可以在化疗前先烹饪并冷藏好饭菜，或者当你不适合闻及炒菜气味时，可以请他人代劳。易于消化的食物有薄脆饼干、不涂奶油的吐司面包、肉汤或是以肉汤为基础的汤类（如鸡肉面）、硬糖、冷冻水果或是风味果冻等。如果这些食物你还可以忍受，那可以再尝试其他气味适中、低脂肪的食物，比如燕麦、米饭、面条、烤马铃薯、瘦肉、鱼肉、鸡肉、白软干酪、水果和蔬菜等。

恶心药物（止吐药）。

按照引起恶心症状可能性大小，我们将化疗药物分为不同等级。对于可能引起轻微恶心症状的药物，你可能不需要服用相关药物，或者临床医生会建议你服用如丙氯拉嗪等药物，一般会用于治疗多种原因引起的恶心症状。

如果你使用的化疗药物很可能引起恶心呕吐症状，临床医生一般会开具药物处方，给予你皮质类固醇激素和一种最新的止吐药，如昂丹司琼（枢复宁）、格拉司琼、多拉司琼（Anzemet）或帕诺司琼（Aloxi）。同时你可能还需加用阿瑞匹坦（Emend）来控制恶心和呕吐反应。

接受化疗的患者一般在化疗前使用止吐药，有时也可在化疗后服用。为了加强药效，一般会联合使用其他类型止吐药。这些药物的副作用包括嗜睡、便秘等。

如果即使你服用了一种止吐药，但仍有恶心反应，应当与临床医生沟通，尝试寻找可以更好地控制症状的药物联合应用。

自我调整策略

除了服用止吐药物外，一些自我调整的方法可能有助于缓解相应症状：

- **少食多餐**。你可以通过少食多餐来替代既往的一日三餐。治疗前几个小时加用一次零食可能也会有所帮助。

- **细嚼慢咽**。你一定要警惕快饮快食，调整进食速度。你可以尝试在吃两口之间放下刀叉，抑或是在进餐时停下与同座的友人聊天交流。

- **适可而止**。当你感到舒服与满足时，请不要再继续进食。切记不要暴饮暴食。

- **精选食物**。尽量避免那些因气味或质地让你感到不舒服的食物。在保证饮食的多样性的前提下，精选那些你认为更好吃和更易消化的食物。在化疗期间，你的饮食喜好可能会改变。比如你曾经喜欢的东西，此时可能对你毫无吸引力。反之亦然。

- **适当饮水**。建议你饮用常温的饮品，比如白水、不加糖的果汁、茶、味淡的姜汁汽水等。同样，每日多次适量饮水，要好于一次多量饮水。在吃饭的时候适当限制液体摄入，以保证足够食物的摄入。

- **餐后舒适**。吃饭过后可适当休息，但不要平躺，否则会妨碍消化功能。穿着舒服、宽松的衣服，并且找点事做以填补心里的空虚。

- **尝试放松**。一些放松的技巧有助于平复恶心症状，比如逐步肌肉放松、引导想象、深呼吸或是冥想等。简单的冥想模式，应该是舒服的坐在直背椅子上，闭上眼睛，平静呼吸。如果这种方式有效的话，可以伴随呼吸，从一数到四。查看更多放松方式，可见第二十一章。

食欲及体重改变

癌症治疗可以对你的食欲及体重造成两种相反的影响。一方面可能会使你食欲减退，进而体重下降，所以这段时期，摄入足量适当的营养成分显得尤为重要。

可预期的恶心与呕吐

在进行过一次或多次化疗后，部分患者会出现一种反应，即在化疗前就会变得易恶心、呕吐。恶心的症状会由与治疗相关的事情所引发，比如开车进入医院停车场，或是走进化疗治疗室，抑或是闻到酒精棉球的味道等。这种情况被称为可预期的恶心症状，大概半数以上接受化疗的癌症患者，会有相同的经历。

如果你有以下几种情况，你经历可预见的恶心症状的概率会大大增加。

- 在之前的历次化疗后，你有过严重恶心、呕吐表现。

- 在之前的历次化疗后，你有过虚弱、嗜睡、头晕眼花或大汗表现。

- 你对于自身接受的治疗感到压力很大。

- 你经历过运动性眩晕。

不幸的是，对于这种可预期的恶心和呕吐，标准的镇吐药往往不是很有效。而抗焦虑的药物，比如劳拉西泮（Ativan），可能会有部分疗效。当你遇到一些会引起你恶心表现的情况时，放松疗法和行为调节疗法可以使你保持冷静和放松，对于该症状也有一定效果。

如果你存在可预期的恶心和呕吐表现，请务必告知你的医疗团队。

另一方面，化疗又可能会引起某些女性体重增加。

体重下降

一旦你开始接受治疗，你会发现一些食物的味道并不像以前一样了。你也有可能会出现咀嚼或吞咽困难，或者感到口干舌燥。沮丧、焦虑或是情绪低落，都可能会影响你的食欲。

如果你不感到饥饿或是没有食欲，不要强迫自己进食，但一定要试着补充足够的营养。关于如何确保你摄入适当的营养物质，以下有几条建议。

• 把健康饮食当作你治疗计划的一部分。
• 吃一些你喜欢的食物。不要仅仅因为有人不辞辛劳为你准备餐点，而觉得自己有义务去吃自己不喜欢的东西。
• 当你饿的时候即可进食。不要在意传统的三餐时间。
• 每日少食多餐。

如果你存在咀嚼或吞咽困难，试着吃一些软食，比如炒鸡蛋、奶昔、苹果酱或是土豆泥。如果在餐中或餐后，你出现食物误吸或是咳出食物等表现，务必告知你的临床医生。如果觉得口干，你可以每天定时饮水，或饮用不加甜味剂的果汁及其他种类饮品等。试着多进食汤类食物，或者奶昔，以及吃一些含水量丰富的食物。

判断进食是否足够的一个指标就是能否维持体重稳定。如果出现体重下降，你需要增加热量的摄入，多吃一些高热量食物和饮品，比如花生酱、坚果、冰激凌、麦芽啤酒、加冰激凌的饮料、奶昔、营养饮料或蛋奶酒。为了增加蛋白质和热量摄入，也可以在饮品中放入加强型奶粉。如果你体重下降了 5 磅（约 2.5 千克）以上，请告知你的临床医师，他（她）可能会给你开药来帮助你恢复食欲。

不需要的体重增加

数十年前有一个普遍现象，许多诊断为乳腺癌的女性会出现体重增加，并且在接受化疗的患者中更为常见。有很多因素可能引起这种不需要的体重增加。

• 部分女性担心在治疗期间可能会体重下降，故而吃得更多以预防体重下降。
• 部分女性出现恶心症状，故而吃得更多以期减轻恶心反应。
• 抑郁状态可能会导致部分女性暴饮暴食。
• 部分女性在癌症治疗期间不注重加强锻炼。
• 化疗可能会影响患者机体代谢，进而引起体重增加。
• 化疗可能导致停经，进而造成体重增加。

当你在不希望的情况下出现体重增加，该怎么办呢？总体来说，两步常识性的步骤可以降低体重：首先，通过减少进食或减少饮食中脂肪成分来尝试降低每日摄入的能量。其次，制订一套常规锻炼计划来增加每日的运动量。

如果你在减重方面仍然有困难，可以跟你的临床医师沟通，预约一位营养师帮助制订饮食计划，抑或参加减重或锻炼项目。

其实，目前化疗相关的体重增加已不像之前那么常见。这可能与很多因素有关，比如患者在治疗期间加强对体重增加的防范意识，医生及护士更好的咨询建议以及更短的化疗期。

脱发

许多经历过癌症治疗的患者，都会反映在治疗期间，最令人压抑的部分就是脱发（秃发）。除了身体外观上的改变外，脱发是另一个非常明显的标识，像是在告知他人"我患了癌症"。

脱发是化疗最常见的伴随症状。化疗药物主要通过杀死体内快速生长的癌症细胞来达到治疗效果。但除了对癌症细胞起作用外，化疗药还会破坏其他快速生长的细胞，比如头发毛囊里的细胞。这就会导致脱发。

化疗药物导致的脱发主要与所用药物的种类有关，也与患者对药物的反应相关。部分女性整个头面部的毛发可能都会脱掉，甚至包括眉毛和睫毛。部分女性可能只是头发变得稀疏，也有一部分女性不会出现脱发表现。

如果你容易脱发，这一过程多在开始化疗后的 10~20 天出现。你的头发可能会逐步或是成簇地脱落。部分女性主诉头发脱落后，头皮会有触痛的感觉。你一定要坚定信念，那就是头发一般都

降低头皮温度以预防脱发

在 20 世纪 80 年代，研究人员发明了一个方法来预防脱发，就是在化疗开始前或化疗过程中戴冰帽。他们认为冰块会使头皮血管收缩，减少化疗药物进入头皮中，从而减少脱发。这种被称为头皮低温疗法的方法并不是很有效，并且有人也担心这种方法会潜在地增加癌症细胞在头皮中生长的机会。

近几年来，这种方法又回归人们视线。研究者发明了更好的头皮降温方法，并且也有研究表明癌症在头皮生长的可能性微乎其微。头皮低温疗法在不同医疗中心的应用程度也不同。这种方法仍然不方便实施，另外也会令人感到不舒服。随着时间推移，一定会发明出更好的防止脱发的方法。

会在治疗结束后再长出来。事实上，新长出来的头发往往会比你开始化疗前的头发更加浓密。对于部分女性，她们的头发可能会在治疗结束前就开始恢复生长。新长的头发在颜色或质地上有可能会与之前不同，这也不是罕见现象。

头部放疗同样也可能导致脱发。不幸的是，如果你是因为放疗导致脱发，这部分头发由于毛囊已受到永久性损伤，可能不会再长出来。

自我调整策略

如果你使用的化疗药物可能会导致脱发，你的临床医师或是医疗团队成员会告知你，以便给你留下充足时间来提前做一些决定。你可以选择戴假发，或是戴帽子、包头巾或围巾来遮住头部。或者你也可能决定保留光头形象。在不同情况下，比如在家里或是去参加社交活动，你可能会做出不同选择。在这个问题上没有选择的对错。一定要基于使自己感到最舒适这一目的来做出决定。

如果想要戴假发，那么最好在你还留有自己的头发时去定制一顶。这样，假发制作师可以根据你自身头发的颜色、质地等，为你量身定做最合适的假发。一些店铺专门为女性癌症患者制作假发。如果想查找你所在区域里的专业假发店，可以咨询你的健康护理团队，查阅黄页电话簿或是打电话询问当地的美国癌症协会分部。如果你的临床医师开具了假发的处方条，许多保险公司会帮忙支付这部分费用。当你的头发开始脱落时，一定要尽量保护剩下的头发。比如使用温和的洗发水，用软梳子轻柔梳头，把吹风机设定在低热档位等。不要染发、烫发或是化学性保养头发。睡觉时尽量使用缎子材质的枕套，因为它不会像棉质或是合成材料的枕套那样拉扯头发。

一些女性选择在头发开始脱落时就理发。如果你也这样做，一定找人帮你并且一定不能伤及头皮，否则容易造成局部感染。务必要使用防晒霜或是戴帽子来保护头皮免受日光伤害，并且当外界温度低时一定要保护好头皮以避免体热流失。

与你的健康护理团队沟通一下脱发给你带来的压力，这也能帮助你调整心态。

上肢及肩关节活动受限

做过乳腺手术的患者都会有一个疑虑，就是能否恢复上肢及肩关节的活动性。根据手术类型的不同，与做过胸部手术相连的上肢和肩关节可能会出现一段时间的僵硬和疼痛。如果手术中清扫了腋下淋巴结，则同侧上肢和肩关节活动受限的发生概率大大增加。

由于各种不舒服感觉，你可能倾向于保持不动或是减少使用来保护上臂。

但是这并不是一个好办法。上肢缺少运动会变得更加虚弱，而且会使上肢和肩关节活动性进一步降低。

乳腺癌手术最可能影响到的上肢和肩关节运动是手臂上举（外展）动作，比如拿梳子梳头。在日常生活中会经常使用这种外展动作，比如开车、从架子上拿东西、穿上衣或外套等。

乳腺癌手术后，患者一般都会被建议在家时多做一些功能锻炼，以助于恢复受影响的上肢和肩关节的活动功能。如果你没有收到类似的建议，可以向临床医师咨询。一旦所有外科引流管均已拔除即可开始功能锻炼。

有趣的是，一项研究表明，相比于术后仅参考指南手册的患者，那些加入物理治疗项目来帮助恢复上肢和肩关节活动性的患者，往往最后会有更好的肩关节活动性。你可以咨询健康护理团队如何加入这种物理治疗项目，并且如果可行的话，你也可以请一位擅长帮助乳腺癌术后患者功能恢复的物理治疗师来进行专业指导。

前述包含了一些你可以自行完成的基本锻炼方式。最重要的是一定要让你的上肢和肩关节动起来。

慢慢来

术后不活动会导致你的上肢、肩关节以及胸部肌肉变得僵硬和虚弱。当你刚开始功能锻炼时，一定要慢慢来。

轻轻舒展你的上肢和肩关节有助于减轻肢体僵硬和虚弱症状。这种轻柔动作是维持上肢和肩关节功能的关键。

上面展示的锻炼方法向你提供了维持上肢和肩关节活动必要的轻柔伸展动作。

上肢上举

面部朝上躺在床上，双手放在身体两侧。缓慢上举受影响的上肢，保持肢体伸直，举过头顶以助于拉伸肌肉。缓慢放下，然后重复上述动作。如果这样做有效的话，可以将双手重叠，用未受影响的上肢辅助受影响的上肢缓慢上举

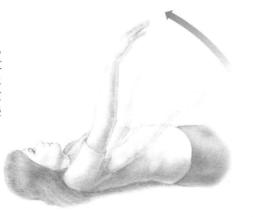

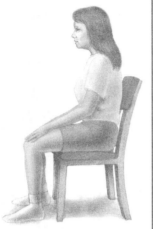

深呼吸

坐在直背的椅子上，均匀地深呼吸，扩张胸部肌肉

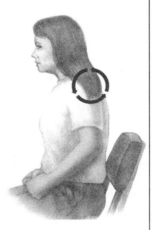

旋转肩关节

坐在直背的椅子上，轻柔地向前、向下、向后及四周旋转肩关节，做圆圈状运动，以助于放松胸部、肩部及上背部肌肉

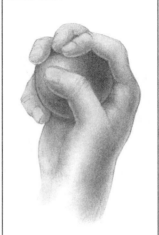

握拳动作

可以利用柔软有弹性的物体，比如橡胶球或是清洁球，握在手中做握拳和挤压动作。每天多重复几次以助于加强上肢力量

提示： 下面的锻炼动作有些难度。如果你同时进行了乳房重建手术，一定至少等到手术后 4 周再开始相应训练。

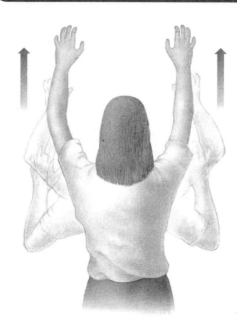

爬墙动作

1. 面对一面墙站立，尽量让脚尖贴近墙面，双足打开与肩同宽。
2. 缓慢弯曲肘关节，掌心冲向墙面，与肩同齐。
3. 利用手指，使手臂缓慢沿墙而上（即"墙上行走"），直到你的上肢完全伸展。
4. 同样动作退回手臂到起始动作处。

摆臂动作

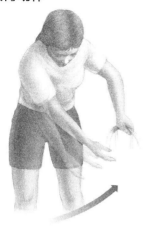
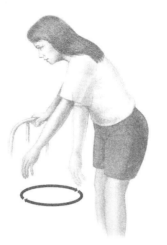
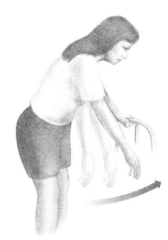

1. 用未受影响的手臂扶住固定的椅子。

2. 受影响的手臂自然下垂处于放松状态。

3. 从左向右摆动受影响的手臂，务必使动作从肩关节启动而不是肘关节。

4. 朝一个方向摆动受影响的手臂，画小圆圈动作。同样保证动作来自于肩关节。当你的

手臂放松后，可以逐渐加大画圈的大小。然后向相反的方向做同样动作。

5. 在你感到舒适的范围内，从肩关节开始前后摆动受影响的手臂。

滑轮运动

1. 准备一套绳索 - 滑轮系统。这些装置通常可在医疗用品商店或五金商店买到。将这套系统固定在高于头顶的房梁上。门框上方模型也可以使用。

2. 在滑轮系统下方稍向前一点坐下或站立。

3. 用受影响的手臂抓住绳子一端，或者将手放在绳子末端固定的环结上。用未受影响的手臂抓住绳子另一端。

4. 轻轻弯曲未受影响手臂的肘关节，使这端绳子逐渐下降，从而带动受影响的手臂缓慢向前、向上举起。

5. 如果感到突然的不适即停止活动，不要直至感到肩部疼痛才停下。

6. 保持这个姿势约 10 秒钟，然后利用滑轮，缓慢放下受影响的手臂。

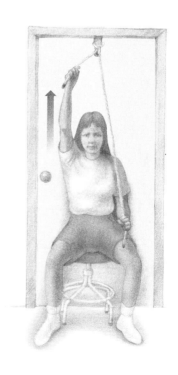

淋巴水肿

手术、放疗或是其他癌症相关治疗会清扫或是破坏局部淋巴结，可能会引起相应区域淋巴液潴留。如果这种情况发生，受影响的手臂或大腿会肿胀，这种现象被称为"淋巴水肿"。"水肿"即是表达"肿胀"意思的医学名词。

淋巴结是一种遍布全身的豆子形状的较小结构，总数有 350~500 枚。它们生产并贮存抵抗炎症的白细胞，即淋巴细胞。淋巴细胞通过血管和淋巴管网络遍布人体全身。这些淋巴管网路从人体各处引流一种清亮的液体即淋巴液，在大静脉将血液回输至心脏之前，将淋巴液最终汇入上胸部的大静脉中。

癌症手术或放疗往往会清扫或破坏淋巴结和淋巴管。如果剩下的淋巴管不能满足正常淋巴液引流的需求，过多的淋巴液会回流并在受影响的上肢积累，造成水肿。

相应症状和体征如下。

- 上肢胀满或沉重感。
- 皮肤收紧。
- 活动性或伸展性降低。
- 衣服或戒指不合体。
- 受影响的皮肤处压痕明显，比如戴手表处。

如果你因乳腺癌而接受治疗，做过放疗或是淋巴结清扫手术或是两者均做过，那患侧的上肢即存在淋巴水肿的风险。

有时淋巴水肿在手术后立即发生，一般症状较轻且持续时间短。有时淋巴水肿也会发展为慢性病症。它可能在治疗后的数月到数年间出现。常见的症状并不是疼痛，但由于淋巴水肿会造成患肢沉重感，往往会令人感觉不舒服。

减少发病风险

目前为止，还没有一种科学证实有效的方法能够阻止淋巴水肿的发生，但是大多数临床医生均认为患者可以做一些事情来减少其发生率。然而，一定要铭记于心的是，完成下面各种建议的前提是充实而有活力的生活。

避免感染

人体会产生额外的体液来对抗感染。如果你的淋巴系统因为癌症治疗并不能满负荷运作，这些额外产生的体液将会引起和诱发淋巴水肿。避免感染应做到：

- 保持上肢皮肤清洁，可使用温和的乳液保湿。
- 用保湿乳液保持双手和表皮柔软。不要用剪刀剪去死皮。
- 手术、放疗或两者并存会增加患肢淋巴水肿风险，避免在该胳膊上注射或是采血检验。如果你需要注射疫苗，建议

问与答

问：淋巴水肿可以用药物治疗吗？

答：在 20 世纪 90 年代早期，研究者们在《新英格兰医学杂志》上发表了一篇论著，认为在各类人群中，一种叫作香豆素的药物（与抗血栓药物香豆素无关）可以有效减轻淋巴水肿。然而该研究中大多数受试者并不是因为癌症治疗而引起淋巴水肿。

随后，梅奥医学中心的研究人员发起了一项临床研究，来评估因乳腺癌治疗引起淋巴水肿的患者使用香豆素的疗效。

不幸的是，该项纳入 150 例受试者的研究结果并没有发现使用香豆素会获益。事实上，一部分接受治疗的患者反而会出现可能危及生命的严重肝毒性反应。

目前，尚无有效治疗淋巴水肿的药物。

用其他部位，如臀部等。

• 如果需要修整腋下毛发，建议使用电动剃须刀。这种类型的剃须刀比普通剃须刀更不容易造成皮肤切伤，同时也比脱毛膏刺激性小。

• 警惕感染的早期表现。比如皮肤潮红、花斑现象、皮肤触痛、水肿或是上肢皮温升高等。发热也是感染的一个指征。如果你怀疑出现了感染症状，一定要联系医生。

避免烧灼伤

对于淋巴结和淋巴管已经破坏或清扫的患者来说，烧灼伤跟感染类似，可以导致过多体液产生。避免烧灼伤应做到：

• 当你准备外出暴露在阳光下时，一定要用防晒霜。在每天最热的时候尽量避免阳光直晒。

• 在拿取烤箱或微波炉中的盘子时，一定要戴隔热手套。

• 不要用受影响肢体的手来测试饭菜或是洗澡水的温度。

• 当洗热水浴或蒸桑拿时，一定要注意。过热会引起体液增多。

其他建议

你也可以通过以下几种方式减少淋巴水肿风险。

• 不要穿太紧的衣服、手套或是珠宝首饰。局部肢体收缩会减少体液回流，导致水肿增加。

• 多食用健康的食物。控制体重也可以预防体液潴留。

- 尽量正常地使用受影响的手臂，但也不要过度受累。
- 不要在受影响的一侧上肢进行血液监测或抽血。

治疗淋巴水肿

令人感到庆幸的是，淋巴水肿问题已不像过去那么棘手。前哨淋巴结活检术（见 154 页）的应用可以减少乳腺癌手术中腋下淋巴结清扫的风险。

即使你尽一切努力做好预防工作，淋巴水肿仍然可能在淋巴结被清扫后出现。如果你确实经历了上肢肿胀，最关键的是要早期干预。一旦淋巴水肿出现，保持水肿状态不恶化远比逆转水肿状态容易得多。

最常见的控制淋巴水肿的方法是在受影响的上臂或大腿上缠绕弹力绷带，一旦水肿减轻即可改穿用弹性材料做成的特殊服装——压力袖套或袜子。

目前大家对于排出肢体潴留的最佳办法尚存在一定争议。一些临床医生认为各种压力泵有助于排空受影响上肢或大腿的体液。这些压力泵通常在肢体远端加压，以促进体液向心脏回流。同时也有一些人对此有所顾虑，认为这种方法可能会使原本受压的淋巴管承受更大的压力，从而加重水肿问题。

一些临床医生建议按摩是一种更好的促进体液排出的办法。按摩应从手部开始，先将体液从这部分排出，进而逐渐沿手臂上移，以一种循序渐进的方式帮助体液排出。一些按摩治疗需要进行超过 2 周的每日理疗。其他时候则需要进行不定期的间断治疗。

如果你正在寻求淋巴水肿方面的治疗，最好的方式是到一个专业的医疗机构就诊。这些医疗机构会有在处理淋巴水肿方面具有丰富经验的专业人员。那里的临床医生和理疗师可以帮助减轻肢体淋巴水肿的程度，教你如何控制体液，提供合适、合体的弹力袖套或弹力袜，以及持续提供治疗建议。一定要找那些拥有淋巴水肿专科门诊的医疗中心。

日常规律锻炼受影响的上臂，可以防止体液再次蓄积。那些因乳腺癌手术而切除腋下淋巴结的患者，通常会被告知避免锻炼受影响的上臂，以免过多的活动和伸展动作可能会导致水肿。然而，已有研究表明实际情况恰恰相反——上肢肌群的活动有助于促进过多的体液进入血液循环。

月经停止

停经是中年后妇女发生的一种自然现象。停经多在卵巢分泌雌、孕激素减少时开始出现，这两种激素可以规律调节每月的排卵和月经循环。最终当激素停止产生时，你的卵巢将不再释放卵子，同时月经将会停止。通常停经年龄在 51

岁左右，而特定的癌症手术或药物治疗有可能将停经时间提前。

子宫切除术，即仅切除子宫而不切除卵巢不会导致停经。尽管患者不再有月经周期，但是卵巢仍然会产生激素。然而切除子宫和卵巢的手术（全子宫及双侧卵巢切除术）却会导致停经。如果你处于绝经前期，那你的月经周期可能会突然停止，并可能会有面色潮红或其他停经的征象或症状。这就叫作手术性停经。

盆腔的化疗和放疗也可能诱发早发性停经。此外，很多乳腺癌内分泌治疗也能引起停经的征象或症状。因乳腺癌接受化疗的绝经前期患者可能会出现相对突然的卵巢功能下降。

突然停经引起的反应通常比自然停经引起的反应更加剧烈。自然绝经时激素水平通常会在数年的时间内逐渐发生改变，与之不同的是，因手术造成的停经其激素水平变化往往更加突然，引起的征象或症状也更加强烈。早发性停经也会使患者面临其他风险，比如薄骨性疾病（如骨质疏松等）。

突然停经的反应

停经的征象和症状不尽相同，可能是轻度不适，也可能是严重反应。一些患者会出现部分征象和症状，而其他患者可能很少有症状。最常见的反应是潮热，睡眠障碍，夜间盗汗，阴道变化和情绪改变等。

潮热

血液中雌激素减少会引起异常的血管调节反应，导致皮肤温度升高。这会引起从胸部上行至肩膀、脖颈和头面部的潮热感。你可能会出汗，进而在汗液蒸发时感到寒冷。你也可能会感到轻度眩晕感。你的面色可能会略有潮红，而前胸、脖颈以及上肢可能会出现红斑疹。

睡眠障碍和夜间盗汗

夜间潮热会导致盗汗。你可能会从熟睡中惊醒，发现睡衣和床单都湿透了，这也可能会随之使你感到寒冷。而后，你可能很难再次入睡，不能享受深度、休息性的睡眠。

阴道变化

缺少雌激素会引起患者阴道被覆组织变得更干、更薄、缺乏弹性。阴道润滑性下降可能会引起局部烧灼感或刺痛感，也会导致阴道和尿路感染风险增加。这些变化也可能导致性生活变得不舒服甚至是疼痛。

情绪改变

你可能会出现心情波动，易激惹或是更倾向于情绪低落状态。过去认为这些症状多由激素波动引起。但是罹患癌症或是其他生活事件引起的压力，同样也会导致你情绪的变化。

专业名词解释：不孕症

对于因进行癌症治疗而出现停经的青年女性患者来说，失去生育能力是一件很有可能发生的事情。不孕症可能与手术、化疗或是放疗有关。

如果你有生育计划，那么失去生育能力将是一个噩耗。一些女性患者会像失去一个亲爱的孩子一样，感到万分悲痛和失落。当你的朋友或是家人怀孕时，你可能会心怀嫉妒和愤恨，之后又会对这种想法感到愧疚。（详情前述 177 页，有关开始化疗前保留生育能力的常见办法介绍）

即使那些没有生育计划的患者也会对自身的不孕感到悲伤。她们会觉得失去了全部或是部分作为女性的特征。

面对癌症治疗引起的不孕症，可以试着做到以下几点：

- **分享你的感受。**可以向你亲近的人倾诉你的感受，比如你的临床医生、咨询师、精神科医师、家庭成员或是朋友。更重要的是，要与你的伴侣沟通你的感受。

- **允许自己追随自身的感受。**对于事情的反应模式，没有绝对的对与错。

- **考虑加入互助组织。**你可能会发现，与同在一个组织中的其他患者沟通是一件很有意义的事情。本章后面部分将会详细介绍关于互助组织的更多详细信息。

缓解潮热症状

如果你正遭受潮热症状的困扰，综合自我调整策略和药物治疗这两种方法，往往会减轻相应症状。

自我调整策略

大部分潮热症状会持续 30 秒到数分钟，有时也会持续更长时间。而其发生频率和周期多因人而异。你可能会每小时出现一次症状，也有可能仅仅偶尔有所表现。

如果你经常出现潮热症状，那么你

应该做到：

- **穿合适的衣服。**可以选择穿易于脱掉的棉质衣服。棉质衣服透气，也有助于吸收水分。

- **寻找诱发因素。**某种特定的食物或是情境通常会引起潮热反应吗？常见的诱发因素有吸烟、热饮料、辛辣食物、酒精、炎热天气、温暖的房间或是紧张状态。

- **尝试降温。**当出现潮热症状时，试着喝点清凉的水或是果汁，并去一些凉快的地方来降温。

药物治疗

很多种药物可以减轻潮热反应。一定要与你的临床医生沟通，来选择一种最适合你的药物。

激素治疗

针对潮热最有效的治疗就是雌激素，通常会在激素替代治疗（HRT）中使用。雌激素会减少90%以上的潮热反应。孕激素在这方面也有基本相似的功效。然而，由于乳腺癌和妇科癌症多由激素激发，肿瘤学专家通常不愿意开具HRT处方，同样很多女性患者也不愿意使用激素治疗。

维生素 E

有研究表明，与服用安慰剂组相比，每天服用800U维生素E可适当减轻患者潮热反应。这是什么意思呢？在很多临床研究中，每日服用糖丸（安慰剂）的患者4周后潮热反应下降约25%。而服用维生素E的患者4周后潮热反应下降约35%。

氯压定

氯压定（即可乐定）是一种用于治疗高血压的药丸或片剂，也能在一定程度上缓解潮热反应。然而可乐定会有一定副作用，比如口干、睡眠障碍、眩晕、嗜睡、头晕或便秘等，临床医生通常不会像其他药物一样常规开具可乐定的药物处方。

抗抑郁药物

一些抗抑郁的药物具有减轻潮热反应的作用。已有研究发现低剂量的文拉法辛可以减少约40%的潮热反应，稍高剂量的药物可减少约60%。大多数女性都可以耐受文拉法辛，仅有少部分女性会出现恶心或呕吐症状。对于一些患者来说，即使持续给药，初始时的恶心症状也会在数日后基本消失。

文拉法辛有很多其他副作用，比如中度口干、食欲下降或便秘等。如果你患有控制不佳的高血压，那么你的临床医生不会建议你使用该药物，因为此药物可能进一步升高血压。

其他抗抑郁药物也可缓解潮热反应。如帕罗西汀（Paxil）和西酞普兰（Celexa）等药物会有类似文拉法辛的功效。氟西汀（Prozac）也可以减少潮热，但是不如其他抗抑郁药物有效。

抗癫痫药物，比如加巴喷丁（Neurontin）和普瑞巴林（Lyrica）也有减轻潮热的作用。这些药物会产生诸如头晕、轻度水肿等不良反应，部分患者觉得这些不良反应会比文拉法辛带来的副作用更难应对。

缓解夜间盗汗及睡眠障碍

夜间盗汗通常是潮热在夜晚的反应。你可能会因为浑身出汗而从睡梦中醒来，继而感到寒冷。你可能难以再次

关于阴道雌激素的顾虑

近年来学术界有很多关于阴道雌激素治疗应用相关的讨论。大多数临床医生和癌症存活者都反对口服雌激素治疗，因为他们担心这将增加血流中雌激素含量以及乳腺癌复发风险。而对于阴道雌激素替代治疗，只有小剂量的雌激素被吸收入血。理论上来说，这点会引起部分担心。但是很多肿瘤专家和妇科专家都认为，使用阴道雌激素引起的乳腺癌复发风险微乎其微。

阴道雌激素治疗可以用来控制因癌症治疗引起的阴道干燥表现和症状。如果你对于治疗可能带来的癌症风险表示担忧的话，不采用这种治疗方式也没有问题。

入睡或是享受一个深度、放松的睡眠。缺少睡眠将会影响你的心情和整体健康。如果你出现夜间盗汗或是睡眠障碍，可以尝试以下几点建议。

• 使用纯棉的床上用品，穿棉质衣服睡觉并额外准备一套干净的衣物。棉质衣物透气，同时也可以有效地吸收水分。

• 保持卧室清凉。

• 避免在睡前饮用含咖啡因的饮品。这些会导致难以入睡。

• 避免在睡前进行锻炼，因为即使短暂的锻炼也会加强代谢，导致入睡困难。

• 尝试一些放松的方法，比如深呼吸、瑜伽或是渐进式肌肉放松法。这些方法可以辅助睡眠。

• 尝试遵守一套固定的睡眠时间表，或是在睡前形成某一套常规习惯，比如读杂志或写日记等。

缓解阴道干燥

由于雌激素水平的下降，阴道表面被覆组织及膀胱引流通路（尿道）将变得更加干燥、脆弱及缺乏弹性。随着局部润滑性下降，你可能会感到烧灼感或刺痛感，这会增加阴道或尿路感染风险，也可能引起性交不适。

对于阴道干燥症，有以下几点建议。

• **使用水源性的非处方阴道润滑剂或湿润剂**。保持性活跃也有助于减少阴道问题，因为这可以增加阴道组织血流，使其保持更加健康。

• **避免使用阴道冲洗剂**。这些冲洗剂会刺激阴道。

如果这些方法并不奏效，你还可以咨询临床医生，考虑阴道雌激素替代疗法。当卵巢不再分泌雌激素时，阴道常会出现干燥症状，而阴道局部雌激素治疗有助于缓解这一表现和症状。另外，阴道雌激素疗法可以增加局部雌激素含量，从而缓解干燥症状。

尽管在给乳腺癌患者开具雌激素药物治疗处方时，临床医生多有所顾虑和担心，但是在某些特定情况下也可以局部使用雌激素来治疗阴道干燥症，比如阴道乳膏等（详情见"关于阴道雌激素的顾虑"部分）。

阴道雌激素制剂

阴道雌激素乳膏（如 Premarin、Estrace 等）有助于缓解阴道干燥及刺痛症状。你只需用特制的敷抹器将乳膏涂抹在阴道中，每日一次连续使用 5~7 天。之后可以继续每周一至两次使用来控制相关症状。

阴道雌激素环（Estring）是一种柔软的塑料环，可由临床医生将其放于阴道上部。这种环可以在 90 天内缓慢释放雌激素。

阴道雌激素也有片剂，如 Vagifem。你可以用一次性敷抹器将药片放于阴道中，常规在前 2 周中每日 1 次，之后每周 2 次即可。

所有这些方法可以增加阴道局部雌激素含量，进而在使用期间缓解阴道干燥症状。

注意事项

实际上所有的阴道雌激素制剂均可被局部吸收并在一定程度上分布到全身其他部分。如果患者同时在服用芳香化酶抑制剂，在这种情况下使用阴道雌激素制剂并没有意义。因为这种药物将会使体内雌激素水平降到极低水平。所以如果你正在使用他莫昔芬治疗或你是雌激素受体阴性患者，那么使用阴道雌激素将会有较好的效果。

性生活改变

在癌症治疗后，你的性生活可能会受到各种情况的影响。

已有研究表明，诊断为乳腺癌的女性患者中有 25%~35% 会出现一定程度的性功能障碍。

问与答

问：什么是阴道痉挛？

答：不管是由阴道干燥、阴道狭窄或是短小阴道引起的性交痛，都可能引发一种叫作阴道痉挛的状态。阴道开口处的肌肉出现痉挛性的收缩。在阴道痉挛状态下，男方的阴茎将很难进入阴道中，且男方越用力向前，女方就会越疼痛难忍。

凯格尔锻炼法

凯格尔锻炼可以教你学习如何收紧和放松盆底肌群，进而可以缓解性交时的不适症状。凯格尔锻炼主要是收缩你用来控制尿道的肌肉，坚持三秒，然后再放松。每次重复 10~20 次，每天可多做几组。如果你在性交时仍感到疼痛，一定要停下来并试着放松盆底肌群。

癌症治疗后出现的性生活改变多包括性交痛、难以达到性高潮或性欲减退等。

如果你正承受性生活相关问题的困扰，可以同你的临床医生或健康护理团队中的其他成员沟通交流。通常，性生活相关问题可以得到妥善处理。

性交痛

性交疼痛是癌症患者治疗后常见的并发症，医学上的专业名词为 Dyspareunia（性交痛）。其最常见的原因是雌激素水平下降导致的阴道干燥症。化疗和内分泌治疗等也能降低雌激素水平，进而在某种程度上引发性生活问题。

万幸的是，你可以通过采取以下几种措施来缓解性交痛。

• 在性交前，将水源性的润滑剂涂抹于阴道内及周围部位。目前有很多非处方产品以供选择，你需要尝试挑选一款自己喜欢的产品。不要使用凡士林乳膏或是其他类型的油性润滑剂，因为这些产品会增加真菌感染风险。

• 在开始性交前，一定要充分激起性欲。因为这时阴道将会处于最长、最宽、最润滑的状态。

• 选择一个良好的性交姿势，使你可以控制性交的节奏和深度。

• 如果某些事情会引起疼痛，一定要告知你的性伴侣，同时也可以告知他不会使你疼痛的接触方式。

• 在性交前，也可以让你的性伴侣用润滑后的手指轻轻扩张阴道。

如果临床医生建议你使用阴道扩展器来舒展阴道的话，则可以遵循医生的意见。阴道扩张器是一种由乳胶、塑料或橡胶制成的圆筒状物，通常有不同的大小。阴道扩张器在润滑后放入阴道中，每次保持 10~15 分钟时间，每周 3 次或隔日 1 次。

难以到达性高潮

几乎所有在癌症治疗前有能力达到

性高潮的女性患者在癌症治疗后也能做到这点。但是激起性欲的必要方式或步骤可能发生了改变。例如，如果前戏的一部分是抚摸身体的敏感区域，而这个部位受到了癌症治疗的影响，比如乳房，那么你可能需要再找其他的触摸部位来帮助激起性欲。

为了帮助自己达到性高潮，一定要跟性伴侣沟通，告知其可以激起你性欲的抚摸部位。你甚至可以在做爱时保持性幻想，以免自己被负面想法分散精力。

性欲下降

癌症治疗可以引起身体的变化，同样也能造成感情上的冲击。你可能在癌症治疗后有很多或是一小部分情感的变化。

伴随癌症治疗而来的一个常见问题就是对性活动愿望（即性欲）的下降。你可能因为各种原因导致性欲下降，这可能是由你所经历的一切变化引起的。你可能正处于手术、放疗或是化疗后的恢复期，也可能你感到疲劳或是感到不适。化疗和其他药物也可以破坏体内激素平衡，降低患者性冲动。

你可能感到害怕、焦虑或是失落，这些都是对于危及生命疾病的正常心理反应。许多人发现随着时间推移，内心的恐惧减少从而改善性欲。但对于某些患者来说，情感上的压抑占据主导地位，这就需要进行医疗干预。一些治疗抑郁和焦虑的药物可以影响患者的性冲动。

你可能也会关心，癌症治疗究竟对你的身体产生何种改变，而且你的性伴侣是否还能感到你对性生活的愿望。

做过全乳切除术的患者更容易出现类似的问题。对于女性和男性来说，乳房是性的一个方面。整个乳房切除（全乳切除术）或是外形及感觉改变（肿物切除术）会影响女性对于自己作为有性人类的认知。一些研究者发现，相比其他

问与答

问：我听说睾酮可能会增强女性性欲。这是真的吗？

答：已有证据表明，女性性欲的下降可能与体内睾酮激素水平较低有关。女性体内可以正常产生小剂量的男性相关性激素。在停经后，睾酮水平会降低。已有研究将睾酮的摄入当作一种治疗性欲下降的潜在方法。一些文章发现这种方法确实有效，尤其是对于那些体内仍存有一部分雌激素的女性（绝经前或是采取雌激素替代治疗的患者）。然而，大多数证据认为，这种方法对于绝经后的乳腺癌患者没有任何帮助。

癌症的相关治疗，全乳切除术会导致更多性方面的问题。

如果你出现性欲下降表现，并且为此担忧的话，可以尝试以下建议。

与你的伴侣沟通

改善性亲密行为的最好办法之一就是架起沟通的桥梁。例如，你的伴侣可能会认为你已经失去兴趣。而你也可能认为你的伴侣对你也不感兴趣。一个关于这个问题的深入沟通即可弄清一切并重建感情和生理上的亲密度。这种沟通可以从告知伴侣你对于性生活的感受或者你想改变的方面等开始。向他解释你心目中性生活的方式以及你的感受。不要害羞，试着积极主动一些。

尝试浪漫

在你调整好后，试着与伴侣进行一次约会。利用灯光、音乐盒、香氛等创造一个性感的情境。一开始缓慢进展，注重前戏。慢慢地和伴侣一起重新认识自我。有时候，同意无性交的活动也有利于自我放松，并能够专注于其他令人愉悦的活动中。

试着寻求新的方式来使自己更加性感迷人。比如换个新发型或是新发色。买一些漂亮的新睡衣或睡袍，显得自己更有欲望。

与临床医生沟通

性方面问题不会自己改善。如果你存在这方面困扰而你的医护团队并未与你交流这个问题的话，你可以主动去沟通。临床医生会判断你是否需要转诊至专科医生处，或是可能提出一些新的建议来改善性亲密行为。如果想跟临床医生讨论性冲动问题，可以让伴侣也加入这种交流。有伴侣陪同在身边，可以确保你两个人可以获得同样的信息内容。

骨质疏松

随着越来越多的癌症患者生存期延长，癌症治疗相关的骨骼长期并发症也变得越来越常见。

骨质疏松是骨质变得脆弱的一种病理状态，导致骨折风险增高。对于接受癌症治疗的女性患者来说，有多种原因可导致其骨质疏松风险增加。部分乳腺癌治疗手段会抑制骨质形成。一些用于控制化疗副作用的药物，比如类固醇激素等，会导致骨质丢失。在某些情况下，癌症本身也可导致骨质丢失。

癌症相关治疗也对骨质丢失产生间接影响。芳香化酶抑制剂这类药物可以降低体内雌激素水平，继而导致骨质丢失。手术切除双侧卵巢（有时这是乳腺癌治疗的一部分），可诱发立即停经。癌症的化疗和放疗也可能导致卵巢丧失功能。在这些问题出现后的前几年中，骨骼将会以远高于平常的速度快速丢失钙质，增加骨质疏松风险。

预防与治疗

为了预防及治疗骨质疏松，可以做到以下几个方面。

钙剂和维生素 D

两种最直接、最高效的方案就是补充足量的钙剂和维生素 D 及负重训练。有骨质疏松罹患风险的患者每日应摄取的目标剂量为 1500~2000 毫克钙剂和 400~800U 维生素 D。钙剂和维生素 D 可以从食物中补充也可以从补剂中获得。

锻炼

负重训练可以简单到仅是散步或慢走。而非负重训练，比如游泳等，确实对整体锻炼有好处，但对于维持骨骼强度仍有欠缺。

雌激素

雌激素治疗已证明可防止骨质丢失。但是考虑到雌激素用于乳腺癌患者所带来的风险，这种方法并不像其他选择一样常规推荐给患者。

雷洛昔芬

雷洛昔芬（Evista）是一种类似于他莫昔芬的药物，有助于维持骨骼强度。它也可降低乳腺癌患病风险。然而对于已服用他莫昔芬 5 年的乳腺癌患者来说，使用雷洛昔芬治疗仍存在一定担忧。因此，雷洛昔芬并不会推荐给已使用他莫昔芬治疗的乳腺癌患者。雷洛昔芬同样也可以导致潮热反应。

双膦酸盐

双膦酸盐类药物也有助于保持骨骼强度。在促进骨质健康方面，这些药物跟雌激素一样有效。目前市面上双膦酸盐包括阿仑膦酸盐（Fosamx/ 福善美）、利塞膦酸盐（Actonel）及伊班膦酸盐（Boniva）。这些药物服用频率可以是每天 1 次、每周 1 次或是每月加大剂量服用 1 次。双膦酸盐应在晨起空腹服用，之后 30 分钟内不要躺下，以免反流入食管。

唑来膦酸盐（Zometa）是另一种形式的双膦酸盐。它的不同之处在于是一种静脉制剂，需要静脉输注。有证据表明，每隔 6 或 12 个月使用此类静脉药物有助于维持骨骼强度。

狄诺塞麦（Denosumab）

狄诺塞麦（Prolia）是一种最新型的治疗骨质疏松药物。这是一种抗体类药物，作用于不同的靶点，但可产生类似双膦酸盐药物或更好地疗效。狄诺塞麦通过皮下注射给药，通常每 6 个月 1 次。这种药物也可用于防止乳腺癌骨转移引起的骨相关事件。当用于癌症治疗时，被称为 Xgeva 的药物会被使用。

降钙素

降钙素是一种鼻内吸入制剂。它可

用于减少骨质疏松患者的骨质丢失，但不如双膦酸盐有效。

神经病变

一些化疗药物可以引起神经损伤（神经病变），导致全身不明原因疼痛以及手足麻木和刺痛。紫杉醇类药物比如泰素等可用于乳腺癌治疗，是最常见的与神经病变相关的药物。

一些接受化疗的患者并没有出现神经病变。而对于部分患者来说，这却是一个重要问题。新的研究表明，受到神经病变影响的患者可能含有某种特定的基因构造，导致其更容易出现类似问题。

急性疼痛综合征

紫杉醇类药物可以导致一种疼痛综合征，多在用药后 3~4 天达到高峰，并在之后的几天内逐渐消失。这种疼痛遍布全身各处而且很难描述其性质，很可能是因为大多数女性从未有过类似的神经性疼痛经历。

接受低剂量、较频繁方案紫杉醇治疗的患者，出现神经病变的概率通常要低于接受高剂量、周期长方案治疗的患者。近几年来，紫杉醇治疗正向着小剂量、密集给药趋势发展，以每周方案替代之前的每 3 周治疗方案。

外周神经病变

另一种化疗药物相关的副作用是外周神经病变。这种病变多累及远端（外周）肢体——双手和双脚。足部受累通常比手部常见。

紫杉醇类药物使用时间越长，外周神经病变表现就会越明显。病变起初的常见症状为手足麻木、刺痛，导致按按钮动作或抓持小物体动作困难。有时这些症状维持在轻度状态，而有时症状会加重，除了麻木和刺痛外，还可能出现肢体剧烈抽痛或是烧灼样疼痛。如果症状十分严重，应该停用相应药物并换用其他化疗药。

急性疼痛综合征，外周神经病变引起的症状通常不会在化疗间期有所缓解，而是多在化疗彻底结束后逐渐减轻。不幸的是，有一小部分患者即使在化疗结束后，仍会受到相同症状的困扰。

除了减量或停药，没有其他更好的方法可以防止化疗相关神经病变。有时可开具处方药物来缓解这种疼痛。

关节痛

除了神经痛，一些用于乳腺癌治疗的药物还可引起关节痛。

化疗后关节炎

部分接受癌症化疗的女性患者会出

现肌肉和关节疼痛、僵硬等表现，尤其常在化疗后 1~2 个月出现。这种由化疗药物引起的病症称为化疗后关节炎。

临床医生估计这种疾病在接受联合化疗的患者中发生率约为 5%。

化疗后关节炎最常见的主诉是晨起或静止不动一段时间后出现的关节僵硬。最易累及髋关节和膝关节。大多数化疗后关节炎患者在接受治疗后，相关症状会在 6~12 个月逐渐消失。研究者认为这种病症可能是一种化疗相关的戒断反应。关于这种疾病的很多疑问还有待继续探索。

目前非处方类止痛药并不能有效减轻相关疼痛。但你可采取一些措施来缓解症状。如果你在癌症治疗后出现肌肉骨骼疼痛表现，一定要避免久坐。如果你必须保持坐位较长时间，那一定要经常变换体位以预防或减轻僵硬症状，比如向不同角度转头、变换手臂位置及屈伸双腿等。这些轻度的运动有助于预防过度的僵硬状态。如果可以的话，时不时站起来走动一下。

芳香化酶抑制剂相关关节痛

大约半数服用芳香化酶抑制剂的患者会出现关节痛的表现。这种症状可以是新出现的，也可能是癌症诊断前既有的关节痛症状加重。对轻度的症状，非处方类止痛药即可发挥作用。对症状严重的患者，可能不得不停用芳香化酶抑制剂。在数周或数月过后，临床医生可能会建议你试用另一种芳香化酶抑制剂，再次观察有无类似问题出现。有时换另一种药物可能比最开始使用的药物更易耐受。

体重增加

正如之前章节所讨论的，一些接受化疗或是服用特定内分泌治疗药物的癌症患者，有可能受到增重问题的困扰。不幸的是，大多数患者在治疗结束后体重仍未下降。

一些研究认为，绝经前的乳腺癌患者要比绝经后患者体重增加的风险高。这可能是因为化疗导致年轻患者早发性停经，而停经多伴有体重增加。绝经后患者在接受癌症治疗时，往往已经历过停经相关的增重过程。

一些患者会在服用他莫昔芬时出现体重增加。然而，有同样数量的患者认为会出现体重降低。此外，他莫昔芬相关的体重增加更有可能与患者年龄相关而不是与药物本身相关。正常女性在停经前后会出现体重增加，乳腺癌的诊断及其后续治疗多在围绝经期出现，这正是广大女性开始出现停经症状的年龄。

降低风险

大多数临床医生均指出，加强锻炼是防止或减少癌症治疗相关体重增加的最好办法。除了可以帮助你减轻体重外，锻炼还可以缓解疲劳、失眠和焦虑症状，这些负面状态都是癌症诊断和治疗的不良反应。

如果在治疗过程中，你发现上肢肌肉成分减少而脂肪成分增加，那么建议你应加强上肢的力量训练。同时双下肢的力量训练也会有一定效果。

你可以与临床医生沟通，制订一套包括有氧运动和力量训练在内的锻炼计划。同时可以向营养学家咨询，帮你制订健康饮食方案，避免额外的体重增加。

认知改变

一些接受癌症治疗的患者会在化疗或放疗后出现记忆力或注意力下降的问题。有研究表明经历化疗的患者这种情况的发生风险大大增加，而且化疗的剂量越大，出现的问题就越严重。但即使接受标准化疗剂量的患者也会出现记忆力或注意力障碍。这种现象被称为认知功能障碍，并被戏称为"化疗脑"或"癌症脑"。

大多数接受化疗的女性患者并不会出现严重的认知改变，可以继续有效地进行复杂脑力活动。

认知改变的具体原因以及其对患者的影响程度目前还尚未研究清楚。研究人员利用放射影像学技术已经能够将化疗后患者的脑部改变可视化。他们希望在数年内（当更多的研究成果公布时）可以对这个问题产生更好的理解。

癌症治疗带来的认知影响通常表现为思维敏锐度减弱、处理数字不清晰、特定单词寻找困难以及短时记忆障碍等。一些患者在癌症治疗期间即出现认知改变。其他患者则在癌症治疗结束后出现相应症状。

目前尚没有防止化疗引起的认知改变的有效方法。但为了有效应对这种情况，可以做到以下几点。

* 保持良好规划。你每天都可以在计划表或是电子软件上做一个简短记录，提醒自己今天要做什么或是要去哪里。
* 在家时可以使用可粘式便签条提醒自己要做的事情。
* 用计算器来检验你的数学能力。
* 如果你遇到棘手的问题，可以请其他人帮忙。
* 学会一些放松的技巧（详见第二十一章）来控制压力。如果压力减轻的话，记忆力和注意力都会有所改善。

如果你确实受到相关症状的困扰，请一定及时与临床医生沟通。

Shirley 的故事

Shirley Ruedy 已不是第一次面对乳腺癌了，而是两次。第一次罹患乳腺癌是在她43岁时。第二次罹患乳腺癌是在15年后，这时她已经58岁了。如果说第一次诊断犹如可怕的打击，那么第二次诊断"感到像是彗星撞地球"。没有了每年一次的癌症康复庆祝会，取而代之的是 Shirley 坐在临床医生的办公室，不得不开始处理对于每一位癌症幸存者来说最大的梦魇——另一次癌症打击。

第一次患病时发现较早，而这次不同，第二次情况相对恶化。癌症已经扩散到一个淋巴结和胸壁上。Shirley 做了第二次全乳切除术，并加做了6个周期的化疗和35次放疗。现在已是她二次乳腺癌术后的第17年了，每当 Shirley 清晨醒来，她总是感到继续活着是多么的幸运。她试着让每天都活的充实有意义，不沉溺于过去也不担忧于未来。

"我认为人就应该尽可能做其力所能及的事情，然后再忘掉它。我不认为上帝会给那些生活在苦难中的人第二次生命的机会。心里一直过分担心就是杞人忧天。"

Shirley Ruedy 很了解癌症，非常了解。她始终照料着自己的母亲，直到她母亲在结肠癌带来的漫长的、痛苦的煎熬中去世。她看着她的哥哥不停地重复着乳腺癌治疗，最终却也被癌症带走了宝贵生命。她也曾与那些和她一样罹患乳腺癌的好姐妹们并肩作战，但并不是所有人都和她一样幸运。

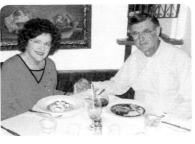

Shirley Ruedy 和她的丈夫 George，于华盛顿特区参加美国国家乳腺癌全民意识的午餐会

Shirley 很了解癌症，这也成为了她的毕生事业。在她第一次得病之后，Shirley 回归到她的写作生涯，在爱荷华州 Cedar Rapids 当地的一家报社工作。她开辟了一个癌症专栏，感受到读者的需要和他们能获益的内容，分享更多癌症相关信息。这么多年来直到最近她退休，Shirley 始终在她获奖的"癌症新知"栏目中笔耕不辍，向大家提供了一个了解癌症的平台。她与读者分享最新的癌症筛查和治疗信息。她鼓励读者积极行动起来，去获取新的观点，在必要时去挑战医生的想法，去采取各种措施降低自身患癌风险。她也向读者展现癌症感性的一面：常见的恐惧、感受及挫折等。

Shirley 专栏里最令人感动也最流行的部分是关于她自己及其他姐妹的抗癌故事——将强烈的心路历程付诸笔端，展现生与死的激烈较量。

Shirley Ruedy 很了解癌症，但她真诚地希望，后世子孙不再受癌症困扰。

下面是 Shirley 专栏里的一篇文章。

感觉舒服真好

Shirley Ruedy，报刊专栏作家

已经过去一年了。

这是五味杂陈的一年。一方面，从15年前我被确诊为乳腺癌的那个周二起，到后来癌症逐渐消失在我的生活中，再到现在又重新死灰复燃，这一切像一辈子那么长。

他们说，癌症又回来了，是全新的肿瘤。一个新的癌症，去面对，去斗争，活在它的阴影下，无法安然入睡。

另一方面，我又不能相信这一整年已经过去。去年11月时我是多么的单纯无辜，只想着假期，想着新装修的厨房何时完工，完全没有想到另一次癌症的降临。

那时的我太忙了，以至于忘记了跟肿瘤医生定下的随访时间，来复查我肋骨上的"小光点"。在接到提醒电话后，我没有防备的去了；毕竟到目前为止的检查都是阴性的，不是吗？

是的。"精心设计的计划"到此为止。你再次被拉回实际中，认清一个现实：弱小的人类根本不能牢牢主宰自己的命运。光鲜亮丽的生活就像一场梦，而你清醒过来，却发现手里只有鸡毛蒜皮的琐事。

我们的生活就是这样：用最精美的绳子（不是我们想象的那种绳索）束缚我们走向最终的生活，我们每日如此忙碌，以至于我们都忽略了，在某个特定的时刻，束缚我们的绳子可能会带我们进入永恒的终点。

这就是我在去年11月心里的强烈感受。另一个想法就是，一旦癌症细胞在体内或在家族中残留，那这个人应该时刻保持警惕。

我的反思：很多读者都知道，在第一次手术后，我没有做化疗或放疗。所以当我在1995年1月3日开始化疗时，这对我而言是一个全新的挑战。我之前提及过我的化疗方案，并不是最强的也不是最轻的制剂。我像大多数人会做的那样：我经历了，我克服了，我再次站起来了。

当我回首往事时，尽管很多人都对化疗心存恐惧，但我认为最有意思的部分正是我们的化疗病房（单元）。

这里真的是人类本性最善良的体现：责任、爱心和同情。前来就诊的人们，无论长幼、高矮、胖瘦、贫富、男女或是黑白棕黄人种，都会负责地按预约时间出现。他们像士兵行军一样倚靠在椅子或床上（自己选择），安静地坐着或躺在那里。他们在冥想，或读书，或与同伴交流。

患者位于前排，而他们坚定的陪伴者就站在身旁——无论是丈夫、妻子、父母、成年的孩子或是朋友，都在之后的几周或几个月里，坚定不移地陪着自己深爱的人一起度过恼人的治疗时光。他们从不需要什么承诺，也从不寻求额外关注，他们就是在那里：爱得繁花似锦，爱得枝繁叶茂，爱得波澜壮阔。

大多数时候房间里都很安静。无论什么恐惧、希望或是歉意都隐蔽在灵魂深处的角落中，他们在去之前就已经沟通过这个问题。或者，这些想法可能仅仅留存在他们的隐秘空间，从来也不会出来。但是每一个人，无论患者或是同伴，都清楚他们为何在那里。这是最重要的时刻，也是生命的战争。

房间里只剩下滴滴答答的静脉滴注的声音，人们不断做新的尝试来克服一种世界上最古老的疾病。护士们进进出出，快速熟练地进行着专业操作，有时也会坐下来给大家一些温柔的鼓励。

我认识到，化学药物可以教你更好地认识人性。

再次感觉舒服真的很好，又见到头上浓密的秀发。您想听一些有趣的事情吗？我的头发变成卷曲的了！只有一点点。我的颈线处布满了小卷发。有时候我觉得化疗让我身体都扭曲了，但实际上它只是卷起了我的头发。

Shirley 终于浴火重生！太好了！让我们一起聆听新年的钟声！

第二十一章
补充疗法

以前如果提到治疗癌症的替代或补充疗法，你的医生可能会觉得你有些疯狂，然后会告诫你这些疗法的危险性，甚至家人和朋友们也会对你的想法产生质疑。

但是实际上近年来对传统医疗范围之外的疗法的关注程度正在逐渐上升，不仅在公众中，医学界也一样。一项政府调查报告显示，将近 40% 接受采访的成年人会采用某种补充或替代疗法，这其中包括使用天然草药或是深呼吸、冥想、脊椎保健、瑜伽等。医生和科学家们也热衷于研究非传统疗法的安全性和潜在好处，很多严谨的研究正在进行。

在患有乳腺癌的女性中，补充或替代药物的使用率甚至更高。研究显示，多达 80% 的乳腺癌女性患者会采用至少一种补充或替代疗法。

癌症和慢性病患者倾向于补充或替代疗法的原因有很多，包括减轻身体负担，获得情感上的安慰或是控制疼痛等症状。调查中患有乳腺癌的女性采用补充替代性疗法的原因如下。

• 提高免疫力。

• 缓解治疗的副作用，如呕吐、疲乏。

• 改善生活质量。

补充疗法、替代疗法、综合疗法：这些名词究竟指什么？

健康保健方法及相关实践大都超越主流医学研究，而用于其中的专业术语也在过去的几十年间一直发展变化着。不同的学者用不同的术语表达几乎相同的事物，实在令人迷惑。

在 20 世纪 90 年代早期，膳食补充品和诸如瑜伽或是催眠的疗法被标榜为非传统的自然疗法，而其最终被定义为补充替代性疗法（CAM），这一涵盖性术语一直沿用至今。

然而，补充疗法和替代疗法间存在一个重要区别。补充疗法大体指同传统治疗方法相结合的方法，例如用针灸缓解化疗引起的呕吐。相比之下，替代疗法指用于替代传统治疗的方法。这包括接受同种疗法医师或是理疗师的治疗，而不是你的固定医师。在大众看来，这一区别并不总是那样清晰。许多人用替代疗法这一术语作为一个包罗万象的词语来指代两者，即那些与传统治疗相结合或替代传统治疗的方法。

这里要介绍另一术语。综合疗法是一个全新的概念，它代表了许多医疗保健机构的发展动态，即将补充疗法与传统疗法结合，针对整个人体而并非所显示的疾病或症状进行治疗。综合疗法中的治疗方案并不会替代传统的医学治疗。它们用以帮助缓解传统治疗带来的压力、疼痛及焦虑，并用来缓解症状，保持体力与机体灵活性，为患者带来健康的体验感。

许多机构正在研究这种疗法，这其中包括本章中提到的梅奥医学中心。

- 防止癌症复发。
- 获得对于病情的掌控感。
- 辅助传统药物治疗。

当得知自己患有癌症或处于高危状态时，我们自然会想要竭尽所能治愈自己并健康的活下去。这就会涉及对于补充替代性治疗方法的使用。

然而要切记，没有一种补充替代疗法可以治愈癌症。如果有一种疗法听起来让人难以置信，那么它一定不可信。你也不能跳过一些有助于治疗癌症或延长生命的传统治疗方法，诸如手术或是化疗，去相信未经认证的替代疗法。替代疗法最好作为一种对于传统医学治疗的补充进行使用。

这一章侧重于介绍用以辅助既定癌症治疗方案的替代疗法。这些疗法大都安全，并通过减缓症状，减轻压力、焦虑感或最小化传统治疗带来的副作用来改善患者的生活质量。

患者最好尽可能多地了解可供选择的治疗方案，以及你所选择方案的潜在利弊，并和自己的治疗团队讨论有利的替代性疗法。团队成员会帮助你制订针对你现有的特殊病况需求最好的治疗方案。

充分利用补充疗法

补充疗法及传统疗法的关键不同点在于传统疗法大都源于临床试验，这些实验会将药物及其他疗法在人体中进行严密的测试。当一种新药或疗法用于那些符合服用标准并按指导服用的人群时，如果是安全有效的，美国食品药物监督管理局（FDA）才会予以准许使用。

另外，比起传统疗法，补充疗法使用的时间更长久，但其并非源于实验研究且缺乏完善的研究过程。这样一来，如今许多科学家则争先恐后的对许多非传统疗法进行大规模的测试以确保它的安全有效性。

既然我们对于疗法的效果无从考证，那么当你考虑使用一种疗法作为补充性治疗或帮你控制传统治疗带来的副作用时，掌握相关常识很重要。

探讨你的选择

同你的主治医生或团队中的其他人探讨你选择的疗法。许多使用非传统疗法的人并未同他们的主治医生进行讨论，他们认为医生会对此不以为然或反对他们使用该疗法。然而，不和医生交流有关你所选用的疗法将会为你带来危险。例如，一些膳食补充品及草药的使用会影响传统治疗（见后述"不能混合使用的草药"）。

当考虑使用补充替代疗法，最好先和你的医生说明。他们会为你提供一些资源帮助你评估你的选择及这些疗法出现的潜在危险及好处。

无论医生是否同意你的选择，让他知道你的想法很重要，从而确保你得到最好的治疗，规避不必要的风险。

评估利弊

有些疗法弊端少且效果显著。例如，冥想不会对你造成伤害，易学，随时都能进行，并且能帮你放松，缓解压力。

相反，在网上买草药用以治疗癌症存在很多危险。你无法得知草药的来源及其中的成分信息。近来，美国食品与药品管理法案的出台正在改善在美国销售的膳食补充产品的质量，但网上兜售的产品质量及成分纯度仍值得怀疑。这些草药针对个人病症的疗效作用也不得而知。它可能会与你使用的传统疗法相互作用，依赖这种疗法可能会增加癌症的危害。所以，当你考虑使用非传统疗法时，要选择可信的来源及治疗医师。

评估治疗医师

如果你所选用的疗法需要一名医师进行辅助完成，例如针灸或是推拿，尽量请有资质有经验的医师来进行。要向你的医生或可信的医疗专家进行咨询。许多教学医院都有一套综合性的健康理疗方案，为患者提供一个全方位的、可信的健康治疗。

如果你要接受朋友的帮助指导，在决定进行治疗前要自己多查阅。你可以核查政府部门提供的医疗机构清单，这些机构多有权规范或授予行医准许的权利。可以联系诸如美国医学针灸学院等权威专业组织，去核查这一领域授予证书资格的医师的姓名。但是请记住一点，对于许多非传统疗法来说，目前并没有被授予执照或行医资格的标准。

考虑治疗费用

你的医疗保险不会涵盖补充性治疗产生的费用。这需要你的医保公司进行核实。如需自费，要明确费用。尽可能在治疗前以书面形式明确所需费用。

保持中立态度

对补充性疗法持有接纳及客观态度。对一切可能性采取接纳态度，但切记对你所选用的疗法进行详细评估。

治疗方法

有许多不同的补充性疗法，每一种都会以不同的方式改善你的健康及生活方式。这一节我们将讨论一些常用的、传统治疗医生最提倡使用的补充性疗法。

身心技法

人们一直以来认为心理状态影响身体状态。事实上确实是这样，许多科学研究证明压力对人体整体的健康状态有负面影响。压力会影响你的情绪，你的行为，甚至影响你的身体反应。

因此，减轻压力广泛被认为十分有益。这也就是为什么身心技法作为第一个被医生认为有助益的疗法并进行讲解。

这些技法有助于减缓由压力带来的情绪波动及一些负面影响。它们可以帮助减轻用药的副作用，改善睡眠质量，保持良好情感体验，减轻疼痛感，有助于维持健康感。

你可以自学其中的大部分技法，并且很多都价格便宜且时间安排自由。然而，想要获得益处，就要有规律地练习这些技法。

冥想

冥想这门技法已存在了数千年，并为许多人所修炼。冥想可以将你带入一个深层的静谧状态，从而缓解压力。

如今，许多人由于精神方面的原因而进行冥想，但冥想同样也有益处。有规律的冥想能够帮助你放松呼吸，减缓脑电波并降低肌肉紧张度及心率。你可以自学冥想这门技法。练习步骤见后述"如何进行冥想"。

比起静坐冥想，一些人更喜欢运动形式的冥想。散步冥想、瑜伽以及作为中国武术的一种形式的太极将深呼吸与轻柔的动作相结合，都是运动冥想的实例。

瑜伽

瑜伽包括一系列的肢体动作，并伴有控制呼吸的练习。这是一种中和压力和焦虑感的极好方式。瑜伽中平和精准的动作

如何进行冥想

除了缓解压力这一价值外，冥想最重要的一个好处就是任何人都可以完成。方法如下。

找一个安静的地方。有经验的冥想者可以切换注意力，但如果你是初学者，最好不要分散注意力。所以，你要找一个不会被打扰的地方。关掉手机，不给来访者开门。

保持舒适状态。找到一个对你来说舒适的姿势，或是坐在有靠背的椅子上，或是盘腿坐在垫子上，抑或是跪在用于冥想的板凳上。保持你的背部呈直立状态以防产生嗜睡状态，这就是为什么躺着不是一个很好的姿势。闭上眼睛以防接受外界视觉刺激。

呼吸。如果你是初学者，用以下技巧。仅仅将你的注意力放在你的呼吸上。当气流进入你的鼻孔或你的胸脯随着呼吸起伏运动，将你的注意力集中于你在这一过程中的感受。如果数你的呼吸次数有助于你集中注意力，从 1~4 循环数数。或者，你可以伴随着每一次呼吸找一个字或一个词进行重复。这个字可以是对你来说有意义的字或一个对你来说比较好的读音。如果你的注意力分散，这一点很有可能发生，你要返回到你的呼吸，你的数字或你选的字或词语上。练习 5~10 分钟，然后渐进式的增加练习时间。为了获得最佳效果，你应该每天冥想 20~30 分钟。

使你的注意力更多地集中在要求平衡及注意力的动作中,而不是自身的压力。

有规律地练习瑜伽有助于改善身姿、灵活度、力量及动作的舒展度。最近研究证明瑜伽有助于提高机体活力,缓解在接受乳腺癌治疗期间产生的持久性疲乏感。在一个更大规模的研究中,女性接受 12 周,每周 2 次 90 分钟的瑜伽课程。她们不仅感觉不再那样疲乏,并且对于控制疲劳感及降低其对生活带来的影响拥有更多信心。

瑜伽是一项可以独自或团体完成的活动。它不需要前期较大的投入。开始时,你可以参加一些课程,当你适应了动作及呼吸的调节后,可以在家中自行练习。

渐进式放松

这种方式强调每次一点一点放松身体。例如在行走时,一开始你会缩紧然后放松脚趾肌肉,然后将这种方式贯穿于整个机体,一直到你的头顶。渐进式放松教会你感应肌肉的紧张度,然后释放这种紧张度。这样的练习可以帮助你缓解焦虑感及压力。

催眠

催眠可以引导你进入一种深度放松状态,使的思想不再那样集中并完全接纳外界的暗示。研究显示,催眠可以帮助你减轻疼痛感、焦虑感、恐惧感及呕吐状态。催眠成功与否取决于催眠师的专业水平及个人的主观意愿。有些

人最后可以学会自我催眠。在电影制造业中,催眠这一题材盛行,但恰恰与常规剧情相反,事实上你无法被催眠去做一些违背个人意愿的事情。

生物反馈

在生物反馈的过程中,理疗师会连接一些电极或感应器到你身体的各个部位,帮你明确你的身体是如何对不同的刺激做出反应的。运用这些信息,你可以学会如何控制身体所做出的特定反应,例如,降低肌肉紧张度、降低心率和体表温度,这些往往都是放松的表征。你可以在机体理疗诊所、医疗中心或医院来接受生物反馈治疗。而计算机辅助生物反馈可以在家中完成。

指导性想象

在指导性想象的过程中,跟着来自录音或是实际人声的指令,你得到放松并创造出一幅愉快的心智图景。例如,在你的脑海中,你可以想象在一个温暖的夏日躺在沙滩上,听着轻柔有韵律的海浪拍打着岸边。有时,指导性想象疗法与渐进式放松疗法结合使用可以提高放松效果。

音乐疗法

音乐被用来作为一种补充性治疗方法已存在了好几个世纪。它被沿用至今,用以帮助改善癌症患者的生活质量。听音乐或弹奏音乐有许多潜在好处。音乐疗法可以有助于减轻疼痛,与抗呕吐药

品相结合，可以缓解呕吐症状。它还可以提高你的意识和情绪的交流，从而帮助你更好地管理压力。音乐疗法的潜在好处尚需更多研究，但可以确定的是这种方法没有副作用。

音乐疗法不仅限于听舒缓流畅的音乐，还包括你与音乐理疗师的合作。他可以根据你的需要制订一个方案，这其中包括歌唱音乐或是演奏轻音乐。

想要了解更多有关音乐疗法的内容或找一位有资质的音乐理疗师，你可以向你的医疗团队求助或向美国音乐理疗社团进行咨询（见第二十四章以获取更多信息）。

推拿

从一出生，别人温暖的触摸可以为你带来安抚与愉悦。所以我们有理由认为推拿及一些类似的理疗方法有助于改善女性癌症患者的生活质量。

推拿疗法的好处包括放松及减缓肌肉紧张度。研究显示，推拿疗法可以帮助改善焦虑、疼痛、疲乏及压力等症状。用于癌症治疗的推拿疗法的种类有瑞典推拿、芳疗推拿、手部足部推拿（反射论）及将微压用于身体的特殊部位（针压法）。其中有一种推拿法称为手动淋巴排肿法，这种疗法用精准、轻柔及有节奏的动作来推拿以消除乳房切除术后患肢的肿胀。这种疗法已经成为全乳切除

术后标准的身体治疗过程中的一部分。

由接受过针对癌症患者的额外推拿技巧训练的推拿师，提供推拿疗法几乎不存在风险。如果你的癌症病症已转移至骨髓，推拿过程中产生的压力可能会导致骨裂。过重的推拿可能对细胞组织造成进一步伤害，因为这些细胞组织已经在手术及不慎使用的放射疗法中受损。对于推拿可能带来癌细胞扩散的风险的担忧是莫须有的。但是，推拿最好不要直接作用于肿块或是变大的淋巴结处。

如果你正在进行推拿理疗，一定要确保推拿师处理正在接受治疗或是先前接受过治疗的患处。要和你的医生确定是否推拿治疗对你来说是安全的。如果可以进行相关治疗，那么要确定你身体的哪些部位要避免进行推拿。要确保你的推拿师毕业于相关认证机构且符合执业资格要求。

膳食补充品

癌症患者有时候倾向于膳食补充品，这包括使用维生素及草药进行治疗。依据美国癌症协会的研究，约40%的癌症患者使用维生素或营养素补充治疗。其他报道显示的比例更高。在一些研究中，乳腺癌患者对于维生素或矿物质成分的使用高达80%以上。尽管膳食补充品在癌症患者中盛行，但这些疗法在

癌症治疗中及减轻副作用方面发挥的作用并不大。在给予植物、生物的产品在实验试管或动物体内发挥作用时，相关的研究也得到推广，但作用于人体时却让人们失望。草药有成百上千种成分构成且其中的关键成分难以分离，这使得形成一个标准化的、全方位的补充性疗法变得很困难。在一些实例中，正是一种草药中许多成分中的共有部分在治疗中发挥作用。

此外，人们认为来自于草本植物的产品更加天然，也就更安全。不幸的是，这并不是真的。一些膳食补充品可能是有害的。它们的使用不像冥想那样有规律，因而无法经受严谨的测试过程。好在美国食品药物监督管理局（FDA）现今准许符合GMP（good manufacturing practices）的膳食补充产品在美国销售。这意味着生产商必须确定包装上的标签与瓶内的产品成分相对应。

绝大多数研究并未确定大多数膳食补充产品的疗效，或针对其副作用及某一种病状的用法用量做出相应指导。膳食补充品的一个最主要的问题在于它与治疗药物会发生潜在反应。例如，圣约翰麦芽汁是一种草本制剂，主要用于治疗轻度抑郁症，它能够改变很多药物的药理作用。如果你正在服用抗癌草药，一定要格外留心。高剂量维生素的使用同样存在风险。所以，当你考虑使用膳食补充品治疗时，一定要多进行查阅。尽可能多地查找有关你准备进行尝试的制剂的信息，并且在尝试前，将这些信息与你的医师进行商议。后述表格中列举的一些膳食补充品可能会和化疗药物相互作用，从而造成危害。

尽管如此，研究者仍旧继续对一些草本植物及其生物成分进行研究以便确定其是否有益，并对其在治疗乳腺癌过程中产生的副作用进行控制作用。以下

不能混合使用的草药

一些研究证明得出以下草药制剂如果同化疗或激素类药物一起使用时可能会影响其作用。其中一些产品可能刺激肿瘤的生长。在使用最下面那行制剂时，最好同自己的医生进行咨询。

大蒜	银杏	紫雏菊
大豆	人参（酒精提取）	圣约翰麦芽汁
缬草	卡瓦胡椒	葡萄籽

是一些比较盛行的膳食补充品。一些患有或存在乳腺癌风险的女性会服用。此外，还列举了一些正在进行研究的有发展前景的膳食补充品。

绿茶

喝绿茶是乳腺癌患者提高其健康水平的最常见的途径之一。尽管有关绿茶抵御癌症的相关证据形形色色，但一天一杯绿茶并不会对你造成太大的危害。但是如果你正在服用化疗药物，一定要小心饮用大量绿茶。它们之间的反应会对你造成伤害。

维生素 C

许多癌症患者会将维生素 C 作为一种膳食补充品进行大量使用，因为他们认为里面的抗氧化成分会提高自身身体摆脱有毒自由基的能力。然而，几乎没有什么证据显示维生素 C 的这种抗癌作用。不过，大剂量的维生素的使用并不会有什么风险，因为它会随着你的尿液排出，但是一些研究认为维生素会影响一些化疗药物的效果。

亚麻籽

以小白鼠为测试对象，研究显示亚麻籽及亚麻籽油的成分可以控制乳房肿块的扩大，并提升抗癌药物他莫昔芬的效用。但究竟这是否在患有乳腺癌的人体内同样适用仍需要进一步研究。

维生素 E

针对维生素 E 在抵御乳腺癌中发挥的作用方面的研究仍在进行中。现今还未有足够证据证明它可以作为一种针对乳腺癌的膳食补充品。此外，与其他抗氧化成分一起大剂量使用可能会影响化疗的效果。

人参

据研究，生长于美国的人参的根部对于改善由癌症引起的疲乏感有潜在功效。持续的疲乏感是癌症患者最普遍的症状之一。研究显示，人参可以减轻患者的疲乏感。其中基于水的提取物比起基于酒精的提取物更受到推崇，因为后者会产生一些不必要的类似于雌激素所带来的效果。

黑色类叶升麻

潮热是更年期中一大令人困扰的症状。科学家正在研究黑色类叶升麻这种草本植物是否有类似于雌激素的作用，它有助于减轻潮热症状。不过绝大多数研究至今仍未找到这种草本植物的效用。

维生素 D

维生素 D 制剂经常被用于维护骨骼健康，预防骨质疏松。有重要证据显示维生素 D 对于乳腺癌有保护效用。针对维生素 D 在降低乳腺癌风险及发生中所发挥的作用的研究正在进行。

同时，医生建议患有乳腺癌的女性服用足量的维生素 D 以维护其骨骼健康。目前针对 70 岁以下的女性患者的用量为 600U，而 80 岁以上患者的用量为 800U。每天用量的上限是 4 000U。

自然能量修复疗法

自然能量理论源于中国传统观念，即人体内有一种重要的生命能量，叫作"气"，它在人体内各个通道流动。当这些能量的自然流动受到阻碍或是干扰时，就会产生疾病。依照这一理论，维持自然能量的流动即是对健康状态的维护。

针灸即属于这一领域范畴。尽管并非每一个针灸医师都认同能量理论的观点，但这一方法被认为是一种针对各种疼痛的治疗方法，这其中包括癌症引起的疼痛。

其他诸如理疗抚摸及灵气的能量疗法同样被认定是安全的，尽管有关这些疗法应用于乳腺癌患者效用的证据仍旧有限。但是研究表明这些疗法有宁神放松的功效，并且也有助于缓解疼痛。

针灸

针灸是研究程度最深也最被广泛接受的一种传统疗法。它指将 10~20 根，或更多根细如发丝的针扎入人体，针一般将在扎入处保留 15~30 分钟。针灸师

一般徒手或以电流刺激针具扎入人体。

针灸之所以能发挥作用，部分原因在于当针具扎入人体后会促使其产生可以消除疼痛的内啡肽及其他中枢神经系统的化学物质。另一些研究显示，针灸可以通过增加脑内阿片受体的数量来达到控制疼痛感的作用。

针灸可以缓解由癌症及其治疗带来的慢性疼痛，并减轻由化疗带来的恶心呕吐症状。针灸还可以用来缓解放疗带来的口干症状。

在针灸过程中，你几乎不会感到疼痛。如产生剧烈疼痛则说明存在不正规的针灸过程。针灸产生的副作用很少见，但如果有，一定是由于针灸师缺乏相关知识及充足的训练造成的。使用处理好的针头进行针灸已认定为一种标准化行为，这样一来，由针灸引起感染的风险几乎不存在。

如果你正在进行针灸治疗，你将会接受几个疗程的治疗。如果在进行了 6~8 个疗程后，症状并未缓解，那么针灸可能对你并不起作用。

理疗抚触

理疗抚触认为人体内有一种能量场，在这一场域中出现的阻塞及干扰可以通过理疗抚触疗法所提供的能量进行修复。

理疗抚触又称为治愈性抚触，理疗师会将其手置于患者体表 2~4 英寸（10~15

替代疗法

　　一些保健疗法不同于传统治疗。它们包括顺势疗法、印度草疗法和物理疗法。没有证据显示这些疗法可以治愈癌症，并且如果它们对传统疗法有干预作用的话可能会对人体有害。但如果它们和传统治疗相结合，这些疗法中的一些有助于建立健康生活状态的成分将会对人体有益。

顺势疗法

　　顺势疗法基于两个理念——相似性及极小量法则。相似性法则：一种能导致健康人体产生特定症状的物质，当少量服用后，可以治愈有着同样症状的患者。极小量法则：药物中成分稀释的越多，其效用越大。由于这种观念与传统医学观念背道而驰，许多医生对这种疗法持怀疑态度。来源于少量植物、矿物、动物产品或通过水和酒精稀释的化学制品被分成一连串的小份额，虽然尽量有些成分会有毒，但是由于用量过小以至于不会对人体造成危害。没有科学研究显示顺势疗法可以有效治疗癌症。

印度草疗法

　　印度草疗法是一种最古老的并沿用至今的医疗方法。它认为个体存在身体和心理的差异，因而治疗要考虑这些不同。依据印度草疗法，人体由三种能量构成，即火、水、气。对于大多数人来说，一种能量是占主导地位的，不同的组合可能会产生不同的变化体。能量失衡或自然相悖即会产生疾病。这一体系包括很多疗法，例如健康饮食、草药、锻炼、肠道清洁、冥想、推拿以及呼吸练习，从而改善健康状态，治愈疾病。尽管其中大部分方法倡导健康的生活方式，但它们中的一些，如肠道清洁，可能会产生危害。

物理疗法

　　这个体系基于自然及人体的治愈能力，将许多诸如营养学、草药、针灸及推拿的疗法集合起来。医师通常还会结合顺势疗法、印度草医学、中医及传统疗法。尽管一些疗法可能对癌症患者有危害，例如草药的使用及过度的饮食节制，但大多数疗法有助于形成良好的生活方式。

厘米）上方查看患者体内的能量场，从而找到堵塞处。如果发现一个小点，理疗师会轻触或将手掠过体表上方来评估或平衡体内及身体周围的能量。一个标准疗程将持续 20~30 分钟。

理疗抚触尚未得到深入研究，但目前证据显示它可以促使深度放松，减轻疼痛和焦虑感，使伤口得到更快愈合。一些人认为理疗抚触有助于缓解癌症治疗带来的副作用，例如呕吐及疲乏状态。

灵气疗法

当你接受治疗时，灵气理疗师会将手放在你的体表之上或轻触你的体表来引导你体内有助于产生治愈功效的能量。这一疗法的目的在于接近患者体内的治愈能量，并用这些能量治愈患者自身的病痛。在灵气疗法的治疗过程中，医师将使用 12~15 种手势，这些手势与患者体内的能量中心相关。每一种手势将会持续 2~5 分钟，或是直到医师感应到能量在患者体内缓行或停滞。

与治愈性抚触相似，灵气疗法的益处在于它能够促进患者轻松感的体验。在治疗过程中通常不会有刺痛感或温热感。灵气疗法最有助于使患者保持一种轻松、平稳及健康的状态。

查询可靠信息

在你努力治疗疾病时，知识是一个最强有力的工具。书籍、文章及网站能为你提供一些健康资讯。但当你搜索有关补充替代性疗法的信息时，信息往往多得天花乱坠。你怎样才能知道你所获得的信息是准确的？

可能没有方法来确保信息的准确性，但你仍然可以使用一些特定的防护措施。这里列举了一些指导性建议。

• 寻找可信资源，例如优质的医学院或保健中心、政府机构、专业的医药协会，以及广为人知的以疾病为中心的组织。

• 对所有宣称可以治愈疾病，听起来令人难以置信或促使你放弃当前的治疗的信息保持警惕态度。

• 当检索网络时，找一个拥有编辑委员会和顾问委员会的网站，因为这些部门会对网站登录的文章进行审阅。

• 核查网站信息，过时的信息可能是错误的或有潜在风险的。找一些会定期检查更新信息的网站。避免在一些不会更新其网页信息的网站进行信息的查阅。

• 寻找有 HON 健康标志的网站。只有符合规范的网站可以显示它的标志。HON 网站必须提供专业可信或早已证实的信息，并提供联系地址。网站要阐明广告政策。

请记住即使你依从这些指导建议，它们也无法保证你获取正确信息。一定要通过不同的途径核查你的信息，向你的医生或医疗团队中的成员进行咨询。

听起来好得令人难以置信?

　　美国食品药物监督管理局(FDA)及美国反健康诈骗委员会推荐你要注意以下申明。这里列举了一些潜在的膳食补充品及所谓的根本没有效用的自然疗法。

• 广告及一些推销内容中含有诸如"突破""魔法般的"或"新发现"这些字眼。如果产品确实是治愈疾病的良方,你的医生会向你推荐。

• 推销内容包括一些虚假的医用行话:解毒、纯化或增加活力。这些内容很难定义及衡量。

• 供应商宣称产品可以治疗各种症状或治愈及预防许多疾病。几乎没有任何一种产品可以做到。

• 一些产品由一些科学研究作为支撑,但缺乏参考文献或文献有限甚至过时。

• 产品的推销内容不涉及产品的副作用,只介绍产品的好处。

• 产品制造商指控政府及医学专业组织压制有关产品的疗效等信息。政府和专业医学组织是没有理由压制有益于患者的信息传播的。

　　当进行非传统性治疗时,努力在全盘接受及全盘否定中找到一条中立路线。学会兼具开放包容及怀疑的态度。对各种各样的疗法持接纳态度,但也要对其进行认真的评估。同样要记住,情况总会发生变化:现在被广泛接受的非传统性疗法可能明天就失去了信誉。

第二十二章
癌后生存

你 的治疗已经结束。每个人对你说:"祝贺,你的身体已恢复健康。"实际上,你并未真正恢复到原来的状态。一些治疗留下的副作用仍旧存在。你的日常行为习惯已变得面目全非,人际关系也已转变。你正在经历着情感及精神上的改变,这些改变将会为你留下不可磨灭的印记。

从一个癌症患者转变为一个癌症幸存者并不会那样的容易。在治疗期间,当你得知医生正在采取积极的措施帮你治愈癌症并且你会进行频繁的检查时,这些都会带给你安慰感。但是当你的治疗结束,当你回到原先有规律的生活状态中时,你可能会为随之而来的不安而感到惊讶。你可能会感到你的许多后援力量都不在了,你不想要庆祝,反而会有一种恐惧、孤独及不确定感。

适应一段有着癌症治疗史的生活意味着你要继续向前或至少学着去控制这种害怕和不确定因素。但它也会为你提供一个重生的机会,使你再次把握自己的生命并向着更加积极的方向生活。这一章将会为你提供一些信息、方法和实际的策略使你重归原来的生活,保持健康的身体状态,更加积极地接受接下来的随访护理并重拾健康生活的机会,同时扩大你的支援网来帮助你开启新的旅程。

成为一个幸存者意味着什么？

美国国家癌症组织机构统计，美国现有超过 1100 万癌症幸存者。这一数据的攀升源于早期检测、诊断、治疗及护理技术的不断改进。

但是成为一名癌症幸存者究竟意味着什么？美国国家癌症幸存者联合会是第一个对"癌症幸存者"这一术语进行介绍、定义的组织。其将经历了由癌症诊断到恢复原有生活的人群称为"癌症幸存者"。兰斯·阿姆斯特朗基金会是一家支援癌症患者的非营利组织。其将癌症幸存定义为不计后果的、与癌症共生、对抗并战胜癌症的一个动态过程。为了更具实践意义，这一章将把重心放在经历了第一阶段癌症治疗之后的那段时期。

对于女性癌症患者来说，根据你被诊断的肿瘤类型及你所接受的治疗，幸存意味着完全不同的含义。例如，乳腺肿物切除活检术及放射性治疗并不会与化疗和放射相结合的乳腺癌改良根治术那样产生即刻性的、长期的身体影响。其他一些因素也会影响癌症幸存者的生活质量，这包括来自她的家庭或群体对她的支持水平、她的经济状况、她的压力及焦虑水平，以及她的情感和精神状态。

所以生存对不同的女性来说，意义不同。有些女性被称为乳腺癌幸存者觉得很荣幸，但有些却不然。但是不管使用怎样的称谓，最重要的是你没有被疾病打倒，而是适应并战胜了它，进而充实地生活。

继续生活

当你继续接受癌症治疗时，你需要花时间开展一个新的生活常态。对自己要有耐心。当你开始一段新的生活时，有焦虑及不安是很正常的。前方有可能是挑战但也可能充满欢乐。

调控恐惧感

癌症幸存者最常见的一种恐惧感来自对癌症复发的恐惧，害怕她们下次无法被治愈。这种恐惧感在特定的时间将会变得非常强烈，例如与医生预约复查的日子、当你感到各种各样的疼痛时、被诊断为癌症的日子或当你的朋友或家人生病的时候。

尽管癌症治疗后有复发的可能，但事实证明许多女性患者治愈后并未出现癌症的复发。这样一来，挑战源于怀着这份不确定感生活。生活在这样一个强调事实和知识的世界中，怀揣着不确定感生活确实十分困难。

尽管你会了解一些癌症可能最终导致的后果，但这一后果未必会在未来发生。因此，你要学着同这种不确定性共生。

对于癌症的复发保持一定程度的焦虑是有益的，因为它可以促使你对身体不寻常的症状做出相应的反应，从而保持健康的状态。

然而，对于癌症复发的持续性焦虑并不利于身体健康。它可能会消耗你更

粉色并不总是我喜欢的颜色

粉红丝带是被认定为有关提高乳腺癌防范意识的一个众所周知的标志。乳腺癌幸存者，她们的家人、朋友及许多其他个人和组织以此来提醒他人提高对疾病的防患意识。

当你被诊断为乳腺癌时，家人和朋友会将粉红丝带戴在衣服上，鼓励你积极面对疾病。你会收到来自你的同事的礼物，通常它们由粉红丝带装饰，为你加油打气。

10 月是提高癌症意识月份，粉色广泛地被用来显示对于女性乳腺癌患者的支持。这时会出现粉色的运动跑鞋，国家足联的运动员会穿着粉色的队服，甚至 M&M 的糖果在 10 月都是粉色的。

许多女性乳腺癌患者为这份支持而感动，对粉色这种颜色也满怀热情。但也有一些女性患者想让自己远离乳腺癌，哪怕只是暂时远离。

作为一名乳腺癌幸存者，好心的朋友或同事可能会要求你向一些刚被诊断为乳腺癌的女性患者讲述你的诊断及治疗经历。你可能并不情愿提供这样的帮助，即便你曾经从别的幸存者那里接受过这些支援帮助。如果你还没有准备好，可以拒绝。治愈后不久谈论你的经历可能会将你重新带入那种困苦的情绪中，使你需要花费更多的时间精力来恢复。

如果粉色会时时带给你痛苦回忆，而并非一种生存象征，要向你的家人、朋友及同事坦诚地说明这一点。癌症是一段一个人的旅途，每个人有不同角度的出发点。将你的想法和情感同那些爱你、支持你的人分享，让她们知道什么会真正使你生活得更好。如果粉红丝带并不总是你最喜欢的颜色，这种想法完全可以理解。

多原本可以用在许多有价值行为上的时间，例如专注于你的工作、你的家庭，或仅仅去享受生活。

将你的恐惧感及焦虑感向关心你的家人、朋友倾诉，这可以作为驱散这些恐惧感的一个好的方法。向有执照的理疗师、咨询师及专业的支援团队寻求帮助，从而学会控制你的恐惧感并从合适的角度看待这些负面情感。

带着这些不确定感生活的女性患者可能会发现她们自身的情绪情感是间断的、矛盾的。例如，你可能认为自己是一个内心强大的人，但与此同时，你又担心自己无法独自一人应对癌症。一方面你已经做好了同癌症斗争的准备，另一方面你又挣扎着以维持仅有的希望。

为了应对这种不确定性，你要学会接纳这种矛盾心理，放下那些先入为主的观念。有一项很有启发意义的小研究以 10 位患有乳腺癌的女性作为研究对象。其中一些属于早期癌症患者，而另一些属于中晚期癌症患者。学会同不确定性共存是这些女性患者所要经历的一个主要适应阶段。进入这个阶段最重要的一部分在于放下。对于一部分人来说，放下意味着放弃试图控制生死。对于另一些人来说，放下意味着放下过去那个自己，适应新的状态。一些人会用幽默感来消除紧张情绪，和他人进行交流并全面地看待癌症。

重拾以前的行为习惯

治疗之后，你可能面临回归以往工作状态的挑战。一些人在治疗期间仍然保持着有序的日常工作和生活状态，另一些人可能会缩减工作时间或在工作中少了一些紧张急切感。或者，在治疗中你停止了全部工作，而现在准备重回工作岗位。可能重新回到工作中让你备感焦虑。你可能会担心自己会因此而疲劳，身体发生异样及负担不起原先的工作职责。另一些人会为以后你的老板提供给你的医疗保险覆盖范围而担忧。

当你准备重回工作岗位时，和你的上级部门或人力资源代表进行会面，从而减缓你的焦虑感。如果你准备换工作，尽可能减小新旧工作间有关保险的差异。你可以向有经验的保险咨询师进行咨询，从而帮助你处理相关细节。

和你的同事谈论一些令你感觉舒适的话题，你会发现你的同事是你获得支持的源泉。你工作的这个大家庭十分重要，可以为你带来令人难以置信的力量。

一些女性患者认为，她们癌症治疗经历使她们产生了一种追求新职业生涯的想法。她们没有重回以前的工作岗位，而是找了一份她们一直以来都十分感兴趣但由于种种原因未能从事的工作。因为经历了癌症治疗，她们对于自己想要成为什么样的人和自己想要从事什么样的工作有了十分清晰的认识。

卡伦的故事

我叫卡伦,65 岁,是一名癌症幸存者。我认为我并不是自由的,因为我体内的某一部分仍有可能存在癌细胞,但那并没有使我感到恐惧,我希望我能在接下来的至少 20 年中克服癌症及生活中其他压在我身上的不幸。

我的癌症故事要从那张显示紊乱的乳腺 X 线片说起,当时原本以为是良性的。我被要求时刻关注自己的乳房,并在 6 个月后重新进行一次乳房 X 线片检查。这 6 个月内,情况迅速变得一团糟,肿瘤长了 5 厘米。后来,我丈夫和我在癌症治疗诊室,开始了那段将近 1 年的治疗旅程。

经过一系列检查及活检,我被诊断为癌症 III 期后期、IV 期早期。我当时害怕吗? 当然。我准备面对并克服它吗? 当然。我的治疗从服用化疗药物以消除肿块开始。我也被问及是否愿意接受一些临床试验。我同意了,因为我认为我有可能从这些临床试验中受益。幸运的是,治疗进行得很顺利。化疗后进行手术,随后紧接着进行放射治疗。

在治疗过程中,我从未想过放弃,生存下来就是我每天的使命。这是我故事的核心——生存。许多女性患者存活下来,许多人正在克服着让人难以置信的困难。一名帮助我治疗的医生就是其中一个。当她 30 多岁,正在开启自己人生的事业,养育幼小的孩子时,她被诊断为乳腺癌。她的姐妹及母亲几乎在同一时间都被诊断为乳腺癌。猜猜接下来怎么样了? 她们都幸存下来。

我想为了我的丈夫、孩子、外孙和朋友活下来。在我一开始接受治疗时,我就想要活下来。在癌症治疗诊室有一个叫作"加入这段旅程"的团体组织。它由一些癌症幸存者组织成立用以向患者传授一些癌症治疗心得及经验。她们帮助我,让我知道人类是可以攻克癌症并活下来的。

其中的一条建议就是去寻找幸存者。从她们身上了解尽可能多的信息,并保持积极的态度。另一条建议是要相信自己的直觉,如果你感觉不对或是感觉出现什么问题了,一定不要多等,及时检查,有高度的警觉性。我今天能出现在这里,因为我们所做出的反应够快,我有一批很棒的支持者:我的医生、我的丈夫、我的孩子及我的朋友。他们所有人都很棒。

我的幸运在于在我得知自己患有癌症之前,我就意识到了生命的可贵,以及与周围人相处的重要性。你会惊讶于你每天都会碰到很多的癌症幸存者。当你得知某个人从乳腺癌中存活下来,你和那个人之间会立刻建立起一种联系。你们可以很轻松地交流起来,你们可以一起分享很多事情。这种可怕的疾病——癌症使我同来自各行各业的许多女性朋友建立起联系,这一点很可贵。

影响患癌群体

这一切源自某一天在服装店的一次偶然谈话。埃非刚完成自己的治疗时，帕蒂被诊断出患有乳腺癌。埃非意识到帕蒂一定会像自己刚开始治疗时那样不知所措，不知道自己还能期待些什么。于是，埃非决定帮助帕蒂，包括让她使用自己已经不再需要的头巾和假发。

她们从未想过这将会成为改变这一群体精神面貌行动的开始。这种起初是在朋友间互送头巾的活动很快在美国明尼苏达州的曼彻斯特市发展成为一个名叫"加入这段旅程"的非营利组织。如今，这一组织通过筹集基金帮助那些刚刚得知患有乳腺癌的患者并使各个社区加强疾病防控的意识。

每年，"加入这段旅程"这一组织，都会让乳腺癌幸存者组成一支龙舟船队，像中国的龙舟比赛那样，比赛通常会使用一艘大船，有可以容纳将近20对船桨的船舱。这个活动可以给参与其中的女性患者一个增进友情的机会，并使她们积极参与身体运动，从中获得乐趣。这个船队同样也鼓励更多其他龙舟船队参与其中。

这一组织的另一举措在于提供一个咨询辅导活动，为刚诊断为癌症的患者提供面对面的情感及信息的支持。这里的导师通常有过类似的癌症治疗经历，她们同这些刚被诊断为乳腺癌的患者进行面对面交流，帮助她们应对心理及生理方面的异常感受。这一活动的成功开展完全源于患者间治疗经验的分享以及女性患者对她人的支持。

"加入这段旅程"为新确诊的女性乳腺癌患者提供一个接受有效治疗信息的机会，从而帮助她们面对一些即将到来的治疗以及需要她们做出决定。

一个女性患者对于另一个女性患者的帮助，这样一个小善举将会影响成百上千的女性癌症患者。

重回原先的生活状态让人备感欣慰。工作只是其中一方面。它也可能意味着与自己以前的聊伴重聚，回到那个熟悉的公园，散步或重拾原来的兴趣爱好，甚至是重回你每周都会去的服装店，这些都会让人感到已经重新回到正常的生活状态。看着那一张张熟悉的面容，或重新回到以往的生活轨迹都会给你带来欣慰感。但也不要害怕尝试新鲜事物，你可能已经厌倦了以往的生活状态，你想要寻求一些新的探险。现在是时候去让自己大开脑洞，寻求新的机会了！

享受刚形成的及已建立的人际关系

经历了诊断及治疗，你在家庭、工作及其他方面的人际关系可能已经发生了变化。有时候，这些变化可能会带给你气愤、悲伤或孤独感。与此同时，许多幸存者会对于那些对自己意义重大的人际关系保持一种全新的欣赏及感激之情。

对于癌症幸存者来说，找寻及发展积极的人际关系十分重要。和那些你喜欢的人在一起分享时光，这些人让你感到快乐，让你对自己感觉良好。这些人可能是你的旧友，可能是你的新朋友，也可能兼具两者。对自己、对周围的人保持一种愉快感非常重要，因为这可以给你力量和信心。

这同样是一段重新定义你与你自己之间关系的过程。不要对自己太苛刻，给自己足够的时间去修复，习惯生活中新的变化。让自己投入一些小事情，考虑那些真正让你快乐的事情。一旦你有了选择，花时间去做那些真正让你感到快乐的事情。你将会发现发展和维护一段关系的关键在于良好的沟通。对他人、对自己都要诚实，与你的家人、朋友谈论你内心的所感所想，不要封存你的情感。将你内心的情绪释放出来会使你感到极大的放松。同时，也让你的朋友及家人对你做到坦白。努力去用真诚和信任建立一段良好的人际关系。

帮助他人

在你癌症治疗期间，你可能会和你的医师或支持鼓励者保持联系。这些人往往对癌症有着十分透彻的了解。他们曾走过同样的道路，所以他们可以为你接下来要走的道路提供一些建议。

当你痊愈并作为一名癌症幸存者继续生活时，你可能会考虑为那些刚刚开启癌症治疗路途的女性患者提供支持与建议。对于许多癌症幸存者来说，帮助他人或加入到提高防癌意识的活动中可以让你感觉很快乐。回报是一种很强的感受，许多女性患者发现她们付出得越多，就会得到更多的爱、快乐与支持。对于那些获得支持的人来说，和那些完全知道他们感受的人在一起会得到很大的鼓励。

你的医师或医疗团队中的成员，可以帮助你判断成为其他乳腺癌女性患者的导师的最佳时机。专家认为从你被诊断后到你成为一名导师大致需要至少两年的时间。重要的是你在身体及心理方面有足够的时间痊愈后才能考虑为别人做指导。

如果你对指导其他患者很感兴趣，

那就去寻找一些方法帮助那些想要了解你的经历及有独到见解的女性患者。

帮助别人并不仅限于帮助女性乳腺癌患者，你可以以不同的方式去做志愿者或对他人进行指导。可能在你生活的社区还有一个这样的组织，它会吸引你去为一些你所推崇的活动做志愿者。

注意身体健康

经历过乳腺癌治疗后，你一定要照顾好自己的身体。均衡饮食、保持自身活力、维持健康的体重、保证充足的睡眠和休息，这些可以让你感觉更好、更有活力，并准备去迎接新生活。跟进你后续的治疗计划，定期找你的医师进行复查同样很重要。

保持这些健康的爱好可以为你带来长期影响，例如可能帮你降低癌症的复发率。

均衡饮食

吃营养的东西可以帮你重获精力、重建健康的机体组织。因为营养的食品比垃圾食品所含的热量更低。制订一个健康的饮食计划可以帮你塑造、维持健康的体重。

现今并未有证据显示，进行常规饮食或服用特定的营养补充品可以降低乳腺癌的复发率。但是，一个全面的饮食计划，低脂饮食，多吃水果、蔬菜及谷类食品，并伴有规律的运动，可以延长癌症幸存者的生命。

想要让身体获得足够的能量去战胜癌症，单一的食物无法满足你所需的全部营养，因而你要保证摄取各种各样的食品。

可供选择的食物

当你准备饭菜时，考虑下面的建议。

- 多吃植物性食品。
- 多吃各种蔬菜、水果。
- 少吃高脂、高糖、高盐食物，少吃含酒精的，烟熏的或腌制的食品。
- 选择低脂食物。如少量的肉、鱼及家禽。
- 摄入足够量的水。

这样的食物搭配可以帮助你获得足够量的维生素和营养物，从而使你的身体更加强壮。这样一来，可能会诱使你形成以摄取足够量的维生素和营养物为主的饮食，但是我们不提倡这种饮食方式。一些癌症患者认为摄入少量的维生素有好处，那么大量摄入维生素一定效果更好。但是事实并非如此。营养过剩可能会伤害你的身体健康。如果你想吸收各类你身体所需的维生素，向你的医生咨询你是否可以每天服用复合维生素。

保持自身活力

有规律的身体锻炼可以被认为是人类保持身体健康的万灵药，这对于癌症幸存者尤为重要。这是一个非常重要并已得到证实的方式，它可以改善你的身体健康状态，帮助你快速地从癌症治疗中恢复过来。

保持自身的活力有助于：

- 加强你的力量及耐受能力。
- 加强骨密度。

- 使抑郁症状最小化。
- 缓解焦虑感。
- 减轻疲劳感。
- 改善你的情绪状态。
- 增强自尊心。

有规律的锻炼及力量训练有助于你缓解双臂的淋巴水肿状况（详见第二十章"淋巴水肿"）。尤其是当与饮食结合时可以帮助你减肥。大量的证据显示，乳腺癌、结肠癌、前列腺癌及卵巢癌确

注意运动锻炼

在乳腺癌治疗期间及治愈后都需要进行有规律的锻炼，但是这里列举了一些特定状况，在进行运动锻炼时要格外注意。美国癌症协会提供了以下指导说明。

治疗的副作用	需谨慎注意的事项
治疗后贫血	除了每天正常的锻炼，延期进行其他运动，直到贫血症状改善后再进行相关锻炼
免疫系统受损	避免在公众体育馆或游泳池进行锻炼，直到你的白细胞达到正常水平
严重疲劳感	每天保证 10 分钟的轻度锻炼即可
皮肤被放疗损害	尽量避免接触游泳池中的氯元素
身体内置有导管或饲管	尽量避免预防感染，可能的细菌感染源，如游泳池、湖泊或大海。以避免导管周围处的肌肉力量训练（以免其发生移动）
其他慢性疾病，如高血压或关节炎	向你的医生咨询对自身最有利的运动安排方式
神经末梢出现麻木或疼痛症状（次神经）、肌肉无力或动作无法协调	避免需要有平衡及协调感的运动，例如散步或慢跑。如果可以的话，选择固定自行车或游泳

诊后有规律的运动可以帮助你降低癌症复发的风险，改善你的身体状况。

根据来自对 12 000 例乳腺癌患者的 6 项研究分析得出癌症诊断后保持身体活力将会使癌症复发率缩减 24%，乳腺癌的死亡率缩减 34%，并使由其他原因引起的疾病死亡率下降 41%。

关于积极锻炼有助于减低癌症死亡率的说法仍占主导地位，而对于心脏、肺等其他身体系统方面的疾病来说，积极锻炼对患者的影响还并未证实。

将锻炼身体列入到你的日常时间计划表中并不会花费很多功夫，通过一点一滴的积累使你的生活更加积极向上。经常爬楼梯或是将车停在较远的地方，然后走到目的地都是很好的锻炼方式。当你开始任何一项锻炼前，向你的医生进行咨询。

得到医生的同意后，你可以慢慢地开始，一点一点地加强锻炼。如果你想要应对癌症治疗中出现的副作用，向你的医生咨询有关锻炼前需要了解的注意事项。

美国癌症协会及运动医学院建议癌症幸存者每周进行至少 150 分钟舒缓的体育锻炼，也就是每周 5 天、每天半小时的体育运动。舒缓的运动包括快走、跳舞、骑单车、划独木舟或是到公园散步。每周要进行至少 2 天的力量训练。当你恢复并适应后，你会发现越多的运动会使你感觉越来越好。

可能会有那么几天，你完全不想运动，这样完全可以。如果有一些诸如疲劳的副作用使你暂时将锻炼搁置一边，不要有内疚感。当你有能力克服它时，你可以尝试着打破这一局限。做你所能做的，但一定要记住，休息对你的恢复也很重要。

保持健康体重

作为一个癌症幸存者，一个重要的生活方式就是要保持体重。几十年来许多研究表明超重会增加乳腺癌的患病风险。

这就意味着如果你体重超标，你得通过减掉多余的体重来获得一个最终比较好的治疗结果。另外，有证据显示有意识的减肥可以使你在癌症治疗之后改善体内激素水平，以及机体功能及生活质量。它也可以帮助你缓解许多疾病诸如高血压、糖尿病的困扰。

但这并不是说你要开始进行严苛的饮食计划，开始节食。事实上，并不提倡在刚进行完癌症治疗之后就开始控制饮食。不要把自己的行为当作是去控制饮食，把它当作一种让自己吃得更好的计划。想要维持一个健康的体重，你一定要改变你对饮食的看法。它指的是对你的饮食及运动行为习惯做一些渐进式、有利于健康的调整。最终，这种变化会在你的生活中根深蒂固。

美国癌症协会提供了以下的一些比较常见的方法来帮助你维持健康的体重。

- 限制高热量食物的食用。
- 不要喝高糖、高热量的饮料。
- 多吃低热量的食物，如水果、蔬菜。
- 多进行一些体育锻炼。

如果你需要增重

或许你的问题不在于减肥，而在于增重。如果你在治疗期间体重骤降，那么治疗后增重也同样重要。体重的下降可能会延缓癌症的治愈，并提高你患有各种并发症的风险。

想要增加体重，你要增加补充体内热量的消耗从而获得机体的能量平衡。多吃一些高热量的食物和饮料，如花生、黄油、坚果、鳄梨、奶酪、高营养的饮品及瘦肉。你也可以尝试加餐。

如果你正在增肥，有规律的体育锻炼同样很重要，因为运动有益于健康。可以进行一些力量训练，瑜伽及耐力锻炼都可以，但切记不要消耗过多的热量。

如果你在增加体重方面有任何问题，可以向你的医生或是饮食专家进行咨询。他会帮你制订计划，从而使你达到一个健康的体重状态。

保证充足的睡眠及休息

对于一个癌症幸存者来说，睡眠很重要。当她们接受完癌症治疗之后，会在好几个月内感觉身体疲劳。尽管有时候，疲乏感很难应对，但它也是可以控制的。但是，一些方法并不是每个人都适用，所以在找到那个最适合你的方法前，你需要进行一些尝试。

睡眠技巧

这里有一些小技巧帮你提高睡眠质量。

- **早休**。尽量在白天早一点的时间休息，避免在下午的晚些时候休息，从而保证你晚上的睡眠质量。

- **锻炼**。一些柔和的运动可以帮你消除疲乏感。瑜伽在帮助改善治疗后产生的疲乏感方面效果显著。你也可以尝试慢走或游泳。

- **在休息、睡眠及锻炼间找到平衡**。睡眠和休息很重要，但不能过度。过度休息可能会降低你的身体活力。

- **合理膳食，多饮水**。你的机体需要蛋白质、碳水化合物、维生素、矿物质和水来保持其有效的运转。饮食专家可以帮助制订针对你个人的最佳饮食计划。

- **减轻压力**。压力感会消耗你的精力。用一些比较轻松的方式去缓解压力。这些方式包括练习瑜伽，深呼吸，有导向的想象、冥想，听音乐或创作（更多信息详见第二十一章）。

- **维护你的社会关系网**。一些人由于感到很累，于是就取消了一切社会活动。

想要重新使自己恢复活力，令自己满意的社会活动是必不可少的。这些活动也可以帮你提高你的精神活力。

• **养成良好的睡眠习惯**。想要提高晚上的睡眠质量，试试这些方法：创造一个令人愉悦舒适的环境，例如一个昏暗的、凉爽的、安静的房间。在睡前不要吃得太多，下午及晚上不要饮用过多的咖啡。睡前进行一些轻松的活动，例如读书、泡温水澡或听轻音乐。

继续接受治疗

在进行完治疗之后，你可能不需要向过去那样频繁地见你的医疗团队。接下来的治疗主要用于提高你整体的身体及情绪状态，发现并对治疗后的一些并发症进行治疗，同时及时监控癌症复发的症状。

你可能还会经常见到你原先的肿瘤医生。如果首次治疗后，你更换了医生，你需要将你诊断时的状态、治疗及后续治疗的建议等相关材料准备齐全。在后续治疗中保持积极的心态。

首先，后续治疗会每 4~6 周进行一次，随着时间的推移，将降低复诊频率。在复诊时，医生需要了解你治疗时及治疗后产生的一些副作用的情况，因而要进行一些身体检查，更多有关后续治疗及监控的内容详见第十四章。

后续治疗可以使你和你的医生进行良好沟通，你可以向他提出你的担忧、你的沮丧及无法融入新生活的状况。有时，你可以安心向专业人士倾诉你的想法。如果你需要借助额外的辅导，你的医生可能会为你推荐一些咨询师或理疗师来帮你克服内心的焦虑。

在复诊的间隔期间，你要坚持对自己的身体进行监控及预防，下面是一些小建议。

• 注意身体的异常变化。如皮肤的变化、淋巴结肿大、异常出血、疼痛或过度的疲乏感。

• 不要吸烟。

• 保护皮肤免受阳光暴晒。

• 控制饮酒量。

• 保持有规律的身体锻炼。

• 健康饮食。

支援团队

当治疗结束后，女性患者可能会有孤独感。她们会很怀念来自医疗团队给予的情感上的支持。当然，家人和朋友可以弥补情感上的缺失，但是，有时只有专业的医护人员和同为癌症幸存者的患者可以使其获得情感上的支持。

癌症支援团队会聚集癌症患者。参与者将会向别人倾诉她们在治疗期间自己的经历及所感所想，她们也会倾听别人的想法来获取实用的信息，帮助自己应对癌症治愈后的生活。

癌症支援团队为癌症患者带来很多益处。和同样经历的人面对面交流，可以减轻患者的孤独感，使她们获得归属感。开诚布公的交流可以打开她们的内心，使自己得到更好的理解。问题解决方法的交流可以使你获取解决烦扰你的问题的途径与技巧，来自他人的同情与怜悯可以帮助你渡过难关。此外，帮助他人也让你获得更多良好的体验。

你适合加入支援团队吗

加入支援团队并不是强制性的，并不是所有人都希望得到来自除了家人及朋友以外的组织的支持。倾听别人的癌症治疗经历可能会让人更加不安，但也有一些人认为倾听一些来自于家人及朋友以外的人的生活经验很有用。

如果你不确定是否愿意加入一个支援团队，你可以尝试着考虑一下自己是否愿意成为一个团队中的一员并和别人分享自己的故事。当决定加入一个特定团队之前，你需要考虑如下信息。

- 这个组织有多大。
- 谁参与其中（癌症幸存者、家庭成员、癌症类型、年龄范围）。
- 讨论会一般持续多长时间。
- 交流活动多久办一次。
- 这个团队成立多长时间。

- 谁是这个团队的领导者，一个专业医师还是一个癌症幸存者。
- 这个交流会主要目的在于交流情感，还是提供一些解决常见问题的方法途径。
- 你需要参与其中，还是只要倾听就可以。

选择一个支援团队

大体上，癌症支援团队可以分为两类：由一专业人士领导，如护士、社会工作者或心理学家；由癌症幸存者领导，通常称作同龄群体组或自助组。有一些癌症支援团是针对一些患有特殊癌症的患者开设的，另一些则是为所有经历过癌症治疗的患者开设的。还有一些针对的人群是癌症幸存者的家属及朋友。

有些组织的设立极富教育意义，有良好的组织结构。他们会邀请一些医生或是专家针对刚结束癌症治疗的幸存者开展一些讲座。另一些组织更看重强调情感的支持及经验的分享。

关键在于找到一个能符合你需要及个性的组织。你可能需要一个可以为你提供有教育意义的交流会，而且是比较正规的支援团队。一个服务性更强的组织可以为每一个参与者提供平等的机会来进行交流分享。

或者你喜欢一个结构简单的组织。你可能更倾向于在某个成员的家里，和一小群人进行交流讨论，这会让人感到更舒适，而情感的支持可能是这些组织的核心。

此外，还有一些在线组织，可以让你在任何时间任何地点加入交流。当你需要情感上的大力支持时，这是一种很有价值的交流形式。但一定要和你的医生再次确认你在网上交流时获得的信息。这些信息可能不准确或不符合你现在的身体状态，这会为你带来潜在的风险。

如果你决定加入支援团队，可以先尝试一段时间。记住要重新找到一种新的正常的生活状态需要一段时间，所以一定要对自己有耐心。如果你认为这样一个组织对你没有意义，未能让你感到舒适，你也可以不参与其中。

公益活动

一些经历了癌症治疗的患者不愿意参加任何有关癌症的公众活动，他们不确定这样会发生什么或他们自己会做出什么样的反应。另一些女性患者则以饱满的热情去加入这些活动中。当然你的态度也可能是中立的。

每年有成百上千的癌症公益活动会在美国全国范围内开展，并为癌症治疗及癌症普及筹款。一些针对乳腺癌的研究，另一些则针对其他类型的癌症，还有一些是为广义上的癌症进行筹款。

考虑参与其中，可以是一次远足、背包旅行或广播电视节目，看看自己参加后有怎样的心情。你可能会产生一种难以置信的喜悦感。看着大家为了支持癌症事业积极筹款，这可能会让你备受感动。这会扭转整个社会对于癌症的态度，从过去的闭口不提到现在以一种更加开放积极的态度面对。

癌症公益事业为你带来一种特殊的感觉，你和一群同样热情满满的人在一起，一起为癌症事业做出努力。

每个人在生活中都会通过不同的形式接触到癌症，所以用各种可能的方式去传播、践行并给予相关的支持很重要。

第二十三章
向支持治疗过渡

当乳腺癌已达到进展期，许多女性意识到也许是时候中止针对癌症的治疗了；也许你现在正面临这样的状态。

如果患者与主管医生已经讨论过所有剩下的选择，或许会做出中止抗癌治疗（即抗癌治疗）的决定。具体内容如下：

• 没有任何治疗手段可以治愈癌症。

• 后续的手术、放疗或化疗几乎不可能改变疾病进程。

• 目前没有有力的证据表明后续治疗可以延长生存或提高生活质量。

• 所有证据均表明对于后续治疗的任何有效反应都是短暂的。

• 后续抗癌治疗的潜在副作用值得关注。

如果你现在处于这种境遇，决定终止抗癌治疗将是合理且值得理解的选择。现在，与其努力杀死癌细胞或延缓癌症进程，不如把你的目标转移到如下内容：

• 尽可能减轻和控制癌症相关症状。

• 尽可能减少与药物副作用相关的经历。

- 拥有最好的生活质量。
- 拥有尽可能长的生命。

虽然你正试图中止抗癌治疗，但不意味着你要终止医疗服务。这一点非常重要。你应该定期到主管医师处继续寻求医疗服务。

接受你的现状

疾病确诊后，最开始的治疗重点往往都是治愈癌症。如果癌症已经不能治愈，治疗的目的就变成延缓肿瘤进展，从而延长患者存活时间。如果延缓肿瘤进展的措施也不再奏效，治疗的重点将转移到缓解不适及其他症状。这就是所谓的支持治疗或缓和治疗（见后述）。支持治疗也包括处理你的任何心理、社会、精神及情感需求，同时向你的家人提供支持。

如何确定应该何时终止与癌症抗争呢？做出这样的抉择实属不易。这是一个私人决定，你只能从你的医疗护理团队、家人和朋友处寻求建议。终止用于杀死或控制癌症的治疗，看起来就像放弃了治疗，因此，部分女性认为做出这样的决定很困难。但如果癌症已对抗癌治疗表现出耐药性，这样的治疗弊大于利。对于许多女性而言，出于希望享受

我还剩下多少时间？

许多疾病已到终末期的患者，都希望医生告知他们，自己还剩下多少时间。这是一个医生难以回答的问题，许多人甚至会不愿意直接回应这样的问题。一方面，医生所做的，也只是有依据的猜测；另一方面，回答这样的问题需要在保持理性与心怀希望之间做出艰难的权衡。

因为医生不自禁与患者及其家属产生共情，所以他们很可能会因心怀希望而高估疾病的预后。这意味着你可能无法存活到医生告诉你的时间。

除了保持希望的因素外，医生可能仅仅是错误判断了癌症进展的方式与速度。多项研究均表明，医生在预估进展期肿瘤患者的预期寿命时倾向于乐观。

如果你的医生确实预估了你的剩余时间，不要把它视为福音书。一些病人可以活得比医生预期得长，另一些人则不是这样。

有一个这样的预估时间确实可以帮助你获得更好的控制感，但不论你还剩下多少时间，一定要充分利用余下的光阴。把每一天过得尽可能充实，做你想做的事。

剩余时光的打算，生活质量将变得至关重要。

如果现有治疗不再起效且继续治疗的副作用已超过可能获得的益处，终止抗癌治疗可能使你过得更好。这时就是需要做出决定的时间了。举个例子，化疗可能使患者感觉不适，甚至可能出现危及生命的副作用，且其发生率远远高于缓解癌症的概率。这是许多癌症患者终将面临的局面。

终止不再有帮助的抗癌治疗，对你而言也许是重新把握控制权的一种方式。当你得知罹患癌症的时候，你也许会有生活失控的感觉。决定终止抗癌治疗并从治疗的副作用中解脱出来；在重新掌握生活上，你将迈出强有力的一步。

保持希望

即使你已经接受癌症不可治愈的现实，你仍需保持希望。但你的期望也应随着面临境况的不同而做出改变。例如，当你首次拿到确诊通知书，你也许会希望这是误诊；当你接受了癌症的诊断，无疑你将希望能战胜癌症；但当你得知癌症不可治愈，你也许会希望现有治疗足够有效以延缓数年的生命。

既然你已得知后续抗癌治疗可能不会起效，那你将有什么期望呢？你的期望取决于你的目标。这也许是重构希望的一个契机。希望可以是与家人共享宝

贵时光、外出旅行、减轻症状，或是过上舒适、免受痛苦与煎熬的生活。也许你的期望会集中在给子女或孙辈留下一笔遗产。这包括有序整理好财务、录下或写下家庭往事，或是创建一个写有你的财产、你的生活经验及你对家人朋友爱意的文书。

即使你已设立目标，你仍需谨记癌症的进程难以预测。癌症的发展可能突发变数，也许你无法实现所有已经设定的目标。部分人对此的态度是做最好的打算，做最坏的准备。留出时间去尽该尽的责任，做必须要做的事。签署需要签字的文书，把你想说的话告诉朋友和至亲，并写下任何你想用文字表达的想法。

在目标清单中有长期的计划是件好事，但你也许需要明确每天都有相应的目标，比如联系家人和朋友，或是记下出现在你生命中的人。后面，你将读到一位母亲在癌症末期写给儿子的话。

大部分人不想讨论死亡。但与其以恐惧的心态面对这个话题，为什么不把死亡当作一个契机，让你及家人心怀怜悯与和善地去思考关于生死的问题？如果你有意为自己寻求些许平静，也许可以考虑下面的建议。

- 回忆生活中积极的方面；从你笃信的价值观中获得力量。

- 记住对你最重要的是什么（生活中及过世后）。

- 写下或说出你最珍视的回忆，以便现

否认即将到来的死亡

一些进展期癌症患者很难接受，他们的治疗已不再起效且癌症已达终末期。他们也许会采取一种防御机制，即否认。

否认可能有害或有益。否认使你有足够的时间接受关于疾病的信息，从而使你足以承受现状而不至于被压垮；这时否认是有益的。但持续性的否认可能使你在明知治疗益处不大的情况下，仍盲目坚持抗癌治疗；更重要的是，否认可能会阻止你去有序地安排事宜，去告别，并最终阻止你在平静中面临死亡。

一项关于进展期肺癌患者的研究表明，难以接受最终死亡的患者和持续接受积极治疗的患者，并不比在早期就终止抗癌治疗的患者活得更久。

当你的家人无法接受你的病情并促成或加深你的否认时，否认会比较棘手。如果你或你的家人难以接受你的癌症已是晚期的现实，去和心理咨询师、牧师、临终关怀人员或你的医疗护理团队沟通，也许会有帮助。有机会说出造成否认的这些恐惧，能帮助你更切实地接受自己的病情，从而使你对未来做出明智的决定。

在及以后你的朋友及家人记起。

• 尽早询问临终关怀的内容（将在本章随后的内容中讨论）。尽早，而非后期，接受这样的关怀，将起到重要的作用。缓和治疗及临终关怀可提供全面的方法帮助你和家人，从而使你在最后的时光里以积极的方式面对。

• 讨论或写下在你过世后你希望看到的事——其中也许包括葬礼计划，关于纪念仪式的想法，以及可能给其他人留下有意义的私人物品或任何特殊想法。

记住你的一些亲人们此时会强烈地想表达出他们的感情，其他人则可能做不到这些。这将是关于分享的美妙时刻，

你将是把握这次机会的主要人物。如果你准备就绪，你和亲人就能分享许多简单却重要的言语。有些可能只是只言片语，比如"我爱你""我原谅你""对不起""谢谢你"，以及适时地说"再见"。

当你与家人意见不一致时

你的疾病将影响你的整个家庭。当你及你的医疗护理团体做出从抗癌治疗到支持治疗的过渡，你的家人可能对此不解。他们也许会说你正在放弃。希望你"继续抗争"的也许是你的配偶、你的

子女，或是从未参与你疾病治疗过程的远房亲戚。

在身患疾病的整个过程中，你将失去很多。即使过程很艰难，每次失去都会使你设定新的目标并重新定义希望；从某种意义而言，这些失去是在为死亡做准备。虽然你的家人也经历过或多或少程度上的失去，这与你自己的心态并不相同。他们也许还没做好送你走的准备。

在你面对终末期疾病时，你从家庭及朋友处获得的支持将影响你的承受力。如果你的目标和家人不一致，你可以组织一次与他们及你的医疗团队成员的会面。请医疗团队的某成员解释你的现况，以便家人能理解你做决定的原因，并请其回答家庭成员可能提出的问题。

坚定地做对你而言最好的决定。不要为了维护和睦而被迫接受治疗，这对你来说弊大于利。告诉你的家人目前对你最重要的事，就是能够和他们一起享受有品质的生活。

控制症状和体征

对于癌症已不可治愈的患者而言，惧怕疼痛及其他疾病可能引起的症状是很正常的。终止用于杀死或延缓癌症的治疗，并不意味着所有治疗都将停止。你的医疗护理团队将继续照顾你，帮助你控制症状及其他可能出现的情况，目标是帮助你尽可能舒适地生活。有很多方法都可用于处理可能出现的症状和体征。

疼痛

疼痛可能是影响你享受生活的主要因素。疼痛可能影响你的睡眠、进食及其他日常活动。对罹患进展期癌症的患者而言，癌症扩散到器官、骨骼或软组织，或是压迫神经，均可引起疼痛。牵涉到器官的疼痛可能难以准确定位，并可能被描述成深部的抽痛或隐痛，有时可能是锐痛。牵涉到皮肤、肌肉或骨骼的疼痛往往局限于特定区域，并可能被描述成锐痛、隐痛、烧灼痛或抽痛。牵涉到神经的疼痛（神经痛）经常被描述成锐痛、刺痛、烧灼痛或闪痛。

疼痛可能是剧烈而又相对短暂（急性疼痛），也可能是轻微或剧烈且持续较长时间（慢性疼痛）。某些疼痛可能与特定的动作或活动有关，并且是可预测的（继发性疼痛）。还有另一种疼痛类型称为突发性疼痛；中到重度的疼痛突破现有对症治疗，即产生突发性疼痛。突发性疼痛一般持续时间较短，但可能一天出现数次。

你可能会被要求在不同情况下对疼痛做出分级。这样你的医疗护理团队可以为你提供合适剂量的镇痛治疗：足够控制疼痛症状，但不至于过量、引起机体功能障碍。

对疼痛打分对部分人而言很困难。

不同患者对疼痛的认知各异，一个人认为的轻微疼痛对另一个人可能很剧烈。即使如此，你的意见也很重要。你对疼痛的些许认知，将为医生的疼痛管理带来便利——总比无凭无据强。

咨询医生

许多药物均可有效控制疼痛，但医生需要知道疼痛的特征从而做出相应治疗。为帮助医生评估你的疼痛，你要尽可能多地为其提供信息，包括针对下列问题的回答。

- 疼痛的部位在哪里？
- 疼痛何时开始？
- 疼痛开始时你在做什么？
- 你觉得疼痛是哪种——锐痛、刺痛、烧灼痛、钝痛、抽痛或是闪痛？
- 疼痛是否随时间发生变化？
- 疼痛按从 0 到 10 评分——0 代表不痛而 10 代表剧痛——你的疼痛有多剧烈？
- 如果疼痛有减轻或加重，什么样诱因会造成这种情况？
- 你之前服用过的镇痛药是否对疼痛有效？

如果你将关于疼痛的内容写下来也许会有帮助，这样你可以为医生提供一份准确的报告。除了回答上述问题，你可以记录下使用过的镇痛药，它能起何种效果及起效时长。让医生知道镇痛药是否产生有害的副作用，如妨碍你的日

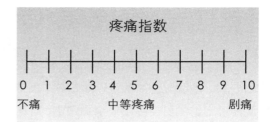

使用疼痛指数可以帮助医生确定你正经受的疼痛有多剧烈，并确定现有治疗起效的程度。你可以将疼痛划为从 0~10 分的不同级别。1~3 分的疼痛一般是轻微痛，而 7 分及以上的疼痛则为剧痛

常活动或是影响你的睡眠或进食。

为了评估疼痛，医生可能会做体格检查，并需要其他辅助检查，如血常规或 X 线检查，来确定疼痛起因。

治疗

如果可能，治疗的最初目标是控制疼痛的来源。这些治疗可能包括如放疗、手术以及靶向治疗。但对于进展期肿瘤而言，治疗确切的病因有时不太可能，此时的经典治疗是使用镇痛药物，包括简单的解热镇痛药到熟知的麻醉剂阿片类药物。

简单的解热镇痛药包括对乙酰氨基酚（泰诺及其他）、阿司匹林及非甾体抗炎药（NSAIDs），如布洛芬（Advil、Motrin IB 及其他）和萘普生（Aleve）；类固醇药物有时可能会有帮助。阿片类药物是最强的镇痛药，包括可待因、羟考酮（奥施康定、Roxicodone 及其他）、吗啡、芬太尼（多瑞吉）、氢化吗啡酮（盐酸二氢吗啡

酮），以及除此之外的其他药物，吗啡是针对剧痛的最佳药物。有时推荐使用常规剂量的阿司匹林、对乙酰氨基酚或布洛芬来增加阿片类药物镇痛的疗效。

阿片类药物可能是长效或短效的，即药物在你体内持续起效的时间。通常来讲，短效药起效迅速（30~60 分钟）并

可起到 2~4 小时缓解疼痛的效果。另一方面，长效阿片类药物达到最佳效果可能需数小时，但其药效通常持续到 12 小时左右。

对于一些使用长效阿片类药物的患者，间断使用短效阿片类药物可帮助患者缓解因使用规定剂量的长效药而产生的

药物成瘾会怎样？

研究表明许多癌症患者不愿使用像阿片类药物（麻醉剂）这样的强效镇痛药，原因有二。他们害怕对药物产生依赖；并且担心如果在疾病早期就使用这么强力的镇痛药，在随后疼痛更加严重时药物将不再有效。这些顾虑无可厚非，但任何一个都没有医学依据。

药物成瘾是患者为体验药物可能提供的精神愉悦而被迫寻求药物的一种行为。当阿片类药物用于癌痛时，此类药物成瘾很少出现。

长期使用阿片类药物的患者，对药物产生耐药很常见。由于耐药，在常规用量下药物的效力会打折扣；为达到同样的疗效，患者可能需要加大药量。幸运的是，药物的剂量可以增加；不存在最大剂量（即天花板效应）的说法。因此，如果你已耐受目前的药物剂量，医生可以增加剂量直至疼痛得到缓解，或是换用其他药物。

此外，你的身体会适应在特定间隔规律使用药物，即被称为躯体依赖性的一种状态。如果你突然停药，你可能会体会到戒断效应。如果不再需要止痛药物，可通过缓慢减少药量来避免戒断效应。药物耐受及躯体依赖性都不等同于药物成瘾，知道这点十分重要。

告诉医生以前你在使用止痛药过程中的任何问题。遵医嘱使用止痛治疗。而且如果药物已不足以舒缓疼痛，一定要让医生知道。

疼痛管理对于保持良好的生活质量至关重要。癌痛可能需要像阿片类药物这样的强效镇痛药。与医生一起找到起作用的某种镇痛药或联用的多种镇痛药。不要因为害怕药物成瘾而阻止自己从疼痛中解脱。如果有必要，你可以要求医生将你转诊至疼痛专科。

突发性疼痛。如果你正在经受突发性疼痛，可在使用长效药的同时加用快速起效的短效阿片类药物，这样可使你缓解疼痛。如果你从既往经历中知道某种特定运动可诱发疼痛，提前口服短效阿片类药物可帮助你阻滞疼痛或大幅缓解疼痛。

如果你的疼痛是持续性的，最好能规律使用止痛药物以使疼痛得到控制，而不是间歇性使用或有需求的时候才用；对于强效阿片类药物尤应如此。稳定的剂量可能会消除药物副作用。如果你规律服用止痛药物，也能更好更大程度地控制疼痛；并且规律使用时最终需要的药量可能比你间歇使用要少。

阿片类药物可以通过口服给药、皮肤外用贴剂、肛门外用栓剂或注射给药。

另外一种方法是使用镇痛泵。镇痛泵放在下腹部的皮下，通过小管置入脊髓旁的椎管内，这也是疼痛信号传送入脑的地方。虽然是通过脊髓给药，药物可以缓解全身各处的疼痛。如果你的疼痛严重到常规阿片类药物难以缓解，或药物引起的副作用过多且难以控制时，医生可能会建议你考虑这种办法。

阿片类药物可能引起诸如困倦、头晕、恶心及意识混乱等副作用。大部分副作用容易被控制；且如果剂量稳定，通常一段时间后这些副作用会消失。最常见的一个副作用是便秘，几乎所有规律服用阿片类药物的患者都会出现这种症状。一般来说，只要处理得当，这种情况都能缓解。医生可能会建议你开始使用阿片类药物时，及时用大便软化剂、肠道导泻剂或两者合用的方案。对于便秘，预防可能比治疗更容易。

其他药物可能会对特殊类型的疼痛有帮助。抗癫痫药或其他相关用药可能会对神经损害的患者有效。如果你正在经受由于肿瘤相关骨破坏所致的疼痛，用于治疗骨质疏松的双膦酸盐类药物会有帮助。医生可能也会建议你接受其他控制疼痛的治疗，比如注射化学药物的神经阻滞或针对区域疼痛的放射治疗。

如果你觉得某种药物的副作用难以忍受，如果你的药物效果不够好或药效不够长，如果你经常会有突破性疼痛，你可能需要尝试新的药物或其他控制疼痛的方法。

气促

另一种可能出现的情况是气促（呼吸困难）。这种情况发生原因有很多，包括癌症播散到肺部、心脏问题、肌无力、贫血或是全身乏力。有时，气促的潜在病因是可以治疗的。为了判断这种情况出现的原因并寻找最佳治疗方案，医生可能会为你做体检或需要其他辅助检查，如胸部 X 线、血液检查或是心脏检查。

如果病因不明或医生不能治疗潜在病因，他（她）可能会尝试缓解因气促产生的不适。吸氧或使冷空气拂面可能会有帮助。像吗啡这样的阿片类药物，也能通

通过放松控制疼痛

　　压力和焦虑可能会在你身体里产生紧张感，而使你的疼痛加剧。用来帮你缓解焦虑并放松的方法，也可以帮你控制疼痛。这些方法包括深呼吸锻炼、冥想和渐进性放松。更多关于放松方法的信息详见第二十一章。

　　此外，尝试做一些你喜欢的活动，比如听音乐或发展新爱好，从而使你忘却疼痛。如果身体条件允许的话，体育锻炼可以使你感觉更好并帮助你放松及睡眠。试着每天都做一些锻炼，即使你与家人或朋友携手散步数分钟，可能就会使你感觉良好。

过使感觉迟钝来缓解气促。将药物输送到肺部的吸入器或喷雾器也能缓解气促。

食欲变化与体重下降

　　随着肿瘤进展，你可能会发现食欲消失及体重下降。可能因为我们倾向于将好胃口与好身体划等号，你的家人可能因为你吃不好而感到困扰。但是没有证据表明，进展期肿瘤患者吃得多就能活得更长。强迫进展期肿瘤的患者进食可能引起紧张或恶心，对其而言是不必要的负担。

　　如果你正被食欲下降困扰，尝试下列方法可能帮你提高食欲：

- 早上多吃，而不是晚上；因为随着你变得疲惫，食欲也有可能会下降。
- 少食多餐，而不是每日三餐。
- 避免去闻烹调的气味，尤其是当你恶心的时候。

- 进食冷食或室温的食物，你会发现它们更加开胃且易于食用，而不是进食热食。
- 尝试营养补充剂，比如 Ensure、Boost 及 Carnation Instant Breakfast 的饮品。

　　除了尝试这些自控措施，你也可以去咨询医生关于促进食欲的药物。目前普遍使用且研究最多的药物就是醋酸甲地孕酮（Megace）。这个药也有抗恶心的作用。

恶心与呕吐

　　食欲下降与体重变化可能与恶心呕吐有关。恶心与呕吐的原因有很多，比如肿瘤扩散到肝脏、肿瘤扩散到肠道而干扰正常的消化功能、便秘及使用镇痛药物。只吃你喜欢的食物，少食多餐而非一日三餐，这样可以帮助缓解症状。抗恶心的药物在某种程度上也会有帮

姑息治疗

姑息治疗是一个相对新的专业，旨在为进展期肿瘤患者减轻痛苦并提高生活质量，同时为他们的家人提供帮助。姑息治疗考虑的内容是正在接受治疗的患者及其家属的情感、身体及精神方面的需求和目标。姑息治疗不能替代基本治疗。相反，它应该和其他治疗方案同时被使用。

姑息治疗是临终关怀运动的产物，但它与临终关怀不同，对于严重的疾病或危及生命的疾病，姑息治疗随时都可被施行；而临终关怀只有在生命的最后几个月，即治疗已不再有效或不能延长生命的情况下才适用。你不必非要等到去临终关怀医院，才接受姑息治疗。

哪些人群能从姑息治疗中获益

任何有严重疾病或疾病威胁生命的患者，都能从姑息治疗中获益；姑息治疗可以治疗疾病的症状或体征或缓解由治疗引起的副作用。此外，姑息治疗能帮助你和亲人更好地了解疾病及协助治疗。

无论你或亲人在门诊、病房、私人疗养院还是临终关怀医院接受治疗，姑息治疗都适用。通常情况下，姑息治疗专家团队是多学科协作医疗的一部分。多学科协作团队由很多专家组成，包括医生、护士、社会服务人员、心理学家、法律顾问、牧师、注册营养师及药剂师。

姑息治疗团队与你的主诊医师及医疗团队的其他成员协作，共同制订医疗计划，来帮助你缓解症状，减轻痛苦，表达出精神及心理上的顾虑，并帮助你保持尊严及舒适。同时，这些举措可以帮助你提高生活质量。

姑息治疗团队也可以帮助你和爱人去跟医生和家庭成员沟通，并完成从医院治疗到家庭治疗的平稳过渡。如果有必要的话，姑息治疗团队也可以提供经济及法律方面的协调与援助。

研究表明姑息治疗大有裨益，包括减少在医院的时间、拥有更多时间在家陪伴家人和朋友、更好地控制症状、提高医疗服务满意度，以及减少医疗支出。寻求姑息治疗的患者更有可能自己去选择迎接死亡的场所，比如在家而不是在医院。

如果你想让自己或亲人接受姑息治疗，可以要求被转诊至姑息治疗专家处。

助。普遍用于促进食欲的药物(醋酸甲地孕酮和糖皮质激素)也可以帮助减轻恶心与呕吐症状。有些人发现含莨菪碱成分、用于晕动病的药物也有治疗效果。

当你在接受化疗时遭受恶心与呕吐，你可以通过使用针对化疗相关恶心与呕吐的药物来缓解症状。如果恶心与呕吐并非化疗相关，而是由进展期肿瘤引起，同样的药物也会有效果。

临终关怀

临终关怀是指一群被称为"临终关怀团队"的人协作来为终末期肿瘤患者及其家人提供最佳支持的特殊项目。临终关怀团队包括医生、护士、药剂师、社会服务人员、心理治疗师、牧师、志愿者及其他人员。临终关怀项目旨在提高生活质量，而非延迟或加速死亡进程。

对部分人而言，临终关怀意味着希望破灭。诚然，只有当治疗无望时，临终关怀才会开始；但开始临终关怀并不意味着完全丧失希望。临终关怀的目标是帮助你在剩下的时间里过得更好，并且帮助你安详地、有尊严地死去。

大部分临终关怀安排在患者家中，但也有可能在疗养院及其他住宅场所被提供。一少部分临终关怀项目有自己的医院或诊所设施。在家庭式临终关怀项目中，虽然护士及其他项目成员会按需访视，项目旨在为即将去世的人从亲人处获得大部分照顾，临终关怀团队可以在一天 24 小时、一周 7 天及患者家属有需求的任何时候，为其提供建议和支持。

可提供的服务

临终关怀项目旨在为终末期疾病的患者及其家属提供全天候的帮助。临终关怀团队和你及你的亲人协作，根据你和家人的需求来调整所提供的服务。在疾病的最后时光及随之而来的丧亲期，生理需求、社会需求、精神需求及情感需求都应得以表达。

临终关怀项目可提供全方位服务，包括症状管理、为你及家人提供情感支持，以及精神关怀。情感支持(或社会心理支持)旨在为你和家庭成员提供支持，以帮助你或他们解决诸如抑郁、焦虑和恐惧等情绪问题。精神关怀的目的是帮助你保持希望并解决你可能存在的任何问题，比如关于你生命意义的问题。

临终关怀的内容取决于个人，也许包括下列内容：

- 由你的主管医生或是隶属于临终关怀团队的医生提供医疗服务。
- 护理成员的日常访视或随时候召的护理支持。
- 牧师服务。
- 咨询服务。
- 家政服务和饮食服务。
- 医疗设备和医疗用品。

临终关怀的起源

在美国，现代临终关怀于 1974 年在康涅狄格州开始兴起。康涅狄格州的临终关怀机构位于纽黑文，效仿由一名叫达姆·西塞莉·桑德斯的社会服务人员提出的观念。桑德斯于 1967 年在英国伦敦的西德纳姆创设了举世闻名的圣·克里斯多弗临终关怀机构。达姆·西塞莉致力于为接近生命尾声的患者提供高质量、视病犹亲的治疗，并最终成为一名医生，实现了自己的目标。自此她的临终关怀模式在英国、美国乃至全世界多次被复制。

- 缓解症状的药物。
- 物理治疗、言语治疗和职业治疗。
- 放松疗法。
- 饮食咨询。
- 哀伤辅导和解忧辅导。

临终关怀团队成员经常为承受丧亲之痛的家属们提供长达 1 年的哀伤支持辅导。

适任资格

如果医生停止了旨在治愈或控制肿瘤的治疗，并且预测如果疾病按预想的进程发展，你的预期寿命为 6 个月或更短时间；根据美国国家医疗保险制度的规定，你有资格去接受临终关怀服务。只要你一直符合这样的标准，你都有资格接受临终关怀服务。对于个别患者而言，符合标准的时间可能会超过 6 个月。

虽然临终关怀被广泛认知、对接近生命尾声的人群有益，但仅有 20%~50%

符合标准的癌症患者接受了临终关怀。对于接受临终关怀的患者而言，平均接受服务时间不过几天或几周；总的时间非常短暂，不足以使患者充分体会到临终关怀服务的益处。部分原因是一些人对"临终"这样的字眼产生抵触，或者家属不能接受亲人将要离去的现实。

此外，有些医生也不愿意给患者提供临终关怀服务，不是因为医生低估了临终关怀的价值，而是因为医生对于放弃抗肿瘤的治疗犹豫不定，或者医生不愿意告诉患者他们将要离世。

不施行心肺复苏术

决定是否急救的最佳时间是在你需要它之前，例如应该何时决定拒绝心肺复苏术（DNR）。当你停止呼吸或心脏不再跳动，你希望医生们用极端的手段将你从死亡线上拉回来吗？这些极端的手段包括施行心肺复苏（CPR）、捶击胸口以试图恢复心搏或用仪器(呼吸机)来帮助呼吸。

一旦你决定不接受心肺复苏术，最好尽快告知你的医疗护理团队。这并不意味着你或你的医生放弃对你的治疗，也不意味着不相关或可逆转的病情不能接受治疗。不接受心肺复苏术是指当你濒临死亡之时，不需要用极端或夸张的手段来延续生命。

对晚期癌症患者实施心肺复苏往往不能帮助他们改善病情、延长生命或康复出院。这些措施可能会延长垂死的过程，增加患者的痛苦与劫难。即使患者被"成功"地暂时复苏、戴上呼吸机，他(她)很可能无法再恢复自主呼吸，随后家属们很可能就需要决定什么时候拔除呼吸机。

医生被授命跟所有入院患者探讨是否拒绝心肺复苏。否则，如果你不主动提出，这个话题也许不会被讨论。有些人对签署拒绝心肺复苏的同意书犹豫不定，原因在于他们还心存希望，认为心肺复苏后能重获战胜疾病的新机会。不幸的是，对于晚期且无法治愈的肿瘤来说，这几乎不可能。他们还认为，如果签署了拒绝复苏协议，他们可能无法获得常规治疗或他们将会被抛弃，但这些都不属实。

如果你有这些顾虑，去和你的医生及家人讨论关于不接受心肺复苏的状态，以及在你治疗过程中什么是有意义的、什么是无意义的。

善终

当一个人即将面对死亡时，他(她)很可能会体验到一系列情感，包括恐惧、对身后事的担心，甚至愤怒。有些人不能理解善终的意义所在。下面是一个真实的故事，可能会对这些人有所帮助。

盖尔的故事

盖尔被确诊乳腺癌时肿瘤很大，并且已经扩散到乳腺外。接下来的两年半时间里，她接受了手术、放疗、化疗和内分泌治疗。有时，作为治疗的一部分，她还需要放置从肾脏到膀胱(尿道)的导尿管。

虽然受到化疗的折磨，但是她仍然坚持自己的生活方式，和家人、朋友一起享受生活，直至生命的最后一刻。在整个治疗过程中，她开诚布公地和医生讨论不同治疗方法的利弊；她和她的家人都积极参与到治疗决策中。最终，包括内分泌治疗和化疗在内的很多抗癌治疗，对她都已失效；她选择接受临终关怀，在家里陪伴家人以度过余生。

在她去世前3周，她、她的家人和医师达成共识，统一认为旨在减缓肿瘤生长的治疗方法对她已毫无用处；在那天，盖尔和家里人一起观看了一场高中橄榄球赛。在她去世前1周，盖尔的其中一个儿子及其妻子邀请了很多亲朋好友到家里来，共同参加生命的庆典。在典礼上大家共同回忆一起度过的美好时光，这也是感谢和真心告别的好机会。

在她去世的前几天，在小儿子的鼓励下，盖尔为三个儿子各写了一封信。她激励人心的话语是极好的例证，即确保至爱之人能真切地感受到，在生命的最后时光他们对于你而言是多么重要。在她的葬礼上，当孩子们读起这些信时，称其为"如此与众不同的女性"给予的"特殊的礼物"。下面是她写的信的一些节选。

给第一个孩子——杰夫

我们最爱你的地方在于，你是我们的第一个奇迹——年轻时爱的见证、无限感情的承诺。在那些生活艰难的日子里，你是我们坚持下去的动力。

你代表了崭新的体验，是祖辈们第一个孙子，有着比芭比娃娃更多的衣服。你是缺乏自信的父母改正错误的"原始模型"。我们总是对你期望甚高，而你也从未让我们失望。上帝保佑我们，因为你是弟弟们的好榜样——我们也因此而爱你。

你意味着开始。

给第二个孩子——吉姆

我们最爱你的地方在于，你有时显得大智若愚，这使你更加坚强。你很少哭，很有耐心，穿褐色的衣服，从不争先。从你身上，我们发现你可以亲吻小狗或不睡午觉，但是却不会生病。在你去幼儿园之前就已经学会横穿马路，我们不会因为你会用锤子而着急地得溃疡。

你是我们忙碌而又雄心勃勃时代的结晶。没有你，我们无法忍受不停变换的工作和昂贵的房租。你总是要承受来自哥哥成功的压力，还要帮弟弟融入到大家庭中。

我们也因此而爱你。

你意味着延续。

给最小的孩子——约翰

我们最爱你的地方在于，通常结尾都会很忧伤，而你却给了我们一个惊喜。你很乐意接受戴有奶渍的围嘴，玩用过的玩具、冰鞋和自行车。

你是我们看得最紧的那个，因为你是连接过去和未来的纽带。你使我们的脚步变得更快，使我们的肩膀变得宽厚，使我们重塑想象力和幽默感；而这些，都是安全和成熟不能带来的。我们也因此而爱你。

你很幸运，有两个哥哥教会你很多，并为你做出很好的榜样。当你长大了，甚至你的孩子都比你高的时候，你仍然是我们心中的"宝贝"。

你意味着巅峰。

在她生命的最后1周，盖尔告诉丈夫，她需要规划自己的葬礼。丈夫认为他的年龄比盖尔大，需要先规划他自己的葬礼。因此，在那天他们共同规划了他们两人的葬礼，先是丈夫的，然后是盖尔自己的。

在她去世的那个下午，她把儿子们和孙子们都叫到床前。所有人都跟她一一告别，并跟她共享了生命最后的些许时光。当医生赶到时，发现她整个三代同堂的大家庭都在她家，而她则安详地睡在床上。

医师到来后不久，盖尔的教区牧师也来了。当着她家人的面，牧师问她是否感到安详，以及她是否准备好迎接死亡，去另外一个更好的地方。她笑着点头，做出了肯定的回答。6个小时以后，她安然去世了。

第二十四章
写给乳腺癌患者的伴侣

当你所爱的人发现她得了癌症,你们两个人都会经历情绪紧张的时刻。在这段时间里,你们也会感到脆弱;这些情绪会对你们的性情和关系产生各种积极和消极的影响。

你们会不断掌握病情并尝试将彼此的感情调整到同步,这也将是对你们关系的一种考验。你们或许需要对你们的一切——从日常的生活习惯到你们的性生活——做出短期或长期的调整。你们将面对开心的日子,也会面对糟糕的时刻。

你们两个如何应对癌症确诊结果,会受到很多因素的影响,例如性格差异、家庭结构、交流方式和文化背景等;过去处理危机的经验也会影响你的应对方式。你或许会感到额外的压力,因为你一直被教育要坚强和坚韧。从小到大,你的家人可能都不会对问题进行公开讨论;又或许在疾病确诊之前,你们的关系就已经存在问题。

虽然每个癌症患者的病情都有独特性,但是众多乳腺癌患者的伴侣都经历着相同的问题和日复一日的挑战;也许这些情况你也在面对。在伴侣确诊癌症、接受治疗、直至康复的整个过程中，你都扮演着十分特别的角色。这段时间里，她会从你的支持中获益，但与此同时你也不能忘记自己的需求。本章将为乳腺癌患者伴侣列举出一些常见的问题，并提供一些指导和鼓励性建议。

如何处理爱人的诊断结果

确诊癌症的结果有时会是毁灭性的。对于每个人而言，得到诊断结果的最初几周都会是情绪最复杂和处境最艰难的时刻。心情或许会反复无常，情绪和感受会非常强烈而捉摸不定；毕竟你和爱人正尝试着接受和应对这个将改变你们两个人生活的消息。通常这种强烈的情绪只是暂时的；随着时间的推移，焦虑会逐渐减少。这个过程的长短因人的性格而异，而且你们两个最终能接受诊断结果的时间也不同。

你的情绪和感受

通常大家关注的焦点会在你爱人身上，这是可以理解的；但你的情绪和感受也很重要和正当。虽然你不是罹患癌症的那个人，你可能也经历跟她一样的感受和情绪——无助、愤怒、焦虑、恐惧。此外，如果你的家人和朋友忽略了同样在努力的你，你可能会产生失落感。

对于你的爱人而言，你在她生活中的角色和位置是最独特的；因为与其他家庭成员和朋友们相比，你的爱和享有的亲密程度与众不同。无论如何，她都希望你能够陪伴在她的身边。由于你要承担的责任重大，你有毫无准备和不知所措的感觉是正常的。不要害怕承认这种挫折感和恐惧感，这样你会感到些许安慰；或者至少要学会怎样度过这段艰难的时间。

共同关注的问题

每对夫妻的经历都是不同的，但共同关注的问题和感受却可能是一样的。对于癌症患者的伴侣而言，有三个共同的关注点和面临的挑战：

- 担心癌症病情及是否会扩散。
- 知道如何提供支持。
- 适应日常生活的改变。

担心癌症病情及是否会扩散

也许你会发现自己不止一次地询问或思考如下问题："癌症是不是已经扩散了？""癌症会继续扩散吗？""癌症复发的概率有多高？""她还能够活多长时间？"我们对这些问题的正常反应就是恐惧和焦虑。

除了癌症的状态，你也许会害怕亲眼看着爱人遭受痛苦或看着她死去。特别是当你感觉所有人都在依赖你，你会更加担心，如果自己病倒将会出现什么样的状况。你也许会担心自己的生死，并为考虑到自我而感到愧疚。

知道如何提供支持

许多癌症患者的伴侣都会担心自己没有很好地处理所面临的状况，或没有为爱人提供足够的心理支持、爱和理解。大家通常在考虑的问题有"我怎样才能帮到她？""我真的对她有所帮助吗？""在提供帮助和支持方面我合格吗"？

最让你感到挫败的问题之一可能是试着去处理自己爱人的情绪，她的情绪或许会反复无常，并且有时会十分强烈。你也许极其渴望解决问题，或至少尽己所能地让她感觉更好，但你却不知道该怎么做；这时你可能会有无助感和无力感。或许你已经试图跟爱人谈论她的感受和恐惧，却没有得到良好的效果。你也许会产生疑问，是否自己的努力并没有改善现状，反而使情况变得更糟。这是个考验你们之间关系牢固程度的时期。癌症确诊结果不会像魔术一般改变你们的情感关系，但即使在这种艰难时刻，你依然可以加固感情的强度。

适应日常生活的改变

"谁来照顾孩子？""谁做饭？""我的病假和年假都休完了怎么办？"除了情绪上的波动，跟一个患有癌症的人在一起生活也是个现实的问题。由于在癌症的不同阶段，情况可能会不断发生变化，所以对部分癌症患者及其家人而言，对生活做出的相应调整也许会无穷无尽。

当一个家庭成员确诊为癌症后，其家庭生活的许多方面都会受到或多或少的影响。你可能需要在照顾孩子及收拾家务方面承担更多的责任，甚至变成爱人的照料者。对于某些伴侣而言，这可能是个特殊挑战。像许多人一样，你可能还没准备好适应照料者这样的新角色；这会使你产生无助感和挫折感。

或许你不得不在医院花费太多时间，从而无暇顾及其他事情。你可能会产生想从这种状态抽身的想法，并且会因此感到愧疚。如果需要进一步的治疗，你可能会产生更多的束缚感。

从爱人那里应该期望什么

当爱人得知自己罹患癌症后，她可能需要一段时间才能做好准备与你分享她现在的感受。她可能在生理和心理上都与你保持着距离，这时让她自己提出这个话题很重要。如果她主动向你吐露心声，很可能是因为她想跟你分享她的担心和忧虑。这时一定要让她知道，只要她准备好了，你随时可以倾听她的心声。也许有时她倾向于向跟她有相似经历的女性倾诉她的忧虑，但这并不代表你的支持对她来说不重要或没有帮助。

你的爱人或许会产生愤怒、恐惧、压力、焦虑、孤独、失望和无力感等情绪。

她的情绪或许会难以预测，每天甚至时时都反复无常；你或许会成为她情感爆发或情绪波动的接收终端。你要记住，即使她的爆发看起来像是针对你，但事实上是她对环境做出的反应。或许你会从爱人身上发现下列几种情绪：

• 愤怒或敌意。表达愤怒或敌意的情绪会帮助你的爱人减少压力感和紧张感。她也许会这么问，"为什么是我？"不幸的是，你也许不得不经受她最糟糕的愤怒；不要认为这是针对你。

• 恐惧。恐惧是癌症患者对诊断结果的普遍反应。你的爱人或许会害怕死亡，害怕疼痛，害怕无法工作，害怕身体上的改变，害怕个人关系的改变及未来的不确定性。她或许会担心自己成为家庭的负担。

• 压力和焦虑。压力和焦虑会引起许多生理上的症状，比如头痛、肌肉疼痛及食欲下降等；你的爱人或许会经历这些不适。

• 孤独。很多癌症患者及其家人都会感到孤立无援、内心孤独。当她不知如何面对或不愿面对得知她罹患癌症的朋友们，会通过保持距离或不再联系来疏远他们。虽然你的爱人身边有很多关心她的人，但她可能仍会感到没人能理解她的感受。

• 封闭。有些人需要时间和空间，即使跟自己最亲近的人也是如此。有时自我封闭是她们能够自我掌控的唯一方法，即使这种办法只是暂时性的。自我封闭的阶段很常见；如果爱人的封闭症状让你感到焦虑或你的自我封闭让她感到焦虑，你们就需要开诚布公地讨论问题。

• 抑郁。你的爱人或许会因为深深的悲伤感或绝望感而深受打击。如果你注意到她正在经受强烈的无助感、悲伤感、悲痛感和生活无望的感觉，这有可能是临床上抑郁症的征象；这时让她跟医生分享这些感受很重要。

• 无力感。你的爱人或许会感觉身体正在失去控制，她可能会感到自己正在丧失自理能力，因为她不得不因为许多需求而依赖他人；尤其当她习惯于自己负责某些事情或以自己的方式处理事情时，让她把自己完全托付给你或接受他人的帮助是非常困难的。此外，当爱人的身体正在逐步恢复时，她可能会感觉身体并不是特别正常，并且可能感觉自己被身体抛弃。

如何提供帮助

你是爱人治疗过程中必不可少的部分；在诊断到治疗直至康复的整个过程中，她都需要你的支持和鼓励。有时她需要精神鼓励或找人聊聊，有时她需要做点日常家务，比如逛逛杂货店、做做饭之类的。

你对你们关系的长期承诺尤其重要，因为有些癌症的治疗可能要持续数年。最初，她可能会从家人和朋友那儿得到充分的支持，但过一段时间这些人会越来越少地参与其中，你的支持和鼓励可能会是你爱人生命中唯一的信念。

试着尽量像以往一样将注意力集中到日常生活中，这非常重要。前方有很多挑战，你有可能会说一些或做一些让自己后悔的事情，所以一定要保持耐心。对你来说，这种挑战会一直存在；就是要在给你爱人一定帮助和尽量让她自立之间保持一种很好的平衡。当爱人感觉你的帮助使她不知所措时，鼓励她立即告诉你。

尽可能多地学习

大多数人都对自己不知道或不理解的事情充满恐惧，知道爱人的实际病情

小组交流活动

尽管医生、护士和其他医护人员是非常有价值的信息源，但他们通常有一个习惯：如果你不让他们解释一些事情，他们就会默认你理解他们所说的所有事情，以下是一些可以让你及你的爱人与她的医生、医疗团队建立良好沟通的方式。

首先要记住，除非爱人允许她的医生或治疗团队成员将她的情况告诉你或其他的家人，你必须尊重她的个人意愿。她或许有她的原因，所以才不允许你与她的治疗团队交流，跟她交流一下这些事情。

在交流前准备一些问题

问一下你的爱人是否愿意让你帮她列出一些需要问医生的问题。

在交流过程中做记录并询问一些问题

问一下你的爱人是否愿意让你陪她一起去看医生，你可以帮她做一些记录并问一些她忘记的问题；这也可以让你更加了解她的状况。

了解正在发生什么，对你们来说非常重要；不要害怕让医生解释一些你不懂的问题，每个问题都非常重要，如果医生的解释你没有听懂，那就再问一遍。一定要确保自己理解所有的治疗选择及其优缺点，如果你的爱人需要时间来考虑治疗方案上的选择，就直接告诉医生。

提供第二种选择

如果你的爱人想要第二种选择，就帮她再找一个医生。第二种选择经常会对之前的方案进行确认，但有时确实会得到一种她愿意考虑的不同治疗方案。大部分的保险公司也对第二种选择给予报销，不过你最好先确认一下。

信息收集清单

　　在你的爱人治病的整个过程中，提供给你们的信息一定非常繁杂，记录好这些信息，尽量多地了解治疗对生理或心理的影响，能够使你非常有效地支持她。下面的清单可以帮助你更好地收集和组织信息。

服务人员

❑ **主治医师：** _____
　　电话号码：_____
❑ **肿瘤科医师：** _____
　　电话号码：_____
❑ **外科医生：** _____
　　电话号码 _____
❑ **护士：** _____
　　电话号码：_____
❑ **药剂师：** _____
　　电话号码：_____
❑ **社工：** _____
　　电话号码：_____
❑ **牧师：** _____
　　电话号码：_____
❑ **其他人：** _____
　　电话号码：_____

癌症检查

❑ **诊断手续的类型：** _____
❑ **诊断手续的目的：** _____
❑ **数据检测结果讨论：** _____
❑ **协助护理人员的姓名：** _____
❑ **目前的希望和顾虑：** _____
❑ **在等待过程中什么将能够帮助我们：** _____

外科手术

- ❏ **外科手术类型：** _____
- ❏ **病理学报告数据讨论：** _____
- ❏ **住院时间：** _____
- ❏ **出院后在家时的医嘱：** _____
- ❏ **目前的希望和顾虑：** _____
- ❏ **我们还需要什么：** _____

治疗

- ❏ **治疗方式：** _____
- ❏ **治疗次数：** _____
- ❏ **治疗有可能的副作用：** _____
- ❏ **避免副作用的方法：** _____
- ❏ **目前的希望和顾虑：** _____
- ❏ **这期间我可以为爱人做的事情：** _____
- ❏ **支持团队和其他资源：** _____

治疗后期

- ❏ **下次随诊时间：** _____
- ❏ **目前的希望和顾虑：** _____
- ❏ **平衡爱人和家庭成员需求的方法：** _____
- ❏ **支持团队和其他资源：** _____

复发

- ❏ **治疗方式：** _____
- ❏ **治疗次数：** _____
- ❏ **避免副作用的方法：** _____
- ❏ **目前的希望和顾虑：** _____
- ❏ **这期间我可以为爱人做的事情：** _____
- ❏ **支持团队和其他资源：** _____

改编自 Laurel L. Northouse and Holly Peters-Golden, Cancer and the Family: Strategies to Assist Spouses. Seminars in Oncology Nursing,1993；9（2）：74

可以帮助你应对焦虑和恐惧。

如果你可以提前知道爱人的治疗程序，你就可以提前做好准备配合治疗，并对那些对你日常生活的干扰进行预防。

收集信息将会是你和你爱人掌握病情的正确方法，这也将是你们在治疗过程中通过共同做出确定的决定来增强信心的重要部分，你们或许可以对彼此有更深刻的认识。此外，在与治疗团队接触时，你们会感到更加自信，因为你们听到的信息对你们来说非常熟悉。

健康信息可以从很多地方获得，比如社区、医院、医学院的图书馆，主要的癌症研究和治疗机构等。许多组织也在网上提供他们的资料。

主动帮你的爱人查找并归纳整理一些关于她癌症的信息，要知道你找到的信息会非常多，可能让她一时难以接受，所以让她自己在已经做好阅读准备时再决定是否看这些资料。

不过，也要注意过犹不及。一些病患和她们的伴侣找到了很多种专家意见，她们总是在网上花费大量时间搜集各种相关资料，然后试着依据这些资料来做出恰当的医疗选择，这可能会导致严重的后果。如果你发现自己正处于这种状况，赶快找你信任的医生并让他帮你做出恰当的医疗选择。

提供情绪支持的方式

你可以通过很多种方式为你的爱

人提供支持和帮助，但通常最重要的就是你一定要在那里，你要以恰当的方式向她吐露你的心声、思想和灵魂，你爱人需要你帮助她度过一段非常情绪化的阶段。

- **不断重申你的承诺**。让她知道你一直在支持着她，一直在她身边；尤其在这种困难的时刻，她需要知道你一直爱着她，记得要对她说"我爱你"。

- **真正在一起享受一段时光**。当你们单独相处、没有任何干扰时，制订一个时间表，约会一次。如果你们在家，关掉电视、收音机和手机，每天至少抽出 30 分钟的时间来轻松地交流一下。如果你发现每天晚上你们都精疲力竭，那就试着在把时间安排在早上。

- **认真倾听**。当你的爱人在向你分享她的挫败感和恐惧感时，你可能不会全神贯注地听她诉说，反而会考虑一会儿自己应该跟她说些什么。一定要记住，认真倾听她的诉说，而不是着急思考如何解决这些问题。或许就这样坐着倾听会让你感觉自己什么都没做，或许听到的东西让你难以接受，但是你的认真倾听或许正是她此时最需要的。

- 作为爱人恐惧感和挫败感的倾听者，不要害怕表达出你自己的恐惧和挫败，当然要注意分寸；她已经不能再增加任何心理负担了。

- **弄清楚她的愿望**。让你的爱人诚实地告诉你她想从你和其他人那里得到什么。

提供实际支持的方法

除了情绪上的支持，在每天的生活细节中做出一些帮助也是非常重要的，这里给出一些建议：

• **做一顿饭并吃干净。** 如果平时生活很忙，不时地买点方便食品，打包或叫个外卖。

• **开车带她去看医生。** 预约医生是一件很令人头痛的事情，如果她正在接受化疗或放疗等治疗措施，她到医院之前可能就已经觉得不舒服了。

• **保持房间整洁有序。** 如果负担得起，可以雇一个保姆，或者可以让其他家人和朋友来帮你收拾房间。

• **屏蔽电话和来访者。** 亲戚、朋友也许是怀着好意打电话问候或登门拜访，但这会让你的爱人觉得很不舒服，她或许不想见任何人，也不想打电话。试着委婉地向来访者转达，最好不要来访或打电话来。你可以建议他们寄一张卡片，或者让他们在更合适的时间打电话来或前来拜访。

• **给你的爱人以安宁。** 你的爱人或许需要一些时间安静和放松一下来调整情绪，鼓励她这么做。

• **帮助她脱离孩子。** 如果你以前不帮忙打包午餐或者为孩子充当司机，现在请主动承担起这些事情并让她脱离孩子。让孩子逐渐调整适应不那么依赖妈妈是很不容易的，但这也是一个让你跟孩子度过一段美好时光的机会。此外，也是时候让孩子变得更加独立，可以让他们帮忙做一点杂务。

• **帮爱人排满日常活动。** 不要让你们的生活闲下来，继续尽量跟朋友、家人一起度过一些开心的时光，做一些以前喜欢做的事情，比如出去吃饭、去电影院看电影等。你的爱人也许没有这么多精力，所以多按照她的想法来。

相互交流沟通

交流在任何关系中都是十分重要的，但在这种充满压力和不确定性的时候便显得更加重要。有两件事情会阻碍交流，第一是错误的假设，第二是缺少沟通技巧。开诚布公的交流是非常重要的，在你们的交流讨论中，使用"癌症"这个词语是没有问题的。

交流过程中的障碍

通常夫妻之间的问题就是做假设，一方理所当然地认为，另一方可以不需要跟自己讨论某个问题或情况就能够轻而易举地了解自己的需求。因为癌症对于你们两个人来说都是一种新的经历，所以一定要多加小心不要做这种假设；如果你们不好好地讨论一下，你永远也不会知道对方需要的是什么。

如果你跟你的爱人不是那种可以

不要害怕寻求专业帮助

如果癌症的经历给你们的关系带来了损害，这表明你们之间的沟通交流出现了问题。一个接受过训练的专业人士或许可以帮助你们消除误解，并为你们提出可以增进你们之间关系的建议，尤其当你们处于以下情况时，就应该考虑寻求专业咨询了：

- 当你因为讨论起癌症会感觉不舒服而开始让自己远离爱人时。
- 当你们的交流讨论以争吵而结束时。
- 当你和爱人在保持性亲密方面开始有困难时。

讨论困难的人，那你们之间这样做也许会存在问题。癌症诊断也许不会立即改变你们两人之间的交流方式，但这却是一次改善你们之间关系的绝佳机会；因为虽然你们之前从未向对方真正敞开心扉，但这并不意味着你们现在也不能。大的改变可能不会发生，但小的进步却是非常有可能。

交流过程中的技巧

随着你的爱人尝试着向你敞开心扉，开始分享自己的感受、焦虑、恐惧和希望，你一定要记住这些。

- **尊重她的感受**。你的爱人也许某天想与你讨论她的癌症诊断，你接下来需要对此保持沉默。如果她不提起这个话题，你最好也不要提起。最好的办法就是询问她是否有什么事情想与你讨论，然后遵从她的意愿。

- **做一个好的倾听者**。如果你的爱人想要跟你倾诉，你就认真倾听，听她说了什么，听她用怎样的方式说出的这些话，不要带有防御性地去倾听。

- **要有耐心**。准备好应对一小段沉默和哭泣，沉默是可以接受的，因为这会让你的爱人有时间去适应；让她哭泣或叹气，这样有助于帮助她舒缓紧张和压力。

- **发自内心地回应**。如果你的爱人问你一些你不知该如何回答的问题，一定要诚实地告诉她你没有答案，但你一定会找到解决的方法；一个简单的抚摸、拥抱或微笑会是表明你非常关切的上佳标志。

- **询问问题**。你的爱人或许只是希望你问问题或倾听，尝试着问"你的感觉是什么"而不是"你现在什么感觉"，这也许会是一个转换话题的小契机，追忆一下快乐的童年岁月或者讲一个小笑话，笑是一剂良药。

• **有所准备**。当你爱人准备好的时候，不要害怕讨论关于她治疗的重要决定。

保持性亲密

性亲密在很多关系中也是非常重要的方面，它可以在很多层面 (生理上、精神上、心理上和情绪上) 被分享或表达。乳腺癌确诊后不需要结束性亲密，但是你们需要做出一些调整。

性欲、性功能和性行为是性的不同方面。性欲是对性行为的一种天然渴望，这种渴望可以是心理的或生理的需求。性功能是你身体对性刺激的反应，比如勃起、阴道液分泌或性高潮。性行为是满足性欲所采取的行为，如接吻、抚摸、性刺激或性交。

性方面的困难在癌症的治疗中或治疗后会有所加剧。如果这是你和你的爱人正在纠结的地方，就相互讨论一下；交流是促进性亲密的最好方法之一。

尽管癌症的治疗经常会产生这样或那样的问题，从而影响两人的性亲密，但患者和医生通常不会讨论这方面的治疗。与医生提前交流潜在的问题会有助于问题的解决，这样你们可以做好准备去解决它们。如果你们正经历着某些问题，你爱人的医生或治疗团队中的成员可以为你们提供一些实际的技巧来克服这些困难，你们也可以考虑咨询受过培训的专家。

性亲密过程中的阻碍

为了帮助你们解决性亲密过程的障碍，了解你们的问题所在非常重要。问题的类型往往取决于你的爱人所患癌症及其所接受治疗的类型，性问题可以总结为以下几点。

缺乏性欲

化疗和放疗等治疗的副作用会使你的爱人感到疲惫、恶心、焦虑或沮丧，她也可能因为压力而缺乏性欲。

性交疼痛

手术、放疗或其他治疗方式会影响女性的激素水平，进而影响阴道的形状和湿润度。如果她的阴道在性交时一直非常紧缩且干燥，就会感到疼痛；干燥也可能是由于唤醒困难。

很难达到性高潮

在这段时间之内，你的爱人也许很难达到性高潮。考虑到她所经历的生理和心理上的痛苦，这是可以理解的。她可能会焦虑、心烦意乱，或因为她的诊断和治疗而疲惫不堪。

更年期症状

更年期对于女性来说是生命中的一个自然阶段，常见的症状表现为潮热、尿道炎、阴道炎、阴道干燥、阴道形状改变和失去弹性。当这些改变是因为乳房切除手术而引起时，症状通常会比较突然并且非常不舒服，化学治疗也会引起卵巢功能的急剧下降。

体型的变化

　　癌症的治疗会导致脱发，乳房的切除或瘢痕会影响爱人的体型。如果她切除了一侧或双侧的乳房，对她来说是一种毁灭性的体验，她会感觉自己不如以前性感和有吸引力，她可能会担心自己不再像以前那样吸引你。

建立一种健康的性关系

　　你们两个人必须共同努力克服那些会影响性亲密的障碍，就像你们之间关系的其他方面一样，这可能需要耗费些时间和精力来发展和维持你们之间的性关系。下面列举出一些有助于你们在癌症治疗时及治疗之后保持健康性关系的方法。

休息一下

　　如果你们共同商量在一段时间之内克制性行为，这或许会帮助她消除一些压力和焦虑，你们可以利用这段时间把精力集中在建立更亲密的情感关系上，并通过拥抱、依偎建立亲密关系。

规定日期

　　晚上留出 1~2 小时作为性亲密时间，并重新认识性，这会是你们增近关系的一次机会。虽然这个时刻可能不是自发的，但这个时间更像是一个兴奋时间。

跟她交谈

　　你可能会对性行为有所抵触，因为你担心你的爱人遭受疼痛或不舒服，但她可能把你的抵触视作你不再被她吸引的信号。最好的方法是询问她是否做好准备进行性行为，然后遵循她的意愿。

承认已经失去的

　　如果进行了乳房切除或乳腺肿瘤切除，你们一起看手术瘢痕会有所帮助。对于你们来说，尽快承认乳房已失去或改变的现实是非常重要的，这样心理创伤才能慢慢开始愈合，承认并讨论已经改变了的事情。

　　许多被切除乳房的女性失去了她们在性爱时被抚摸乳房的快感，所以在开展性行为时，你要试着抚摸伴侣的全身，她或许会找到新的方式来代替她过去所习惯的那种快感。

由她主导

　　因为你的爱人的身体有些地方很痛，让她来指导你们的接触，询问她你可以亲吻或触碰她身体的哪一部分。大多数癌症治疗不会影响她从抚摸中得到快感或达到高潮的能力，但是你必须改变给她快乐和达到高潮的方式。

　　许多夫妻发现一旦他们做好了准

> **问题和答案**
>
> 问题：我需要担心在跟自己的伴侣性交时她的癌症会传染给我吗？
>
> 答案：一个人的癌细胞在另一个人的身体里不能够存活，所以癌症是不具有传染性的，不会通过接吻、拥抱和性行为而传染。

备，慢慢地进行性行为会有所帮助。你们可以从简单的身体接触开始，如果你们在最初的接触中感到很放松，接下来就可以开始进行生殖器的接触。

体验不同的姿势

如果你们开展性行为时你的爱人会疼痛，她就不会达到高潮；你或许需要尝试不同的性交姿势或不同类型的生殖器接触。如果她的胳膊和肩膀感到疼痛或僵硬，特别是如果她的手术包含腋下淋巴结清扫，一定要避免那些会把重量压到她的肩膀或手臂上的姿势。

关注你自己

当你的爱人被诊断出癌症，你很容易将注意力集中在她的渴望和需求上面而忽略了自己的需求。长此以往，这样的生活方式会让你的情感崩溃，让你变得情绪化且疲惫不堪。

在你的爱人被诊断出癌症之前，平衡好工作、家庭和社会生活本身就是一件具有挑战性的事情，所以你可能会关心在自己增加负担后，如何才能让所有事情井井有条；或许你已经感觉不堪重负、精疲力尽了。

在关注爱人需求的基础上照顾好你自己的需求也是十分重要的，否则你会对她有所怨恨，这种情况对你们两个人来说都是不健康的。为了帮助你爱的人，你需要使自己在情感、心理和生理上都足够强大。

搞清楚什么事情你可以做，什么事情你不能做，接受你将会犯错误的现实，不断从错误中学习和成长。

寻找平衡

在照顾你的爱人的同时，不要忘了考虑自己的需求。

- **过自己的生活**。当你渴望去工作的时候不要感到愧疚，因为这能让你摆脱家里的压力而获得短暂的休息。要继续花时间做你以前喜欢的事情，比如去运动场锻炼或跟朋友在外面畅玩一夜。

- **让自己休息**一下。此时心理和生理上的休息比以往更重要，比如你可以让其他家人或朋友跟你的爱人待在一起，这样周末时你可以跟朋友出去打高尔夫或钓鱼。

- **寻求帮助**。你或许认识一些愿意协助做家务的人，寻求他们的帮助，并给自己一些离开的时间。你只需要向他们请求，让他们知道他们可以做什么，如果有人愿意提供帮助，接受他们的好意，承认自己需要帮助没有错。
- **照顾好自己的身体**。疯狂的日程安排、增加的责任和压力会导致一些不健康的生活习惯，例如不按时吃饭、不锻炼、休息或睡眠不足，时刻关注自己的生理需求非常重要，因为你需要保持健康。
- **跟朋友或咨询师交流**。你会发现，把你的感受跟朋友或咨询师交流是非常有好处的，跟别人倾诉自己所感受到的怨恨非常重要，互助小组也是你可以发泄情感、找到能够理解自己感受的地方。

寻求内在的力量

严重的疾病或悲惨的事情常常让我们想到死亡，并让我们思考生活的意义和目的，使我们不断地认知精神自我。精神信仰是对神圣事物的追求，是对生活意义和目的的探索，精神信仰与那些比我们自己还要庞大的事情有关，超越了我们所能看到、听到、问到和触摸到的一切。

通过癌症的经历，你和你的爱人会发现，无论你们的精神信仰是什么，它都变得更加强大了，甚至你的精神途径也变得不同了，你们需要相互尊重对方的信仰，这种个人力量的活动会让你们的夫妻关系更加牢固。

通常人们都会鼓励你去读宗教材料、祈祷或者冥想。另一种精神力量的来源就是与精神顾问交流，他们通常接受过训练，知道如何给患有严重疾病的患者或家庭提供咨询。

应对不可治愈的癌症

如果你的爱人患了不可治愈的癌症，即将接近她生命的终点，你们将面临许多额外的焦虑和担心，这种知道死亡正在靠近的感觉会让人感到十分害怕，你会担心你们能否应对、能否度过这段漫长而艰难的过程。

对你的爱人来说，这也是一段非常有意义的时间，她需要你在身边倾听她的感受，带着微笑或抚摸来为她提供支持。她可能会因为即将进入死亡阶段而放弃生活，但她仍然需要知道，只要她需要你就一直在。

如果你不知道该做什么，就握着她的手、拍拍她的背，并跟她说说话。如果她感觉比较适应，就鼓励她说说自己的一生，做一下人生回顾，这时她也许会讲许多了不起的故事。有时，当成年的孩子也在场，他们会惊讶地发现他们

记日记

一些人在向别人表达自己的感受时会有些困难，所以他们倾向于把所有事情都藏在内心；如果你恰好是这样的一个人，你会发现在日记中把自己的想法表达出来是非常好的方法。

记日记是一种抒发你内心深处想法的良好方式。在日记中记录你的恐惧感和挫败感会十分诚实，在这里你也可以写下一些幸福时刻及自己关于未来的期许，你不需要专门准备一个笔记本，也不需要拘泥于任何格式，但是为了以后考虑最好将日期、时间、你当时的感受和其他一些细节写清楚。

如果你愿意，你可以跟其他人分享你所写的东西，但你并不是必须这么做，记日记的主要目的是让你抒发内心的想法。

从没听到过这些故事。

临终关怀

如果你不能独自做这一切，你也不必感到愧疚，没有人能独自做完。现在是你跟爱人考虑临终关怀的时候了，临终关怀组织可以为即将去世的人提供专业的、富有同情心的照顾。

临终关怀能够让你的爱人在你们家里或像家里一样的环境下，在一组专业志愿看护者的照顾下度过她人生的最后几个月或最后几周。

通常情况下，你爱人的医生会协调这个小组，由一个护士来处理日常照顾的细节，牧师和社工可以提供咨询和帮助，还有经过训练的志愿者来协助完成日常的工作，比如简单的家务劳动、做饭，除此之外他们还提供陪伴，更多关于临终关怀的信息请查看第二十三章。

哀悼

当人们在为自己将要去世或已经去世的爱人守夜时，他们通常会说那感觉像是一场噩梦，你也许会有相同的感觉。忧伤、失败、悲哀的感觉如潮水般涌来，这种悲伤的情绪会使一些本来很简单的事情一时看起来十分困难。

以上这一切都是正常的，这并不代表你将丧失经营自己剩余人生的能力，这只是意味着现在你能做的就是悲伤；这是一个有爱之人的人生片段，悲伤是你失去爱人的一种正常反应。

如果你担心自己消耗了太多的时间来悲伤，而没有时间去履行自己的责任；或你身边的人对你表现出了关切，你可以考虑进行心理咨询。有时失去自己心爱的人不是一个人可以承受的，沮丧的情绪时有发生。

沉痛的悲伤与沮丧之间的界限非常模糊，但是如果你在爱人去世几个月后仍然失眠或注意力难以集中，那就赶快预约一个心理医生吧！

可利用的资源

你和你的爱人不必独自面对癌症，除了家人和朋友，还有许多人脉资源可以利用，赶快开始联系那些能够给癌症患者和她们的家人提供系统帮助的组织吧！或许他们也可以向你们推荐其他能够提供帮助的组织。

支援团队

一些癌症患者的伴侣发现支援团体非常有帮助，尽管你不是十分情愿跟陌生人分享你的感受，但是当你身处支援团队中会有下列好处：

- 你会发现跟那些与自己有相同或类似癌症经历的人相处，对自己来说有好处。

- 你或许能学习到新的知识，或许能从他人的故事里得到鼓励。

- 得知你并不是世界上唯一悲惨的人，对你来说或许会是一种解脱。

就像你的爱人会从同样患有癌症的女性那里寻求友谊一样，你也会发现与

当你的爱人拒绝接受现实时

拒绝接受现实是一种非常重要的应对反应，有些人否认他们正面对死亡；因为现实太令人恐惧了，抗拒是一种可以让一个人慢慢接受现实的自然保护措施，它可以让一个人在面对即将到来的死亡时继续生活。

你的爱人会因为各种原因拒绝接受现实，或许她不想跟这个世界说再见，或许她害怕有可能发生的疼痛，或许她害怕失去自己的身体功能，或许她不想失去对自己生活的控制，或许她害怕成为别人的负担。

当她开始拒绝现实时，一种可以帮助她的方法就是让她跟你说一说她的恐惧，或者鼓励你的爱人去跟她的治疗团队聊聊；比起家人，有时让一个将死的人跟其他人分享自己的恐惧更加容易一些。

问与答

问：告诉你的爱人放心地离去有没有错？

答：有时我们总觉得让一个将死之人放心地离去非常困难，或许她自身的感受并不像你想象的那样，或许这需要更长一点的时间。也许人的死亡时间是上天注定，一个人是否真能撑到所有家人都到齐再死去，医学专家也无法证明，虽然事实上看起来好像就是这样。如果你觉得你的爱人是因为你而强撑着，告诉她你会很好、让她安心地离去，也是可以的。

处于相同境地的朋友相互交流非常有好处。你可以联系不同的癌症支援组织，有许多类型的组织可供你选择，这些组织专门满足癌症患者及他们伴侣的不同需求，当然找到适合自己需求和兴趣的组织需要耗费一点时间。

类型

并不是所有的支援组织都是一样的，下面是几种支援组织的类型。

同伴支援团体

同伴支援团体是支持组织的主要类型，同伴支援团体中的成员通过分享类似的经历来相互帮助，引导聚会的人也许有或没有接受过专业的训练。

教育干预组织

教育干预组织成员聚在一起来共同了解和讨论与癌症有关的话题。这种活动通常由专家做演讲开始，许多患有癌症的女性及她们的伴侣发现可以从中多学习一些关于癌症及其治疗的知识。

应对技能干预组织

在这种支援团体中，参与者会学习一些具体的应对技能。在课程中，参与者会学习一些放松的方法来帮助舒缓压力，有的课程或许会提供一些精神健康锻炼的方法来帮助你保持一种积极的精神状态。应对技能干预组织通常由有专业精神指导知识的专家来带领大家进行这种活动。

治疗组织

治疗组织由经过专门训练的精神健康专家领导，这种志愿团队通常是针对某一个人的具体问题，参与者被要求分享自己的问题，分享自己的故事，并对小组里其他人的故事做出反应。每个成员在针对一个需要帮助的特定问题上做出反应时，都是一种挑战。

线上支援组织

线上支援组织可以让大家在网络聊天室或社区内进行相互交流，当你在参与线上支援组织时，一定要知道聊天室里关于健康的信息资源不一定都可信。

找到正确的组织

如果你正在寻找一个支援组织，考虑一下哪种支援组织是你最需要的，问一下你自己以下这些问题。

组织里都有谁

大部分支援组织有两种会员制度：开放的和封闭的。这两种会员制度具有不同的交流方式。在开放会员制下，你通常不需要进行活动前签到，也不需要参加所有的活动。封闭的会员制通常要求预先注册登记。

谁在领导这个组织

组织活动也许由健康专家领导，也有可能由组织成员领导，例如一个癌症患者的伴侣。健康专家通常具有专业资质并具有小组领导的技巧；而普通参与者尽管能够设身处地分享个人经历，但除非他具有个人领导才能，否则讨论活动很难取得成效。

有什么样的规定

一些组织每周都会就既定话题进行固定程序的讨论，还有一些组织会根据成员们自己提出的话题进行开放式讨论。

成长的阶段

伴侣在女性癌症患者的生命中有着至关重要的地位，尽管你们的经历会充满压力和困难，但这也会有所回报。癌症诊断结果会使你们之间的关系更加牢固，使你们发现自己更加坚强，也使你们更进一步了解对方。

词汇表

A

癌基因 oncogenes	正常细胞中控制细胞生长和分化的基因,如果发生突变,可导致细胞不受调控地异常增长
癌前病变 precancerous	很可能发展成癌症的疾病情况
癌症 cancer	异型细胞的大量生长,并具有侵犯性,包括向身体其他组织转移的能力
安慰剂 placebo	运用于临床试验中对照组的无药效的物质,以检测新的治疗是否有效

B

巴氏涂片检查 Pap test	通过医生获取宫颈细胞标本,并由病理科医生进行检测的筛查早期宫颈癌的方法
靶向治疗 targeted therapies	以调控肿瘤的特殊通道为靶点的非化学治疗
保留皮肤的乳腺切除术 skin-sparing mastectomy	切除乳腺组织,但保留尽可能多的乳房皮肤
保留乳头的乳房切除术 nipple-sparing mastectomy	切除乳房的内在组织,保留乳房的皮肤和乳头乳晕复合体
倍增时间 doubling time	肿瘤增大为原来的 2 倍所用的时间
病理报告 pathology report	包含组织样本的病理学表现信息细节的报告
病理学 pathology	研究疾病的起因及性质,特别是其结构表现的学科
部分缓解 partial remission	癌症治疗后达到缩小肿瘤,但未完全去除的结果

C

CA125 检测 CA125 blood test	一种检测血中肿瘤标志物的检验,以测量血中 CA125 的水平,CA125 是一种多由卵巢癌组织产生的蛋白
残余病灶 residual disease	手术后残余的肿瘤病灶

超声 ultrasound	通过高频超声波探查人体内情况并产生图像，显示在电脑屏幕上的影像学检查
触诊 palpate	通过手触摸感受来检查组织或器官
穿刺术 paracentesis	用注射器抽吸腹水的过程
磁共振成像 magnetic resonance imaging（MRI）	一种利用磁场和电磁波来创建机体三维、细节表现的成像技术
雌激素 estrogen	一种主要的女性激素，能刺激激素受体阳性的肿瘤细胞增长
雌激素受体 estrogen receptor	在一些特定组织特定细胞上发现的蛋白，能与雌激素结合，如乳腺及子宫组织中
粗针穿刺活检 core needle biopsy	一种用空心针吸取少量肿物组织进行活检的方法，较之更细的针用于细针抽吸
促性腺激素释放激素类似物 Gn-RH analogs	是一种类似能调控雌激素、孕激素生成的激素的药物，Gn-RH 为促性腺激素释放激素
错配修复基因 mismatch repair genes	帮助修复受损 DNA 的基因，当这些基因缺失或受损时，突变基因更容易累及

D

单纯乳房切除术 simple（total）mastectomy	手术切除整个乳腺组织、乳房皮肤、乳头乳晕，但不清扫淋巴结
单纯性增生 simple hyperplasia	正常形态的细胞过多生长，是子宫内膜增生的最常见类型
单克隆抗体 monoclonal antibodies	机体免疫反应产生的抗体中的单一分支，单克隆抗体能和与其对应的特定靶点(抗原)相结合
蛋白组学 proteomics	研究机体蛋白的科学
导管 ducts	乳腺内连接腺泡、小叶、输入管及乳头的细管
导管灌洗 ductal lavage	从乳头开口处向导管内注射盐水，再回抽溶液进行化验
导管镜 ductoscopy	通过乳头开口向导管内插入带有显微摄像机的极细导管，来观察导管内膜并寻找细胞学变化
导管内上皮增生 intraductal hyperplasia	乳腺导管内皮的细胞数增多

导管上皮不典型增生 intraductal hyperplasia with atypia	导管上皮增生的细胞有异型性表现
导管上皮细胞 ductal cells	覆盖乳腺导管内层的细胞
导管原位癌 ductal carcinoma in situ(DCIS)	导管内非浸润性乳腺癌，异型细胞尚未突破导管基底膜浸润乳房结缔组织或脂肪组织
导丝定位 wire localization	用导丝定位不可触及的肿物以便外科医生能将其切除
电子计算机断层扫描 computerized tomography(CT)scan	一种较旧的 X 线照射，能提供体内器官更细节影像的 X 线技术
短距离放射治疗 brachytherapy	见体内照射
对侧 contralateral	指位于机体相反位置
对侧乳腺预防性切除 contralateral prophylactic mastectomy	切除对侧无癌变的乳腺来降低对侧新发乳腺癌的风险
多中心肿瘤 multifocal cancer	肿瘤发生于一个器官中的多个区域

E

恶性的 malignant	即癌症
恶性上皮肿瘤 carcinoma	发生于上皮组织来源的癌，常位于或覆盖器官及机体结构的表面
恶性肿瘤 malignant tumor	细胞大量、异常增生而形成肿块，这些细胞具有侵犯性特点，包括向远处组织转移的能力，是癌症的另一种表达方式

F

发病率 incidence	在特定时间段内某种疾病的新发数量
芳香化酶抑制剂 aromatase inhibitors	一种阻断雌激素生成的抗乳腺癌药物
放射性同位素 radioisotope	一种具有放射性的物质
放射治疗 radiation therapy	通过高能量 X 线照射来杀死或破坏肿瘤细胞，以达到使肿瘤失去增生和转移的目的

非浸润性癌症 noninvasive cancer	同原位癌
分级 grade	评估显微镜下癌细胞与正常细胞的分化差距，分级常常能反映肿瘤的恶性程度
分期 staging	判断肿瘤的范围及有无扩散，肿瘤分期一般基于肿瘤的大小及是否扩散到淋巴结或机体其他部位
风险因素 risk factor	能使发生某一情况的机会增加的因素
辅助疗法 complementary therapies	对于主要治疗的补充治疗
辅助治疗 adjuvant therapy	已完成主要治疗的患者，对其非肉眼可见的残留癌灶给予的附加治疗
复发 relapse	肿瘤在一段无癌生存期后再次进展
腹膜 peritoneum	覆盖盆腹腔的内膜
腹膜种植 peritoneal implant	肿瘤转移至盆腹腔的内衬（腹膜）
腹腔镜 laparoscopy	用带光源的镜头和小的操作器械通过小切口进入盆腹腔进行取样或手术
腹水 ascites	在腹腔里积聚的液体

G	
钙化 calcification	身体组织中钙沉积，包括乳腺组织，根据钙化的大小以及聚集模式，可能提示该病变为良性或恶性
盖尔模型 Gail model	一个能让医生评估有特定危险因素的女性在未来 5 年及终身发生浸润性乳腺癌的可能性的标准化工具
宫颈 cervix	子宫下方的颈样结构，伸入阴道上部
宫体 corpus	子宫上段较大的部分
姑息性治疗 palliative care	目的在于控制由疾病及因治疗疾病带来的不适症状的治疗
骨扫描 bone scan	一种检测骨质破坏的检查，其破坏原因可能是癌症转移

刮宫术 dilation and curettage （d&c）	扩张宫颈后用刮匙刮取子宫内膜

H

核素显像 nuclear medicine imaging	向机体中注射微量放射性核素，这些核素聚集于相应组织并通过特殊仪器显像
化疗 chemotherapy	通过药物方式杀灭癌细胞
化生 metaplasia	组织细胞转化成非该组织的细胞形态，但尚未癌变
化学预防 chemoprevention	通过用药来降低癌症发生的风险
缓解 remission	临床评估肿瘤消失或症状消失，或两者均达到
HER2	是人表皮生长因子受体 2 的缩写，能刺激细胞生长，在 20%~25% 的乳腺癌及一些其他癌症的细胞中过表达
活检 biopsy	通过取组织的小量样本进行病理学分析

J

基因 brca1/brca2 brca1 and brca2 genes	当协助细胞进行 DNA 修复的基因发生突变时，会导致显著的乳腺癌及卵巢癌倾向性
基因 gene	染色体中明确的 DNA 片段，是指导机体细胞如何发挥功能的蓝图
基因检测 genetic testing	检测受检者是否携带能增加患癌风险的特定基因突变
基因治疗 gene therapy	通过给异常细胞提供其缺失或缺陷基因的正常片段，以争取治疗、治愈甚至预防疾病
基因组学 genomics	研究人类基因组，约 25 000 个人类基因的科学
基质 stroma	支持脏器结构的组织
激素受体 hormone receptor	一种能与其特定的激素或激素样药物相结合的细胞蛋白
激素治疗 hormone therapy	通过去除、阻断或添加激素来试图抑制癌细胞生长的肿瘤治疗方式

计算机辅助检测 computer-aided detection(cad)	一种帮助放射科医生在合格的乳腺钼靶片中寻找问题区域的计算机技术
剂量师 dosimetrist	计算并测量放射剂量并实施的人员
家谱 pedigree	显示家系图的结构图
浆膜 serosa	许多器官外表面的菲薄的纤维组织形成的膜
浸润性癌 invasive cancer	癌细胞已浸润邻近的局部组织
经腹全子宫切除术 total abdominal hysterectomy	开腹手术切除整个子宫，包括宫颈
经阴道子宫切除术 vaginal hysterectomy	通过阴道切口切除子宫的手术
局部复发 regional recurrence	肿瘤在局部淋巴结或原发肿瘤的邻近组织复发
局部扩大切除术 wide local excision	切除肿物和其周围组织的手术过程
局部晚期乳腺癌 locally advanced breast cancer	满足以下一个或几个特征的乳腺癌：肿块大于 5 厘米；广泛累及区域淋巴结；累及乳房皮肤或胸壁
局部治疗 local-regional therapy	直接针对肿瘤及邻近组织的治疗，如手术、放疗
橘皮征 peau d'orange	乳房皮肤水肿形似橘皮的表现，是因为乳房皮下淋巴管受阻所引起
绝对风险 absolute risk	在特定时期内发生某种情况（例如癌症）的实际概率

K

开腹手术 laparotomy	通过腹腔开放性切口进行手术
抗癌治疗 anti-cancer treatment	以减弱并消灭癌细胞为目的的治疗
抗体 antibody	一种以结合并消除外源物质（抗原）为功能的免疫蛋白
抗氧化物 antioxidants	能够保护体细胞免受自由基、高活性及潜在毒性氧分子的损伤的物质

抗原 antigens	能引起免疫系统发生免疫反应的外源性物质
窥器 speculum	做盆腔查体时用于撑开阴道壁的器械

L

冷冻切片 frozen section	将组织样本快速冷冻、切片，并以显微镜进行观察分析，使外科医生能在短时间内获得样本信息
良性 benign	非癌性
良性肿瘤 benign tumor	一种不侵犯周围组织、不远处转移的新生物
临床查体 clinical breast examination(CBE)	临床专业人员对患者的查体以发现肿物及乳腺变化
临床研究 clinical trial	以人为受试对象，探究新的诊断、治疗、预防或减轻症状的方法
临终关怀 hospice care	一种设计用于给疾病终末期患者提供的姑息性治疗，以及对其家人及重要的相关人员提供的支持性服务
淋巴管 lymph vessels	运载淋巴液的管道，淋巴液是包含免疫系统细胞及回收组织代谢废物的澄清液体
淋巴结 lymph node	分散在机体各处的回收淋巴液的组织结构
淋巴结清扫术 lymphadenectomy	手术切除特定区域的所有淋巴结
淋巴瘤 lymphoma	由淋巴组织发展而来的肿瘤
淋巴水肿 lymphedema	淋巴液从破裂的淋巴管流出并聚集在手臂、腿上导致的水肿
鳞状细胞 squamous cells	覆盖皮肤表面以及一些空腔脏器的内表面的扁平细胞
卵巢 ovary	女性含有卵子并产生激素的生殖器官
卵巢囊肿 ovarian cysts	卵巢中或表面的良性的充满液体的囊
卵巢切除术 oophorectomy	通过手术切除卵巢

卵巢上皮细胞癌 epithelial ovarian cancer	发生于覆盖卵巢的上皮细胞的癌症，是卵巢癌最常见的类型
卵巢抑制 ovarian suppr-ession(ab-lation)	通过手术、放疗或药物减弱卵巢的功能，减少绝经前妇女的雌激素产生

M

免疫治疗 immunotherapy	通过不同的方式刺激患者自身免疫系统消灭癌细胞

N

囊肿 cyst	一种良性的、充满液体的囊
内在危险因素 internal risk factors	机体内部可能增加疾病发生可能性的影响因素，如激素因子、遗传性基因突变及免疫情况等

P

盆腔检查 pelvic exam	检查女性外生殖器和内生殖器
皮瓣成形术 flap surgery	一种通过游离另一部位组织如腹壁来重建乳房外形的重建术
皮下乳腺切除术 subcutaneous mastectomy	保留乳头乳晕的乳腺切除
剖腹子宫切除术 abdominal hysterectomy	通过剖腹切除子宫的手术方式

Q

前哨淋巴结活检 sentinel node biopsy	将染料或放射性物质注射在原发肿瘤区域，以发现首先接收肿瘤区域淋巴回流的淋巴结（前哨淋巴结），将这些淋巴结切除活检寻找有无癌细胞
腔内照射 intracavitary radi-ation	是体内照射的一种，将放射性物质放于体腔内，如子宫腔内
切除活检 excisional biopsy	通过手术切除肿物进行肿物性质检测
切缘 margin of resection	手术中切下组织（标本）的边缘
切缘阳性 positive margins	手术切除的组织标本边缘可见癌组织

切缘阴性 negative margins	切除的标本边缘未见癌细胞
全血细胞计数 complete blood count(cbc)	检测血中白细胞、红细胞、血小板水平的检验

R

染色体 chromosome	人类细胞核中的棒状结构，共 46 条（23 对），携带每个细胞的基因信息
肉瘤 sarcoma	起源于结缔组织的恶性肿瘤，如骨、软骨、肌肉等
乳房 Paget 病 paget's disease of the breast	表现为乳头处炎症、鳞屑样改变的潜在乳腺癌，可能为浸润性或非浸润性
乳房假体 implant, breast	可置于胸壁皮肤下并由胸肌固定的类似乳腺外形的植入物，用于整形手术或乳房重建术
乳房切除术 mastectomy	通过手术切除乳房
乳房重建 breast reconstruction	乳腺切除后通过手术重新设计和建立形态相对自然的乳房外形
乳房自查 breast selfexamination(BSE)	通过自身查体发现乳腺肿物或其他变化
乳腺癌改良根治术 modified radical mastectomy	手术切除乳房，包括乳头乳晕复合体，以及腋下淋巴结清扫
乳腺癌根治术 radical mastectomy	手术切除乳房、胸肌及腋下淋巴结清扫
乳腺钼靶 mammography	通过 X 线照射来发现乳腺中有无异常的方法
乳腺增生 fibrocystic breasts	一种乳腺纤维组织的良性改变，伴或不伴有囊肿
乳腺肿物切除术 lumpectomy	切除乳腺肉眼可见肿瘤的部分，不切除整个乳腺也称保乳术
乳晕 areola	乳头旁的深色皮肤区域

S

筛查 screening	在没有症状表现的人群中进行对疾病的检查
筛查性乳腺钼靶 screening mammogram	对没有症状及体征的妇女进行乳腺 X 线照射以早期发现乳腺癌

上皮细胞 epithelial cells	覆盖或位于大部分器官表面的细胞
上皮细胞增生 epithelial hyperplasia	上皮细胞的过量生长
上皮组织 epithelium	位于大多数器官外表面或内表面的一层薄层细胞组织
生物治疗 biologic therapies	治疗癌症的非化疗手段, 如免疫治疗以及生长因子阻滞剂等, 它们以肿瘤细胞的生物学通路为靶点
生殖细胞 germ cells	卵巢或睾丸中能分化成卵子或精子的细胞
手术活检 surgical biopsy	手术切除肿物的一部分(切取活检)或整个肿物(切除活检)送取病理检查
手术绝经 surgical menopause	通过手术切除卵巢制造绝经
输卵管 fallopian tubes	卵子从卵巢到子宫的通道
输卵管结扎 tubal ligation	通过手术切断或缝扎输卵管来防止怀孕
术中放射治疗 intraoperative radiation therapy（IORT）	在手术中进行的放射治疗, 直接照射预期部位
衰退 regression	肿瘤变小
双侧 bilateral	同时影响两侧, 双侧乳腺癌是同时发生于两侧乳腺的癌症; 双侧卵巢切除是同时切除两侧卵巢
T	
体内照射（短距离放射治疗） internal radiation（brachytherapy）	将放射性物质置入肿瘤或邻近瘤腔以达到放疗目的的治疗方式
体外照射 external beam radiation	在体外通过大型 X 线机放出的高能射线照射肿瘤区域的一种放射治疗方式
同侧 ipsilateral	涉及机体的同一侧
突变 mutation	基因发生的变异
脱氧核糖核酸 deoxyribonucleic acid（DNA）	位于细胞核内携带遗传信息, 同时编码基因

W

外界风险因素 external risk factors	影响机体的一些外界因素，如生活方式及环境因素有些能促使癌症产生
完全缓解 complete remission	治疗以后所有物理检查及医学检验的癌症证据均消失
晚期癌症（转移性癌症） advanced(metastatic)cancer	癌症已扩散到身体的其他部位，例如骨骼、肺或肝
网膜 omentum	腹腔里位于脏器前面的富脂肪部分，癌细胞易聚集于此
微小钙化 microcalcifications	乳腺中细小的钙盐沉积，可通过钼靶发现，根据其大小及其他特征，可提示良性或恶性改变
无病间期 disease-free interval	从最初诊断为癌症到肿瘤再次复发之间的时间

X

系统 systemic	涉及整个机体
系统治疗 systemic therapy	通过血液系统作用于全身的治疗，包括化疗、激素治疗
细胞因子 cytokines	是免疫系统蛋白，能直接攻击或杀死癌变细胞，或刺激机体免疫细胞协助攻击癌细胞
细胞增殖 cell proliferation	细胞以分裂的方式增殖
细针穿刺抽吸活检 fine-needle aspiration biopsy	通过细针和注射器收集肿块中的细胞样本进行活检的方式
纤维腺瘤 fibroadenoma	一种实性、良性的肿物，常见于生育年龄的女性的乳腺
腺癌 adenocarcinoma	发生于腺体或者腺样结构的癌症
相对风险 relative risk	一组有特定特点的人群中的患癌数和另一组没有该特点但其他都相似的人群的患癌数的大量比较，得出的风险性
象限切除 quadrantectomy	手术切除乳腺包含癌灶的象限，也称乳腺部分切除术
小叶 lobules	乳腺中泌乳的细小结构

小叶癌 lobular carcinoma	原发于小叶的乳腺癌
小叶原位癌 lobular carcinoma in situ(lcis)	乳腺的小叶细胞异型增生,但局限于小叶内
新辅助治疗 neoadjuvant therapy	手术切除肿瘤前给予的化疗
新生物 neoplasia	新生的可能是良性也可能是恶性的组织
胸腔积液 pleural effusion	胸膜腔内聚集的癌性或非癌性液体
血管新生 angiogenesis	新的循环血管形成以供细胞摄取营养
血小板 platelets	血液中促进血液凝固的一种小颗粒
Y	
炎性乳癌 inflammatory breast cancer	表现为红肿、皮温升高、皮肤肿胀的乳腺癌
腋下淋巴结 axillary nodes	位于上臂内侧的腋下淋巴结
腋下淋巴结清扫 axillary node dissection	手术切除腋下淋巴结以尽量去除可能从同侧乳腺癌转移的癌细胞
遗传标记 genetic marker	与正常或不正常基因相关的可辨别物质
遗传性肿瘤 hereditary cancer	由基因突变导致的肿瘤,可由父母遗传给下一代
遗传学 genetics	研究基因及由异常基因导致的疾病的科学
义乳 prosthesis , breast	一种乳房外形样的柔软材料,穿在身体外
异型增生 dysplasia	细胞在大小、形态、结构上有所变化的一种癌前病变
抑癌基因 tumor suppressor genes	正常情况下抑制细胞生长的基因
阴道 vagina	连接子宫与体外的肌性通道

阴道彩超 transvaginal ultrasound	将超声探头放入阴道来检查盆腔可疑肿物的过程
预防性卵巢切除 prophylactic oophorect	对于存在卵巢癌高风险的女性，手术切除卵巢以降低其患卵巢癌及覆膜癌的风险；对于绝经前期的女性，手术切除卵巢可以降低其患乳腺癌的风险
原位复发 local recurrence	癌细胞重新生长在原发肿瘤的部位或邻近原发肿瘤的部位

Z

支持（姑息）治疗 supportive(pall-iative)care	针对减轻因癌症或治疗产生的症状而进行的治疗
肿瘤 tumor	组织细胞过多的分裂增殖产生的异常肿物，可为良性或恶性，也称为新生物
肿瘤标志物 tumor marker	血液循环中由特定肿瘤产生的物质，肿瘤标志物的水平可反映肿瘤的存在或活性
子宫癌 uterine cancer	产生于宫体的癌症
子宫肌瘤 uterine fibroids	由子宫肌层原发的良性肿瘤
终身患癌风险 lifetime cancer risk	个人一生中患癌的概率
植物雌激素 phytoestrogens	植物中类似雌激素的化学物质，如在大豆中
子宫 uterus	孕育胎儿并能在孕期增大的中空脏器